Marshall Govindan

Jesus und die Yoga Siddhas

Die englische Originalausgabe wurde im April 2007 unter dem Titel „The Wisdom of Jesus and the Yoga Siddhas" veröffentlicht von:
BABAJI'S KRIYA YOGA AND PUBLICATIONS, INC.
196, Mountain Road, P.O. Box 90, Eastman, Quebec, J0E 1P0, Kanada
Telefon: (450) 297-0258 Fax: (450) 297-3957
E-Mail: info@babajiskriyayoga.net   Internet: www.babajiskriyayoga.net

Library and Archives Canada Cataloguing in Publication
Govindan, Marshall. Jesus und die Yoga Siddhas.
Translation of: The wisdom of Jesus and the Yoga Siddhas. Includes bibliographical references.

ISBN 978-1-895383-58-4
Copyright 2009 by M.Govindan

2. Auflage 2012

1. Christianity and Yoga. 2. Jesus Christ-Teachings-Meditations. 3. Yoga. I. Title
BR128.Y63G6815 2008   261.2`45   C2008-906208-6

Diese Ausgabe wurde ins Deutsche übertragen von Dr. Dorit Jaeger und Peter Padam.
Das Layout erstellte Eleni Efthimiou.

Pater Thomas O. King S. J.
gewidmet

Er erweckte während meines ersten Studienjahres an der Georgetown University mein Interesse an den authentischen Lehren Jesu.

Inhaltsverzeichnis

Prolog des Autors 9
Meine Initiation 14
Einleitung 19
Bemerkenswerte Ähnlichkeiten 21
Warum sollten Christen sich mit Yoga befassen? 27
Die Zielsetzung dieses Buches 29

KAPITEL 1
Die moderne Geschichtsforschung
über Jesus und die frühe Christenheit 31

Die Entwicklung der sieben Pfeiler moderner historischer Bibelforschung 32
Methoden und Ergebnisse der modernen kritischen Bibelforscher 35
Sind die Evangelien unfehlbar und von Gott inspiriert? 38
Zwei Jesus-Porträts: Das Beziehungsnetz zwischen den Evangelien 40
Regeln der Textzeugen-Evidenz 43
Mündliche Überlieferung vor den Evangelien und Regeln
der mündlichen Evidenz 45
Die unverwechselbare Stimme Jesu 48
Der bescheidene Weise 49

KAPITEL 2
Paradoxe Lehren der Gott-Menschen 51

Das Problem des Paradoxen 51
Was hat Jesus der modernen historischen Forschung zufolge
wirklich getan? 52
Was ist Yoga? 53
Was ist die Philosophie des Yoga? 55
Wer sind die Yoga Siddhas? 57
Wie ist die Literatur der Yoga Siddhas beschaffen? 63
Ähnlichkeiten zwischen Jesus, den Yoga Siddhas und ihren Lehren 66
War Jesus ein Guru? 79
Anhänger und Schüler 84
Gibt es Unterschiede zwischen Jesus und den Yoga Siddhas? 84
War Jesus ein Yoga Siddha? 86

KAPITEL 3
Das Thomas-Evangelium – eine gnostische Schrift? 87

Die Geschichte und der besondere Charakter des Thomas-Evangeliums 88
Ist das Thomas-Evangelium ein gnostischer Text? 89
Das Himmelsreich ist bereits hier 91

Das verborgene gnostische Herz des Thomas-Evangeliums 93
Für unsere Freiheit sind Prophezeiungen und ihre Erfüllung
nicht von Bedeutung 95
Wer bin ich? 96
Der Eintritt ins himmlische Königreich 97
War Jesus ein Gnostiker? 99
Wie kann man die Gnosis, das erlösende Wissen, verwirklichen? 100

Kapitel 4
Frühes Christentum:
Die Entstehung der Kirche und ihres Dogmas 103

Die Schriftrollen vom Toten Meer und die Essener 103
Frühchristliche Geschichtsquellen 105
Paulinismus 106
Frühe doktrinäre Streitfragen 107
Die Doketen 108
Die Ebioniten 108
Die Marcioniten 109
Die Gnostiker 110
Die Proto-Orthodoxen 112
Begünstigung der Proto-Orthodoxen durch kulturelle
und politische Faktoren 115
Die Glaubensregeln und Glaubensbekenntnisse 117
Das Johannes-Evangelium im Vergleich
zu den Evangelien nach Thomas, Matthäus, Markus und Lukas 118
Die Entstehung des proto-orthodoxen Neuen Testaments 119
Konstantin und das ökumenische Konzil von Nicäa 122

Kapitel 5
Was sagte Jesus wirklich? 125

Umkehrung der natürlichen menschlichen Neigungen 125
Das Königreich des Himmels 127
Über den Eintritt ins himmlische Königreich 129
Weshalb sollten die Armen, Hungernden, Leidenden
und Verfolgten selig sein? 132
Über die Reinheit 133
Über die Sorge und das Leben im Jetzt 133
Über das höhere Streben 134
Anderen den Pfad zeigen 136
Das Vaterunser 139
Gottes bedingungslose Liebe 140
Vergebung der Sünden und die karmischen Folgen unserer Handlungen 143
Der verborgene Schatz 145
Der gute Samariter 145

Kapitel 6
Was sagte Jesus nicht? ... 149
Johannesevangelium ... 149
Die „Ich bin"-Aussprüche ... 151
Das Abschiedsgebet Jesu ... 153
Das Ende der Welt ... 154
Die letzten Worte Jesu ... 155
Am Grab ... 155
Der zweifelnde Thomas ... 155
Die bekannten Glaubenssätze des Christentums lassen sich
nicht auf Jesus selbst zurückführen ... 156
Das Christentum wurde von Paulus gegründet ... 158
Welche Folgen hatte die Ablösung der ursprünglichen
Lehren Jesu durch das Christentum? ... 159

Schlussfolgerungen ... 160
Empfehlungen ... 162
Anmerkungen ... 165
Literaturverzeichnis ... 169
Glossar ... 172
Anhang ... 175
Verzeichnis der Jesus-Aussprüche ... 179
Weiterführende Informationen ... 190

Prolog des Autors

Der Ursprung des vorliegenden Buches liegt in meiner christlichen Erziehung und meiner Erfahrung als Christ während der Kindheit und Jugendzeit, sowie in meiner Suche nach den spirituellen Lehren von Jesus. Jeder, der eine historische, philosophische oder wissenschaftliche Untersuchung vornimmt, bringt dabei viel Persönliches ein. Darum mag es für den Leser hilfreich sein zu wissen, „woher ich komme". Ich verdanke meinen Eltern Jane und Harry sehr viel, weil sie ihren Glauben an Jesus Christus mit mir während meiner ersten achtzehn Lebensjahre teilten. Von 1953 bis 1967 gab meine Mutter in der Sonntagsschule Bibelstunden und war Superintendentin der Lutherischen Kirche am Sepulveda Boulevard in Westchester, Kalifornien, drei Kilometer vom internationalen Flughafen Los Angeles entfernt. Mein Vater war in unterschiedlichen Aufgabenbereichen tätig, darunter auch als Finanzverwalter. Meine frühesten Erinnerungen schließen Gottesdienste und Veranstaltungen in der alten Kirche ein, besonders zu Ostern und Weihnachten, wenn der feiertägliche Schmuck der Kirche und der Enthusiasmus der Gemeindemitglieder, die mit unserer Familie befreundet waren, mich mit Freude und Liebe erfüllten. Der Spruch „Gott ist Liebe" füllte sich mit Leben im herzlichen Zusammensein der Kirchengemeinde. Es gefiel mir, Kirchenlieder zu singen, und ich fühlte mich von den Predigten Pastor Olsens und des verstorbenen Pastor Anderson inspiriert. Meine Freunde waren alle Christen, und ich freute mich auf die regelmäßig stattfindenden Treffen und Ausflüge der „Christlichen Jugend" zu Kirchen in so weit entfernten Orten wie Phoenix in Arizona.

Mit zwölf Jahren besuchte ich eine Großveranstaltung des Predigers Billy Graham im Los Angeles Coliseum mit hunderttausend Teilnehmern. Ich war überwältigt von der Intensität dieser Veranstaltung. Als Billy Graham uns aufforderte, unsere besondere Verbindung mit Jesus Christus öffentlich zu bekennen, fühlte ich mich angesprochen. Ich trat auf die Bühne und nahm vor allen Anwesenden Jesus Christus als meinen Herrn und Erlöser an. Danach vertiefte ich mich für viele Monate in die Lektionen, die Grahams Organisation mir zuschickte. Ich begann auch davon zu träumen, eines Tages ein christlicher Missionar in Afrika zu werden.

Doch es stellten sich Fragen und Zweifel ein, und ich war mit mir nicht im Reinen. Ich erinnere mich, dass ich bereits mit sieben Jahren Pastor Olsen fragte: „Was geschieht mit den guten Menschen nach dem Tod, wenn sie nicht Christen sind? Kommen sie in den Himmel oder in die Hölle?" Diese Frage stellte sich mir, weil mein Vater vor kurzem begonnen hatte, seine Leidenschaft für Philatelie mit mir zu teilen. Er hatte mir eine Briefmarkensammlung geschenkt, und darunter befanden sich auch zahlreiche ausländische Briefmarken, einschließlich solcher aus den britischen und französischen Kolonien in Afrika, dem Südpazifik und Südostasien. Mir wurde dabei bewusst, dass es viele andere Kulturen gab, die keineswegs so wie meine waren. Pastor Olsens Antwort überraschte mich: „Sie kommen in die Hölle", sagte er. In meinem Inneren hörte ich mich selbst leise sagen: „Das kann nicht wahr sein. Gott liebt alle. Er würde doch nicht gute Menschen nur deshalb in die Hölle schicken, weil sie keine Christen sind!"

Mit dreizehn Jahren besuchte ich den Katechismusunterricht von Pastor Anderson in der Lutheranischen Kirche und wurde mit den Dogmen unseres Glaubens vertrauter. Dieser Unterricht weckte viele Fragen in mir. Ich erinnere mich, dass ich einmal von Pastor Anderson wissen wollte, wie denn der „Himmel" aussähe. Er entgegnete, er könnte das nicht sagen, da der „Himmel" in der Bibel nicht beschrieben sei. Ich fragte ihn: „Was ist Sünde?" Seine Antwort darauf fiel für mich befriedigender aus: „Sünde ist die Unkenntnis der allgegenwärtigen Präsenz Gottes." – War es dann aber für mich nicht möglich, die Gegenwart Gottes zu erkennen? Würde ich Gott nicht finden können, falls Er in der Welt existiert? Letztlich blieb ich unzufrieden zurück und beschloss nach einem Weg zu suchen, über den ich Gott erkennen würde.

Mit fünfzehn Jahren ging ich zu einer „Human Encounter Session" beim örtlichen Y.M.C.A. (Christlicher Verein Junger Männer), eine halbe Meile von der Lutheranischen Kirche in Westchester entfernt. Zwei volle Tage lang saß ich mit etwa sechzig Mitschülern von der High School in einem Kreis, und wir tauschten unsere Gefühle und Gedanken über das Leben aus. Stundenlang sprachen wir und hörten einander zu. Ein Berater des Y.M.C.A. moderierte die Gruppendiskussion mit sanfter Hand und gab jedem Gelegenheit, die Einsichten und Fragen, die ihm am Herzen lagen, mitzuteilen. Gegen Ende des zweiten Tages verstummten die Diskussionen. Niemand hatte mehr etwas zu sagen. Wir schienen gemeinsam einen Ort der Ruhe erreicht zu haben. Plötzlich hatte ich mein erstes spirituelles Erlebnis. Ich gelangte über meinen normalen Verstandeszustand hinaus und trat in eine stille Ekstase ein. In diesem neuen Zustand wurde mir bewusst, dass es nur Ein Wesen im Raum gab, das durch uns alle sprach und uns zu unserer wahren Identität jenseits von Namen und Formen zurückführte. Dieses Wesen oder Sein durchdrang alles und jeden und war absolut liebevoll und gütig. Ganz erfüllt von der Erfahrung, erfreute ich mich noch tagelang eines veränderten Bewusstseinszustandes, in dem ich das Einssein von allem fühlte. Es war wirklicher als alles, was ich bisher erlebt hatte. Obwohl ich es nicht beschreiben konnte, wusste ich, dass dieses *Es* oder *Das*, welches ich als mein Selbst und als die Realität hinter allem wahrgenommen hatte, die Ursprungsquelle von allem war. Doch mit der Zeit verflüchtigte sich der Zustand und hinterließ in mir die tiefe Sehnsucht, ihn nochmals zu erleben. Ich begann Bücher zu lesen, die mir helfen sollten, jenen Bewusstseinszustand wiederzuerlangen. Hierzu zählten die Bücher von Alan Watts, einem praktizierenden amerikanischen Zen-Buddhisten, dessen moderne Formulierungen mich an *Das* erinnerten, wie ich es erfahren hatte. Entsprechend der Empfehlungen von Watts begann ich damit, im Hinterhof des elterlichen Hauses zu meditieren. Ich bemühte mich, den Verstand zur Ruhe zu bringen, den Atem zu beobachten und mit aufrechtem Rücken still zu sitzen.

Zur gleichen Zeit nahm ich auch meinen High School Unterricht ernst. John F. Kennedys Aufforderung: „Frage nicht, was dein Land für dich tun kann, sondern frage, was du für dein Land tun kannst" hatte mich sehr inspiriert. Ich informierte mich gerne über aktuelle Ereignisse. Mein Interesse galt insbesondere den Kolonien Afrikas, einschließlich Belgisch-Kongo, die zu dieser Zeit gerade unabhängig wurden. 1963, als ich fünfzehn Jahre alt war, fuhr ich allein im Greyhound Bus nach Washington D.C., um mir eine wissenschaftliche Einrichtung anzusehen, von der ich gelesen hatte: Es war die Fakultät für den Auswärtigen Dienst an der Georgetown University. Während meines Aufenthaltes in Washington besuchte ich den Kongress, das Weiße Haus, das Smithsonian Institut und die Lincoln- und Jefferson-Gedenkstätten. Diese Eindrücke bestärkten mich in dem Wunsch, mein Leben dem Staatsdienst zu widmen. Mit sechzehn Jahren entschied ich mich, eine berufliche Laufbahn als Diplomat im auswärtigen Dienst der USA einzuschlagen, und bewarb mich bei der Georgetown Universität. Zwei Jahre später wurde ich in Georgetown angenommen. Ich war überglücklich, da ich nun ich eine klare Vision von meiner Lebensaufgabe hatte.

Als ich im Spätsommer 1966 zur Georgetown University kam und mein Zimmer im nördlichen Schlafsaaltrakt bezog, war eine der ersten Personen, denen ich begegnete, der Jesuitenpater Thomas O. King, S.J. Er bewohnte ein kleines Zimmer, kaum größer als der Raum, den ich mit meinem Mitbewohner teilte, und es lag am gleichen Flur, an dem dreißig von uns Erstsemestern lebten. Pater King war der „Supervisor" und geistliche Berater für alle Studenten, in diesem Bereich. Da die Georgetown University die älteste katholische Universität Nordamerikas ist, nehme ich an, dass die Amtsausübung eines „Supervisors" früher sehr viel stärker in den persönlichen Freiraum der Studenten eingegriffen haben musste. Pater King, damals etwa Mitte vierzig, sah aus wie ein Asket: dünn, blass, sanft und mild, mit großen glühenden Augen. Ich erfuhr, dass er der „Dämonologe" von Georgetown war und vor ein paar Jahren an einem jungen Patienten in der psychiatrischen Abteilung des Universitätskrankenhauses einen erfolgreichen Exorzismus durchgeführt hatte. Man sagte mir, die Psychiater hätten sich vergeblich bemüht, diesen jungen Patienten zu heilen, und schließlich verzweifelt um eine „geistliche Intervention" der Kirche gebeten. Über einen längeren Zeitraum gelang es Pater King, die Namen von dreizehn Dämonen herauszufinden, von denen der junge Mann laut dieser Geschichte besessen war. Nachdem er sie namentlich identifiziert hatte, konnte er das mittelalterliche exorzistische Ritual durchführen, um die Dämonen herauszurufen und sie im Namen „unsres Herrn Jesus Christus" auszutreiben. Wie berichtet wurde, versuchten die Dämonen von Pater King Besitz zu ergreifen, und in dem daraus folgenden Kampf wäre er beinahe getötet worden. Wegen seiner Liebe zu Jesus Christus ließen die Dämonen jedoch nicht nur von dem jungen Mann ab, sondern vermochten auch Pater King nicht zu überwinden. Die dramatische Geschichte flößte uns ihm gegenüber großen Respekt ein, und wir belästigten ihn im allgemeinen kaum. Er war für uns da, wenn wir ihn brauchten, doch mischte er sich nur selten in unsere Leben ein, soweit nicht gerade jemand spät nachts Lärm machte, weil er in einem der örtlichen Pubs zu viel getrunken hatte. Einige Jahre später schrieb ein anderer Student der Universität, Peter Blattie, den Roman „*Der Exorzist*", den Hollywood dann in Georgetown, nur ein paar Häuserblocks entfernt, verfilmte.

Georgetown war eine katholische Institution, die sich während der 60er Jahre in einem Veränderungsprozess befand. Das 2. Vatikanische Konzil von Papst Johannes XXIII. sandte Wellen von Reformen durch die Kirche. Jeden Morgen wurde in der Dahlgren Kapelle, direkt neben unserem Schlafsaal, die Messe abgehalten, jedoch nicht mehr in lateinischer Sprache. Als Studenten mussten wir in den Vorlesungen noch Anzug oder Sportsakko mit Krawatte tragen und Lehrveranstaltungen zu religiösen Themen belegen. Die meisten Kommilitonen kamen aus der amerikanisch-katholischen Oberschicht, aber auch Söhne und Töchter vieler ausländischer, in Washington akkreditierter Diplomaten und einige nichtkatholische Amerikaner waren darunter. Ich besuchte eine Vorlesung mit dem Titel „Christliche Heirat" von Pater Bradley, der dieses Thema vor dem Hintergrund der päpstlichen Enzyklika behandelte. Das stand natürlich in großem Kontrast zur Einführung der Antibabypille und der „sexuellen Revolution", die sich um uns herum abspielte. Viele unserer Professoren waren Jesuitenpatres; es gab aber auch einige arabische Gelehrte, ehemalige Diplomaten sowie deutsche Professoren für mittelalterliche Geschichte. Klassische Studienfächer traten zurück gegenüber Fächern wie „Befreiungstheologie" und „Frauenforschung".

Ich fühlte mich als Teil dieser Aufbruchsstimmung in den USA. Martin Luther Kings Bürgerrechtsbewegung hielt das Land in Atem und eskalierte dramatisch nach seiner Ermordung in Washington. Es gab auf dem Campus auch eine kleine, aber wachsende Opposition gegen den Vietnam-Krieg; sie wurde von Pater McSorley angeführt, der mich ebenfalls beeindruckte. Er war ein Freund und Priester von Senator Robert Kennedy und dessen Familie. Der Pater nahm mich und ein paar andere Studenten mit zu einem Wochenendbesuch beim Senator in dessen Haus in Hickory Hill, Virginia. Der Vorsitzende unserer Studentenvertretung war Bill Clinton.

Mein fortdauerndes Interesse an Religion führte mich im zweiten Studienjahr in ein Seminar über vergleichende Religionswissenschaft und zum Studium von Huston Smiths Buch über Weltreligionen. Hinzu kamen regelmäßigen Besuche der Gottesdienste in der örtlichen anglikanischen Kirche und vor allem die Teilnahme an Pater Kings Seminar „Erkundungen im Geistigen", wo wir die spirituellen Aspekte der Weltreligionen untersuchten. Mich faszinierten die Werke von Teilhard de Chardin und Thomas Merton sowie die Erkenntnis, dass hinter all den unterschiedlichen Formen religiösen Ausdrucks eine formlose, unausdrückbare Wahrheit steht, die von Mystikern zu allen Zeiten bezeugt wurde. Pater King organisierte für uns Wochenend-Retreats in einem Jesuitenseminar in Maryland. Dort lernten wir, wie wir tief in unser Inneres gehen konnten, um diese zeitlose Wahrheit in der Stille zu erfahren. Ich erfuhr dabei, dass Pater King selbst viele seiner Wochenenden zurückgezogen mit tibetischen Lamas verbrachte. Er war also kein typischer Jesuitenpater. Ich fühlte, dass er „wusste". Mein Vertrauen zu ihm sollte sich als sehr wichtig erweisen, als ich zwei Jahre später, im letzten Semester, in eine Glaubenskrise geriet.

Ich verbrachte mein drittes Studienjahr an der mittelalterlich-katholisch anmutenden Universität Fribourg in der Schweiz und studierte dort bei dem Benediktiner-Gelehrten Pater Utz *„Ethique Sociale"* sowie Internationale Ökonomie. Vermutlich versuchte ich, mein Interesse am Staatsdienst mit meinem wachsenden spirituellen Interesse in Einklang zu bringen. Die zunehmende Ernüchterung aufgrund des Vietnam-Kriegs ließ mir letzteres jedoch umso attraktiver erscheinen. Ich verspürte das Bedürfnis, diesem Konflikt für eine Weile zu entkommen, indem ich Ski fuhr und durch Spanien und Marokko sowie nach Paris und London reiste. Während dieser sechsmonatigen Unterbrechung meines Studiums kam ich mit Salvador Dali und Mitgliedern seiner Entourage im spanischen Cadecus wie auch mit vielen der „beautiful people" von London und Paris zusammen. Diese kurze Eskapade in eine ziemlich hedonistische Lebensweise rächte sich aber bald an mir. Es wurde mir klar, dass ich zu den Vorlesungen an der Fribourger Universität zurückkehren musste, um mich von meinem Missgeschick zu erholen und über den Sinn meines Lebens intensiv nachzudenken. Als ich wieder zurück war, begann ich einen Roman zu schreiben, der auf meinen jüngsten Erfahrungen beruhte – einerseits um diese abzuschütteln, andererseits um neue Perspektiven für mich selbst zu finden.

Am Jahresende kehrte ich in mein Elternhaus in Kalifornien zurück. Als ich gerade die Arbeit an meinem Roman beendete, wurde ich mit Paramahansa Yogananda und seinem Buch *Autobiographie eines Yogi* bekannt. John Probe, ein Freund meiner Schwester, brachte mich zu Yoganandas spiritueller Gemeinde, der Self Realization Fellowship (SRF), und zum Self Realization Lake Shrine in Malibu, nicht weit entfernt von meinem Wohnort. Die *Autobiographie eines Yogi* beantwortete viele der Fragen, die ich zu Jesus und Gott, zur Religion und zum Sinn des Lebens jahrelang in mir getragen hatte. In Yoganandas Lehren fand sich die Unterscheidung zwischen der Person Jesus und dem „Christusbewusstsein", das er verwirklicht hatte. Yogananda zeigte in seiner Autobiographie anhand des Beispiels von Heiligen und seines eigenen Lebens, dass der Zustand des „Christusbewusstseins" von aufrichtigen Christen nicht nur angestrebt, sondern durch die Praxis von Kriya Yoga auch innerlich verwirklicht werden kann. Das war es, was ich bereits als kleiner Junge gesucht hatte! Ich begann, die Gottesdienste in der SRF-Kirche in Malibu zu besuchen, die Lektionen des SRF-Korrespondenzkurses zu studieren und regelmäßig zu meditieren. Gegen Ende des Sommers, als ich zur Georgetown Universität zurückkehrte, fing ich an, meinen christlichen Glauben ernsthaft in Frage zu stellen. Wer war Jesus? Einer der einflussreichsten Menschen aller Zeiten? Der Gründer des Christentums? Ein Messias oder Erlöser, von Gott gesandt, um die Menschheit von ihren Sünden zu erretten? Was waren Seine Lehren? Ist unser Wissen von Jesus beschränkt auf die Aufzeichnungen in der Bibel? Was sagt die heutige historische Forschung zu dem, was Jesus tat und lehrte?

Ich las viele Schriften der frühchristlichen Kirchenväter, um irgendwie eine Antwort auf meine Fragen zu erhalten: Was lehrte Jesus? Was sagte Er wirklich? Was waren Jesu ursprüngliche Lehren, bevor sich die christliche Religion organisierte? Ich kam zum Schluss, dass ich zur Beantwortung dieser Fragen Griechisch, vielleicht auch Aramäisch lernen und ein Gelehrter der alten Texte werden müsste, die – wie z.B. das Thomas-Evangelium – in jüngster Zeit in der Sinai-Wüste entdeckt worden waren. Oder ich könnte versuchen, mein Leben so ähnlich zu führen, wie es Jesus getan hatte. Wenn ich dabei den Schwerpunkt auf die spirituellen Praktiken der frühen Kirchenväter legte, könnte ich vielleicht auf diese Weise herausfinden, was Jesus ursprünglich gelehrt hatte. Aufgrund meiner sich vertiefenden Meditationspraxis zog es mich mehr zu den spirituellen Erfahrungen, und ich entschied mich für den Weg des klassischen Yoga. Während der nächsten siebenunddreißig Jahre übte ich Kriya Yoga aus, jene Yoga-Form, die Yogananda im Westen eingeführt hatte.

Als ich im Herbst 1968 zur Georgetown Universität zurückkam, durchlief ich eine persönliche Glaubenskrise: Wer war Jesus? Wer war Yogananda? Woran sollte ich glauben? War es tatsächlich eine gute Entscheidung gewesen, Yoganandas Kriya Yoga zu praktizieren? – Ich suchte Pater King auf, weil ich wusste, dass er die *Autobiographie eines Yogi* gelesen hatte und ich seiner Einschätzung im Hinblick auf das Dilemma, in dem ich steckte, vertrauen konnte. Ich fragte ihn daher, ob Yogananda, seine Lehren und der Kriya Yoga Pfad, dem ich seit kurzem folgte, von Gott kämen.

Pater King versicherte mir, dass „Yogananda und seine Lehren definitiv von Gott stammen" und ich vertrauensvoll damit fortfahren könne. „Folge deinem Herzen", sagte er und fügte hinzu, ich bräuchte mir darüber keinerlei Sorgen machen, ich würde geführt werden.

Diese Erfahrung lehrte mich, dass allein die Weisheit es wert ist, gesucht zu werden. Ich erneuerte den Entschluss, „meinem Herzen zu folgen", und stürzte mich in die Praxis und Lehren Yoganandas und des Kriya Yoga.

Meine Initiation

Ende 1969 bestand ich zwar die mündlichen und schriftlichen Prüfungen für den Auswärtigen Dienst der USA, blieb aber hinsichtlich meiner zukünftigen Pläne unentschieden. Eines Tages bemerkte ich in der lokalen Presse eine Anzeige über einen Kriya Yoga Kurs, und aus Interesse an Yoganandas Lehren über Kriya Yoga ging ich hin. Als ich in die kleine Wohnung unweit vom Dupont Circle trat, sah ich den ungewöhnlichsten Menschen, dem ich jemals begegnet war. Da saß auf einer niedrigen Bank ein dunkelhäutiger Mann mit langem Bart und langem Haar, von der Hüfte abwärts nur in ein weißes Tuch gekleidet. Was mich noch mehr als sein einzigartiges Äußeres erstaunte, war der gewaltige Lichtschein um seinen Körper, der einer Wolke glich. Er saß still da und wartete. Zwei junge Männer und zwei junge Frauen, seine Schüler, saßen schweigend vor ihm auf dem Boden. An jenem Abend lehrte er ein Set von achtzehn Yogahaltungen und hielt einen inspirierenden Vortrag über „Babajis Kriya Yoga", eine „wissenschaftliche Kunst zur Realisierung der göttlichen Wahrheit". Der Mann hieß Yogi S.A.A. Ramaiah. Ich ahnte noch nicht, dass diese Begegnung die erste von vielen weiteren während der kommenden achtzehn Jahre sein sollte. Nachdem ich jede seiner monatlich stattfindenden Klassen bis zum darauffolgenden Mai besucht hatte, beschloss ich, von ihm die Einweihung in die geheimen Techniken des Kriya Yoga in seinem New Yorker Ashram im Juni 1970 zu empfangen. Erst nach reiflicher Überlegung war ich zu dieser Entscheidung gelangt, da ich mich im Sommer davor bereits um den Eintritt in das Kloster von Yoganandas Self Realization Fellowship in Südkalifornien beworben hatte. Der Grund dafür war, dass ich mich nicht nur zu diesem Yogi als einem „lebenden" spirituellen Lehrer, sondern auch zu der disziplinierten, yogischen Lebensweise „in der Welt", wie sie seine städtischen Ashrams anboten, hingezogen fühlte. Die „Initiation" in Kriya Yoga umfasste mehrere Tage Instruktion und Praxis in machtvolle Atemtechniken (Kriya Kundalini Pranayama) und eine Reihe fortschreitender Meditationstechniken. Die Erfahrung war wunderbar, tief bewegend und transformierend. Ich fühlte, dass ich endlich meinen Weg zu Gott gefunden hatte. Mit Hilfe der Atemtechnik konnte ich inneres Licht und eine geistige Stille wahrnehmen. In dieser Stille erhielt der von Yogi Ramaiah oft zitierte Spruch aus den Psalmen: „Sei still und wisse, Ich bin Gott", eine reale Bedeutung für mich. Meine Zukunftspläne in Bezug auf den Auswärtigen Dienst begannen sich in eine völlig neue Richtung zu entwickeln.

Kurz nach der Abschlussprüfung an der Georgetown Universität war der Entschluss in mir gereift, mich ganztägig einem spirituellen Leben zu widmen und einem Kriya Yoga Ashram in Südkalifornien anzuschließen. Ehe es jedoch so weit war, verlangte Yogiar, wie wir ihn liebevoll nannten, von mir, während einer dreimonatigen Probezeit die bereits erlernten Kriya Yoga Techniken acht Stunden pro Tag zu praktizieren und zusätzlich acht Stunden täglich zu arbeiten. Die restlichen acht Stunden konnte ich für die Alltagsaktivitäten und zum Ausruhen verwenden. Außerdem sollte ich jede Woche einen Tag lang schweigen und fasten, mich nur vegetarisch ernähren und ein einfaches, yogisches Leben führen. Falls ich das alles bewerkstelligen könnte, würde mir erlaubt, diesen disziplinierten Lebensstil in einem seiner Ashrams fortzusetzen. Über das nächste Vierteljahr praktizierte ich also die erlernten Techniken und verbesserte schrittweise meine Fähigkeit, die gestellten Bedingungen zu erfüllen; ich wohnte dabei in einem gemieteten Zimmer gegenüber vom Georgetown Universitätskrankenhaus und arbeitete im Saville Buchladen in der Nähe. Nach drei Monaten fuhr ich quer übers Land und durfte in Yogiars Ashram eintreten – zwei kleine Wohnungen in Downey, Kalifornien, die ich mit ihm und mehreren anderen Schülern teilte.

Die yogische Disziplin und Lebensweise waren dazu bestimmt, mein Bewusstsein von den Bindungen und Neigungen der Vergangenheit zu reinigen; ferner sollten sie mich in die Lage versetzen, einen gesellschaftlichen Beitrag aus der Perspektive eines neuen, spirituellen Bewusstseins zu leisten. Wie auch die Gnostiker, die glaubten, dass man Gott mittels geheimer, in Einweihungen gelehrter, machtvoller spiritueller Übungen innerlich erfahren kann, fühlte ich, dass ich mich der Verwirklichung des Göttlichen annäherte. Infolge der Kriya Yoga Praxis erlebte ich veränderte Bewusstseinszustände, in denen ich mich als riesiges leuchtendes Lichtwesen erkannte, form- und zeitlos und die Seligkeit selbst. Doch wie tief mein Bewusstsein auch immer in diese Zustände eintauchte, Körper und Verstand brachten mich immer wieder in den gewöhnlichen Bewusstseinsmodus mit seinen weltlichen Interessen und Vorlieben zurück. Wie sollte ich dieses quälende Rein und Raus aus der erhabenen Glückseligkeit überwinden?

Während meines ersten Jahres regte mich Yogiar dazu an, die Schriften von Siddha Thirumular und die Werke des indischen Weisen Sri Aurobindo, der von einer „supramentalen" Transformation der Menschheit sprach, zu studieren. Anders als die Gnostiker, die die Welt als schlecht und böse zurückwiesen, lehrten Yogi Ramaiah, Sri Aurobindo und die Yoga Siddhas, dass die Welt implizit göttlich sei, und dass sie transformiert werden könne und müsse, indem wir bei unserem eigenen Selbst begännen. Aus dieser Sicht gesehen, erhielten die Lehren von Jesus für mich eine neue Bedeutung. Es war die Reinigung meiner menschlichen Natur, die für mich zum Schlüssel wurde. Ich verwarf den alten dualistischen Gegensatz zwischen Spirituellem und Materiellem und begann damit, beides einzubeziehen. Meine spirituelle Praxis hatte mir gezeigt, dass Gott nicht nur „dort draußen", sondern auch „hier drinnen" war. Meine eigenen Schwierigkeiten und Zwiespältigkeiten glichen in vielerlei Hinsicht dem, was die frühen Christen erlitten haben mussten, als sie versuchten, konkurrierende Interpretationen der Lehren Jesu und verschiedenartige Erlösungspfade, wie sie von den frühchristlichen Gruppierungen verkündet worden waren, miteinander in Einklang zu bringen.

Nachdem ich viele anstrengende Vorbedingungen erfüllt hatte, wurde ich 1971 in eine machtvolle Serie fortgeschrittener Techniken initiiert. Neben anderen Aufgaben musste ich die Techniken der ersten und zweiten Einweihung für mindestens 56 Stunden pro Woche über einen Zeitraum von insgesamt 52 Wochen praktizieren. Gleichzeitig hatte ich ein volles Arbeitspensum zu erfüllen und außerdem sozialen Dienst zu leisten. Während dieses Jahres war ich zuerst im kalifornischen Long Beach, dann in Chicago als Sozialarbeiter tätig; dort sollte ich ein neues Kriya Yoga Zentrum eröffnen. Danach wurde mir aufgetragen, fünftausend Dollar für einen einjährigen Aufenthalt in Indien zu sparen, wo ich mich einer vertieften Yoga Praxis widmen sollte.

Nach meiner Ankunft in Indien überließ ich mich bald einem Routineprogramm von Yogaübungen in einem kleinen Ashram im Chettinad-Distrikt von Tamil Nadu, der in der Nähe von Yogi Ramaiahs altem Stammhaus gelegen war. Ich lebte dort allein und wurde nur von einem Bediensteten besucht, der meine Mahlzeiten zubereitete und sauber machte. Ich wurde durch nichts abgelenkt (es gab auch keine Wasserleitung und nur sehr wenig Strom) und meine Sehnsucht nach Gotteserfahrung erhob sich mit ganzer Macht. Mein Ruf wurde erhört: Eine Reihe überwältigender Meditationserfahrungen stellte sich ein, die mich mit großem Frieden und Freude erfüllten. Diese Erlebnisse lassen sich kaum beschreiben, da sie keine „Formen" oder „Visionen" enthielten, sondern vielmehr aus der Ausdehnung meines Bewusstseins bestanden. Dennoch erinnere ich mich, wie unmittelbar die Gegenwart Gottes sogar während der profansten Tätigkeiten war: beim Baden, wenn das Wasser am Brunnen über mich lief; beim Essen von einfachem, scharf gewürztem, auf einem Kuhdung-Feuer gekochten Gemüsecurry mit Reis; beim Dahinholpern in einem ländlichen Bus zur nahegelegenen Ortschaft Karaikudi oder beim Verbeugen, wenn ich an Tempeln vorbeikam. Die göttliche Präsenz spiegelte sich auch in den leuchtenden Augen der ortsansässigen Kinder, die zum Yoga-Unterricht in den Ashram kamen, ja selbst in den Bonbons, die sie danach erhielten. Ich fühlte, wie ich zuweilen in ein Reich der Zeitlosigkeit eintrat, so groß war der Friede in mir. Die Geschehnisse an sich waren alltäglich, doch ich sah sie aus dem Blickwinkel einer sich ständig erneuernden Freude. Gott existierte überall in diesem einfachen Leben, das von einer allgegenwärtigen Glückseligkeit durchdrungen war.

Die Rückkehr nach Amerika glich einem kleinen Kulturschock. Trotzdem arbeitete ich von 1972 bis 1995 als Wirtschaftsfachmann. Meine erste Anstellung fand ich tatsächlich beim „Department of Defense" des Pentagon. 1977 wanderte ich nach Kanada aus und war in Montreal in der Industrie tätig. Während all der Jahre lebte ich in den Yoga-Ashrams und praktizierte durchschnittlich acht Stunden am Tag Kriya Yoga. In dieser Zeit reiste ich auch wieder nach Indien und Sri Lanka für zwei einjährige Retreats, von 1980 bis 1981 und von 1986 bis 1987, und widmete mich einer intensiven Yoga-Praxis.

Spirituelle Energie reift heran wie eine Frucht; im richtigen Moment fällt die Frucht mit Samen von dem Baum, der sie nährte, und der Same findet neuen fruchtbaren Boden, auf dem er nun wachsen kann. Am Weihnachtsabend 1988, während einer Reihe tiefer spiritueller Erfahrungen wurde mir klar, dass ich den Ashram und die Organisation meines Lehrers verlassen sollte, um andere Menschen in Kriya Yoga einzuweihen. Die Botschaft war eindeutig und unmöglich zu ignorieren. Ich hatte niemals daran gedacht, die Gemeinschaft zu verlassen, die mich während der vergangenen achtzehn Jahre gefördert hatte. Bisher hatte kein Student die Vollmacht erhalten, irgendetwas über die achtzehn Körperhaltungen des Kriya Hatha Yoga hinaus zu lehren. Die Verantwortung, andere einzuweihen, war sehr groß. Nachdem jedoch Yogi Ramaiah am 2. Januar 1984 einen Herzanfall erlitten hatte, nannte er mir eine Reihe sehr strikter Bedingungen. Wenn ich sie erfüllte, würde ich die Bevollmächtigung erhalten, Einweihungen in die 144 Kriyas oder Kriya Yoga Techniken durchzuführen. Sein Ansinnen kam für mich überraschend. Vermutlich lag es daran, dass ich alle bisher gestellten Bedingungen erfüllt und die Kriya Yoga Techniken für wenigstens sechsundfünfzig Stunden pro Woche ununterbrochen über insgesamt zwölf Jahre ausgeführt hatte – ein idealer Zeitraum, wie Yogiar häufig erwähnte hatte. Ich brauchte weitere drei Jahre, um alle zusätzlichen Konditionen zu erfüllen. Als ich sie gemeistert hatte, informierte ich Yogi Ramaiah, und er wies mich an, einfach zu warten. Zwei Jahre später kam dann seine Botschaft. Yogiar hatte uns öfters gesagt, dass seine Arbeit mit uns vollendet sei, wenn er uns erst einmal zu den Füßen des „Guru" gebracht habe.

Von da an wurde mein Leben vom Licht des Guru gelenkt (einer stetigen, mit Einsichten erfüllten Inspiration und Intuition), und es richtete sich darauf aus, „anderen den Weg zu zeigen". Ab 1989 bewegte sich mein Leben in diese neue Richtung: Türen öffneten sich, und alles förderte meine neue Mission. Ich begann, Kriya Yoga an andere weiterzugeben – zuerst an Wochenenden in Montreal; später, nach der Veröffentlichung meines ersten Buches über Kriya Yoga, an Menschen überall auf der Welt. Seitdem hatte ich die Freude, dieses „Licht", diese kostbare spirituelle Wissenschaft, mit über 10.000 Schülern in über zwanzig Ländern zu teilen und über ein Dutzend Lehrer auszubilden, damit sie dasselbe tun.

Vor ein paar Jahren las ich in einer Titelgeschichte des *Time Magazine*, dass Bibelforscher durch die Anwendung der historisch-kritischen Methode und die Auswertung alter Manuskripte herausgefunden hatten, welche der Jesus zugeschriebenen Worte im Neuen Testament als authentisch betrachtet werden können. Der *Time*-Artikel sprach von drei Authentizitätsebenen, denen die Jesus zugeschriebenen Worte zugeordnet wurden. Ich selbst engagierte mich im Rahmen der Forschung dafür, alte Manuskripte zu konservieren, zu transkribieren, zu übersetzen, zu authentifizieren, zu kommentieren und zu veröffentlichen. Dabei handelte es sich um Manuskripte der Yoga Siddhas, jener frühen Adepten und (plus/minus einiger hundert Jahre) Zeitgenossen von Jesus, die Ihm nicht unähnlich waren. Ich gründete und förderte das Yoga-Siddha-Forschungszentrum in Chennai, dessen Direktor Dr. T. N. Ganapathy mit einem Team von sechs Ge-lehrten seit dem Jahr 2000 sechs Bände aus den Siddha-Werken veröffentlicht hat.

Vor zwei Jahren entschloss ich mich dann, zu meiner ursprüngliche Frage zurückzukehren: Was sind die Lehren von Jesus? Was hatten die Bibelforscher über die tatsächlichen Worte von Jesus herausgefunden? Ich hatte keine vorgefasste Meinung, war aber auf Überraschungen vorbereitet. Meine Ausbildung und Erfahrung als Sozialwissenschaftler halfen mir, Fragen als Hypothesen zu formulieren und nur jene Antworten als wahr zu akzeptieren, die von den vorhandenen Daten gestützt werden konnten. Als ich las, was Elaine Pagels und Bart Ehrman, beide Fachgelehrte im 1985 gegründeten Jesus-Seminar, geschrieben hatten, fühlte ich, dass ich möglicherweise einige der fehlenden Puzzle-Teile entdeckt hatte, die mir als junger Mann in Georgetown entgangen waren. Aus meiner Sicht noch wichtiger: Ich sah Ähnlichkeiten im direkten Vergleich zwischen den Weisheitslehren von Jesus und den Lehren der Yoga Siddhas, die Hunderte von Jahren vor Jesus wie auch danach gelebt haben. Diese zeitlose Weisheit in einem modernen Kontext zu bestätigen und mit anderen zu teilen, ist der Zweck des vorliegenden Buches.

Was nun folgt, ist das Ergebnis meines Vergleichs dieser Lehren in einer sehr persönlichen, erneuerten Suche als Christ.

Einleitung

Fragen

Wer war Jesus? Einer der einflussreichsten Menschen aller Zeiten? Der Begründer des Christentums? Ein Messias oder Erlöser, gesandt von Gott, um die Menschheit von ihren Sünden zu erlösen? Was waren Seine Lehren? Ist unser Wissen über Jesus auf die Aufzeichnungen in der Bibel beschränkt? Was sagt die moderne historische Forschung über die Lehren und Handlungen Jesu? Hat es andere spirituelle Meister in Indien gegeben, die ähnliche Lehren wie Jesus erteilten? Und wenn ja, welches Licht werfen sie auf die Lehren Jesu?

Aufgrund der Entdeckung zahlreicher neuer Quellendokumente in der Sinai-Wüste und in der Nähe des Toten Meeres sowie der Anwendung moderner Methoden der Textanalyse durch unabhängige Wissenschaftler ohne institutionalisierte Voreingenommenheit, stimmen heute die meisten Bibelhistoriker darin überein, dass die Bücher des Neuen Testaments verschiedene Ebenen der Authentizität aufweisen:

Die wahrscheinlichen Worte Jesu, die in den Evangelien von Matthäus, Markus und Lukas zitiert, aber erst mehrere Jahrzehnte nach seiner Kreuzigung niedergeschrieben wurden.

Die wahrscheinlichen Erweiterungen – Worte, die von unbekannter Quelle Jesus zugeschrieben wurden.

Was von anderen über Jesus oder seine Lehren gesagt wurde, z. B. von Paulus in seinen „Briefen", die den Rest des Neuen Testaments hauptsächlich ausmachen und als Grundlage des frühen Kirchendogmas dienten.

Inwieweit haben diese unautorisierten späteren Einschiebungen und das frühe Kirchendogma das innerhalb der Christenheit vorherrschende Verständnis von Jesus sowie dessen Worten und Lehren verzerrt oder verschleiert? Was sagen die tatsächlichen Worte Jesu darüber aus, wer er und was seine Lehren waren? Was sagen diese Worte Jesu nicht aus? Die Beantwortung dieser Fragen bildet die Voraussetzung, um die Lehren von Jesus mit denen der Gnostiker oder anderer Mystiker, wie etwa der Yoga Siddhas, zu vergleichen. Einige frühere Versuche – z. B. „Die Bergpredigt nach der Vedanta" von Swami Prabhavananda (*The Sermon on the Mount According to Vedanta*) oder „Das zweite Erscheinen von Christus" (*The Second Coming of Christ*) von Paramahansa Yogananda – gingen bei ihren Vergleichen vom Dogma der Christenheit aus, wie es die englische King-James-Übersetzung der Bibel widerspiegelt.* Dabei zogen sie jedoch die Arbeit

---

*Ähnlich der deutschen Übersetzungen. *Anm. d. Übs.*

der Bibelhistoriker nicht in Betracht, die auf zahlreiche Ungenauigkeiten dieser Bibelübersetzung im Vergleich mit dem griechischen Originaltext hingewiesen hatten. Ebenso wenig berücksichtigten sie die vielen Ergebnisse und Befunde der modernen historisch-kritischen Forschung.

Yogananda deutete das Wesen und die Existenz Jesu, indem er zwischen „Jesus", der Person, und „Christus", dem von Jesus erlangten Bewusstseinszustand, unterschied. Seine Auslegung beruht größtenteils auf Aussagen, die angeblich von Jesus gemacht wurden, zum Beispiel die „Ich-bin"-Aussagen im Johannes-Evangelium, die heute aber von den meisten Gelehrten als spätere unautorisierte Einfügungen und nicht als unmittelbare Jesus-Worte betrachtet werden. Das vorliegende Buch liefert einen Vergleich zwischen den Lehren der Yoga Siddhas und jenen Jesus-Lehren, die nach den Ergebnissen moderner historisch-kritischer Bibelforschung mit hoher Wahrscheinlichkeit authentisch sind.

Andere Autoren versuchten Vergleiche zu ziehen zwischen dem, was Jesus tat, und dem, was andere Heilige, Propheten und Weise getan hatten. Einige spekulierten darüber, dass Jesus nach Indien oder Tibet ging, und dort in die heiligen Traditionen eingeweiht wurde. Holger Kersten z. B. führt in seinem Buch *„Jesus lebte in Indien"* zwar viele, doch wenig beweiskräftige Argumente dafür an, dass Jesus nicht nur vor der Kreuzigung nach Indien ging, sondern auch anschließend nach Indien zurückkehrte und schließlich in Kaschmir starb. Kersten resümiert jedoch am Ende, dass wir nicht wirklich wissen, was Jesus tat.

Wie wir sehen werden, konnten die modernen Historiker zwar einen breiten Konsens darüber herstellen, was Jesus lehrte, doch liefert uns die Geschichtsforschung kaum Belege dafür, was er tatsächlich tat. Sie berichtet nichts über die sogenannten „fehlenden Jahre" zwischen den im Neuen Testament aufgezeichneten Ereignissen im Tempel zu Jerusalem, als der zwölfjährige Jesus mit voller Autorität zu den Schriftgelehrten und Pharisäern sprach, und seinem Erscheinen im Alter von dreißig Jahren am See Genezareth, als er seine Mission begann. Deshalb müssen wir anderenorts nachsehen, um die Einflüsse zu verstehen, die Jesus, den Sohn eines Zimmermanns aus Nazareth, in den Messias oder Erlöser des jüdischen Volkes und in den Christus verwandelten, als der er seitdem von vielen Millionen Menschen verehrt wird.

Es existieren tatsächlich andere Quellen, die bei einem Vergleich dessen, was Jesus sagte und lehrte und wie er lebte, klare Hinweise auf jene Einflüsse geben. Unter diesen Quellen finden sich z. B. die Schriften der christlichen Gnostiker, die 1945 im oberägyptischen Nag Hammadi entdeckt wurden und die Texte der jüdischen Essener, die man 1948 in Qumran am Toten Meer gefunden hat sowie Tausende von alten Dokumenten, welche die Spur des frühen Christentums nachzeichnen und die miteinander konkurrierenden Strömungen porträtieren.

Mehrere Gelehrte forschen über die Yoga Siddhas in Indien, insbesondere Eliade, Briggs, Zvelebil, Ganapathy, White, Govindan und Feuerstein. Eine bedeutende Ausgabe des wichtigsten Werkes der tamilischen Yoga Siddhas, das *Tirumandiram* von Siddha Tirumular (zwischen dem 2. Jahrhundert v. Chr. und dem 4. Jahrhundert n. Chr.entstanden), wurde von dem tamilischen Gelehrten Suba Annamalai im Jahr 2000 aus dreizehn vorhandenen Manuskripten zusammengestellt. Eine neue englische Übersetzung sowie ein Kommentar zu dieser Ausgabe des *Tirumandiram* wird derzeit von einem Spezialistenteam unter Leitung von Dr. T.N. Ganapathy erarbeitet. Kürzlich veröffentlichte das Yoga-Siddha-Forschungszentrum in Chennai, Indien, unter der Leitung von Dr. T.N. Ganapathy auch eine Buchreihe, die zum ersten Mal kommentierte Übersetzungen der Texte der Yoga Siddhas vorstellt. Bei den Yoga Siddhas handelt es sich um jene „vollendeten" Yogis in Südindien, die Zeitgenossen Jesu waren. Die Lehren der Siddhas und ihre wunderbaren Kräfte weisen eine bemerkenswerte Ähnlichkeit mit den Lehren und Kräften von Jesus auf. Dies ermöglicht einen faszinierenden Vergleich zwischen den Lehren und Wundern Jesu und jenen der Yoga Siddhas.

Die Texte der südindischen Yoga Siddhas sind bis in jüngste Zeit weitgehend ignoriert worden. Seitens der orthodoxen Institutionen wurden diese Manuskripte nicht angemessen aufbewahrt und konserviert. Der Grund lag in der scharfen Kritik der Siddhas am Kastensystem, an der übertriebenen Betonung des Tempeldienstes und der heiligen Schriften sowie an der Autorität der Brahmanen, der Priesterkaste, die für den Bereich der religiösen Angelegenheiten in Indien eine Monopolstellung besaß. Die Siddha-Schriften waren nicht in Sanskrit, sondern im jeweiligen Landesdialekt verfasst, wie er von den einfachen Menschen gesprochen wurde. Sanskrit-Kenntnisse beschränkten sich vorwiegend auf die Brahmanenkaste, deren Priester und Gelehrte das Religions- und Erziehungssystem dominierten. Die Siddhas verurteilten diese Monopolstellung der Brahmanen. Sie lehrten, dass Gott nur durch *Jnana Yoga* erkannt werden kann, d.h. durch Weisheit, die auf der Basis von Selbsterkenntnis, Meditation und der Anwendung anderer spiritueller Praktiken wie insbesondere *Kundalini Yoga*, entsteht. Viele der orthodoxen Brahmanen reagierten darauf mit Verbrennung der Siddha-Schriften und versuchten, die öffentliche Meinung durch Verspottung der Siddhas zu beeinflussen. Die Siddha-Texte waren in einer sog. „Zwielicht-Sprache" geschrieben und verbargen absichtlich für alle, außer den Yoga-Eingeweihten, ihre tiefere Bedeutung. Die große Lücke im wissenschaftlichen Verständnis der Siddha-Schriften beginnt sich nun durch die Veröffentlichungen einer Gruppe leitender Fachgelehrter am erwähnten indischen Yoga-Siddha-Forschungszentrum in Chennai zu schließen. Die Wissenschaftler des Forschungszentrums sammelten, konservierten und transkribierten Tausende der von den Yoga Siddhas geschriebene Palmblatt-Manuskripte, die in verschiedenen Palmblatt-Bibliotheken Südindiens nahezu vergessen worden waren, und haben nun damit begonnen, sie zu übersetzen.

Bemerkenswerte Ähnlichkeiten

Selbst ein kursorischer Vergleich zwischen den Lehren Jesu und jenen der *Siddhas* enthüllt für jeden, der mit beiden vertraut ist, bemerkenswerte Ähnlichkeiten:

> Jesus lehrte in Gleichnissen, Metaphern, Paradoxa und Parodien, die tiefe Einsichten auf eine Weise vermittelten, in der sie von ungebildeten Zuhörern leicht verstanden und erinnert werden konnten. Er war ein „Bilder-

stürmer", der seine Zuhörer dazu bewegen wollte, den Geist, den spirituellen Gehalt zu verwirklichen anstatt die jüdischen Gesetze und Vorschriften nur dem Buchstaben nach zu befolgen.

Die Yoga Siddhas lehrten in Form von Gedichten in der Umgangssprache der einfachen Leute. Auf diesem Weg konnten die Lehren leicht verstanden, auswendig gelernt und erinnert werden. Sowohl die Lehren Jesu wie die der Siddhas weisen mehrere Bedeutungsebenen auf. Die tiefste Bedeutung konnte nur von Eingeweihten verstanden werden, die durch die Unterweisung eines spirituellen Meisters den Zugang zur inneren Wirklichkeit über Praktiken wie Meditation und Schweigen erhalten hatten.

Jesus verurteilte streng die Pharisäer sowie die Händler im Tempel und warf deren Verkaufsstände um. Als die Pharisäer ihn herausforderten und fragten, mit wessen Autorität er denn spräche, erwiderte er: „Ich werde diesen Tempel zerstören und in drei Tagen wiederaufbauen!" Seine Auferstehung vom Kreuz nach drei Tagen stellt einen Beweis für die Richtigkeit seiner Auffassung dar, dass der wahre Tempel im Inneren eines jeden existiert.

Die Yoga Siddhas verurteilten gleichermaßen die Überbetonung des Tempelrituals und der Verehrung von Götterbildern. Nirgendwo in ihren Schriften preisen sie irgendeine der populären Hindu-Gottheiten oder das Standbild eines Gottes. Ihre Lehre besagt, dass der menschliche Körper der wahre Tempel Gottes sei und es nur durch einen inneren Reinigungsprozess gelingen könne, Gott zu erfahren.

Weder Jesus noch die Siddhas beabsichtigten, eine neue Religion zu begründen. Sie lehrten, dass Gott in der Welt präsent ist, und wie man Ihn durch Selbstdisziplin, Selbsterkenntnis und die Beziehung zu anderen Menschen verwirklichen kann.

Jesus lehrte die Vergebung von Sünden oder Gesetzesübertretungen. Das Gleichnis des verlorenen Sohnes, eine seiner wichtigsten Parabeln, verdeutlicht diesen Punkt.

Die Siddhas lehrten, wie man sich vom Einfluss der *samskaras* (unterbewusste Neigungen) befreien kann, die gemeinsam als *karma* (Konsequenzen aus Handlungen, Worten und Gedanken) bezeichnet werden. Vergebung und Leidenschaftslosigkeit können auf einer tieferen Verständnisebene als Synonyme betrachtet werden; sie bilden den zentralen Gegenstand dessen, was sowohl Jesus als auch Siddhas wie Patanjali lehrten.

Jesus bezeichnete sich selbst in bescheidener Weise wiederholt als den „Menschensohn", doch später nannten ihn die Verfasser der Evangelien, ebenso wie Paulus, den „Sohn Gottes".

Die Siddhas unterschieden zwischen dem „niederen Selbst", der Körper-Geist-Persönlichkeit (*body-mind-personality*), die durch das Ich-Gefühl (*asmita*) zusammengehalten wird, und dem höheren Selbst, dem reinen Bewusstsein, das als individuelle Seele inkarniert, aber aufgrund vieler Unvollkommenheiten gebunden ist.

In den drei synoptischen Evangelien nach Markus, Matthäus und Lukas, die aus Sicht der Gelehrten die authentischsten Teile des Neuen Testaments enthalten, spricht Jesus wenig über sich selbst, und wenn, dann immer auf bescheidene Weise.

Die Siddhas hatten in ihren Schriften ebenfalls wenig über sich zu sagen; vielmehr sprachen sie darüber, wie sie sich selbst von Unwissenheit, Egoismus und Täuschung befreit hatten. Sie erfreuten sich eines erweiterten Bewusstseins, wurden zu Instrumenten des Göttlichen und bewirkten „Wunder".

Jesus lehrte, dass Gott – den er als „Vater" ansprach – nicht nur existiert, sondern dass Er uns auch liebt. Um Ihn zu erfahren, müsse man die Ichsucht und die Anhaftung an den Dingen dieser Welt überwinden.

Die Siddhas lehrten, dass man durch einen fortschreitenden Prozess von Selbsterkenntnis, Disziplin und innerer Reinigung Gott erkennen kann. Sie fürchteten Gott nicht, sie liebten Ihn. Für sie war Gott Liebe, Liebe war Gott und Hingabe an Gott der Weg zu ihrer fortschreitenden Transformation. Sie verwirklichten Gott in sich selbst als Absolutes Sein, Absolutes Bewusstsein, Absolute Seligkeit.

Jesus betonte wiederholt „das Himmelsreich ist in euch". Der Hauptgegenstand in den synoptischen Evangelien wie auch im Thomas-Evangelium ist „das Königreich des Himmels". Doch in den Briefen des Paulus und im Johannes-Evangelium – beide enthalten aus Sicht der Mehrheit der Bibelgelehrten nur Interpolationen (unautorisierte Aussagen, die von unbekannter Seite Jesus in den Mund gelegt worden waren) – werden Jesus, seine Mission und seine Person zum Hauptthema.

Die Siddhas lehrten immer wieder, dass Gott im Inneren als absolutes Sein, Absolutes Bewusstsein und Absolute Seligkeit zu finden ist und dieser Zustand nur durch *samadhi* (Gott-Bewusstsein) verwirklicht werden kann. Dabei handelt es sich nicht um eine Kreation des Verstandes; vielmehr geht es um ein tatsächliches Gewahrwerden des inneren göttlichen Zeugen und die Entwicklung einer auf Gott ausgerichteten Lebensführung aus der Perspektive dieses Bewusstseins heraus. Die Siddhas lehrten, dass Gott, anders als unsere Seele, von Wünschen und *karma* unbeeinflusst ist. Da sie mit allem eins waren, verspürten sie keinerlei Neigung, als besondere Persönlichkeiten zu gelten. Sie sprachen selten über sich als Personen; anstelle einer Verehrung Ihrer äußeren Persönlichkeiten ermutigten sie vielmehr dazu, die allgegenwärtige Wirklichkeit in ihrem Inneren anzubeten.

Jesus benutzte die Metapher des Lichts, um das Bewusstsein seiner wahren Identität zu beschreiben: „Wenn dein Auge lauter ist, so wird dein ganzer Leib voller Licht sein." (Lukas 11.34)

Die Siddhas sprachen über das Höchste Sein als alldurchdringendes Licht oder als höchstes Gnadenlicht. Sie bezogen sich auf dieses Höchste Sein als *Shiva- Shakti* (Bewusste Energie) und lehrten, dass man es als sublime, göttliche *kundalini*-Lichtenergie im eigenen feinstofflichen Körper wahrnehmen kann.

Es wird gesagt, dass Jesus vierzig Tage nach seiner Auferstehung körperlich in den Himmel aufgefahren sei. Während dieser vierzig Tage erschien er seinen Jüngern. Der zweifelnde Thomas überzeugte sich von seiner Körperlichkeit, indem er die Wundmale seiner Hände berührte. Jesu Leib wurde nicht begraben.

Die Siddhas singen wiederholt von ihrer völligen Hingabe an Gott. Diese Hingabe, die auch die Zellen des physischen Körpers einbezieht, bewirkt eine Transformation, die zur Unsterblichkeit führt.

Wie berichtet wurde, waren es die Vorsteher des von David in Jerusalem gegründeten Tempels, Priester und Pharisäer, die mit Jesus im Widerstreit lagen und ihn kreuzigen ließen. Sie sahen in ihm eine Bedrohung ihrer privilegierten Stellung. Jesus strebte nicht an, die Juden von den Römern, sondern von ihrer spirituellen Unwissenheit, ihrer Angst und der priesterlichen Vorherrschaft zu befreien. Er lehrte sie durch Gleichnisse und weihte ausgewählte Jünger in esoterische Praktiken ein, die es ermöglichen, Gott durch eine Wendung nach innen zu erkennen.

Die Siddhas werden bis auf den heutigen Tag von der Interessensgruppe der hinduistischen Brahmanen abgelehnt, denen die Verwaltung der Tempel obliegt, und die als Vermittler zwischen den einfachen Leuten und den „Göttern" des Hindu-Pantheon fungieren. Die Brahmanen, die um ihre Popularität in der Bevölkerung fürchten, verurteilen und verspotten sie als „Wundertäter", Fakire und Schlimmeres und machen sie lächerlich. Die Siddhas, wie andere Yoga-Meister auch, weihen die qualifiziertesten Schüler in die esoterischen Praktiken des Kundalini Yoga und der Meditation ein.

Jesus betonte vielmehr die Liebe und die innere Verbindung oder Kommunion mit Gott, als das Gesetz des Alten Testaments.

Die Siddhas lehnten die Betonung äußerlicher Feuerrituale und Brandopfer durch die vedischen Schriften ab; sie legten Nachdruck auf den inneren Weg zu Gott durch Liebe und *Yoga*.

Jesus bewirkte zahlreiche Wunder aufgrund seiner außerordentlichen Fähigkeiten oder *siddhis*.

Das Gleiche taten die Siddhas. Der Mensch zerstreut gewöhnlich seine Energie über die Sinne, die wiederum von seinen Wünschen gelenkt werden. Sobald er jedoch die Gegenwart Gottes in seinem Inneren erkennt, gewinnt er Zugang zu einem Reservoir unbeschränkter Energie und grenzenlosen Bewusstseins, das in seinem nicht manifestierten Zustand *kundalini* genannt wird. Durch die Erweckung dieses Potenzials entwickelt man sich zu einem Instrument des Göttlichen.

Jesus verbrachte 40 Tage in der Wildnis mit Meditation und Gebet; er erwarb in dieser Zeit machtvolle Wunderkräfte.

Die Siddhas führten ähnliches *tapas* (Kasteiung) mit daraus resultierenden *siddhis* (wunderbaren Kräften) durch. Auch innerhalb der Yoga-Tradition ist die Zahl 40 im Zusammenhang mit einem Zeitraum der strengen Übungspraxis von besonderer Bedeutung.

Sowohl die Siddhas als auch Jesus zeigten große soziale Verantwortung. Jesus verließ Johannes den Täufer, ging zurück in die städtischen Bereiche und verkehrte mit Steuereintreibern und anderen schlecht beleumundeten Gesellschaftsgruppen. Er unterstützte Bewegungen der Gegenkultur gegenüber der etablierten Tradition.

Die Siddhas strebten danach, jedem Menschen den Pfad zu Gott zu zeigen. Dabei lehrten sie, was man tun muss – insbesondere mit Hilfe von Yoga, hygienischen Lebensbedingungen und Arzneien – und was man vermeiden sollte.

Jesus nahm Maria Magdalena als Schülerin an, als er es zuließ, dass sie seine Füße wusch und salbte. Er weihte seine verdienstvollsten Jünger, wie Thomas, in esoterische Lehren ein, so dass sie das Höchste Sein jenseits des Schöpfergottes erkennen konnten.

Die Siddhas zeigten ihre Hingabe gegenüber ihren Gurus, indem sie deren Füße wuschen, salbten oder berührten. Sie weihten ihre Schüler in fortgeschrittene Yogatechniken ein, um ihr Bewusstsein zu erweitern und sie zur Selbstverwirklichung zu führen.

Jesus war für seine Schüler nicht nur Lehrer oder Rabbi, sondern ein Gott-Mensch – und ein ständiges Rätsel für alle ihm nahestehenden Jünger.

Seine Anhänger bemühten sich, seine Lehren und Gleichnisse zu begreifen, und bezeichneten ihn abwechselnd als Propheten oder als Messias, den Gesalbten, der sie vom Joch der römischen Tyrannei erlösen würde. Ihre Verwirrung führte zur Entstehung einer Vielfalt von Sekten innerhalb des frühen Christentums. Dieser Prozess erstreckte sich bis ins 4. Jahrhundert n. Chr., als die Kirche – in Allianz mit dem römischen Kaiser – danach strebte, das Christentum mit dem Römischen Reich zu vereinigen. Vor diesem Hintergrund wurde das christliche Dogma und der christliche Glaube festgelegt, und die Kirche erklärte all jene Glaubensgemeinschaften, die sich dem nicht anschließen wollten, zu Häretikern (Ketzern).

Die Siddhas waren Gurus („Vertreiber der Dunkelheit"), die den Pfad zu Gott wiesen, und wurden außerdem als Wesen verehrt, die das Göttliche in sich verkörperten. Sie rühmten eher die Verlässlichkeit der eigenen spirituellen Erfahrung als die der vedischen Schriften, und wurden deshalb von den Orthodoxen verurteilt. Für die meisten Hindus blieben die Siddhas bis zum heutigen Tag ein Rätsel.

In der vorliegenden Arbeit werden wir diese sowie weitere Themenbereiche untersuchen und vergleichen, um ein Licht auf die eingangs gestellten Fragen werfen: „Wer war Jesus?" und „Wie kann ich seine Lehren am besten verstehen?"

EINLEITUNG

WARUM SOLLTEN CHRISTEN SICH MIT YOGA BEFASSEN?

Kurz gesagt: Das Studium und das Praktizieren von Yoga werden einen Christen zu einem besseren Christen machen. Außerdem führt beides zu wertvollen spirituellen Erfahrungen, geistigem Frieden, mehr Energie und besserer Gesundheit. Dies alles sind notwendige Voraussetzungen – sowohl für gläubige Menschen als auch für Rationalisten – wenn sie ihren Lebenssinn erkennen und ihre Ziele verwirklichen wollen. So wie Buddha kein Buddhist war, so war Jesus kein Christ. Der Buddha* war mit Sicherheit ein Yogi, der die Ursache menschlichen Leidens und das Heilmittel dafür durch philosophisches Nachforschen entdeckte. Wer bin ich? Woher komme ich und wohin gehe ich? Warum gibt es das Böse? Was passiert nach diesem Leben? Im Hinblick auf diese existentiellen, spirituell-philosophischen Grundfragen kann Yoga als die praktische Seite *aller* Religionen angesehen werden. Yoga enthält kein Dogma und keine einengenden Glaubensvorstellungen. Yoga ist keine Religion. Yoga basiert auf einer „offenen Philosophie", da er die unterschiedlichsten Zugänge zur Wahrheit akzeptiert.

Yoga ist allgemein als eins der sechs philosophischen Hauptsysteme Indiens anerkannt. Er entspricht damit auf hervorragende Weise der Empfehlung des verstorbenen Papstes Johannes Paul II., dass Christen sich mit Philosophie, einschließlich der östlichen Philosophien, beschäftigen sollten, um bessere Christen zu werden. Seine päpstliche Enzyklika „Glaube und Vernunft" gibt uns eine ausführliche Antwort auf die oben gestellte Frage:

> „Sowohl im Orient als auch im Abendland lässt sich ein Weg feststellen, der im Laufe der Jahrhunderte die Menschheit fortschreitend zur Begegnung mit der Wahrheit und zur Auseinandersetzung mit ihr geführt hat. Ein Weg, der sich – anders konnte es gar nicht sein – im Horizont des Selbstbewusstseins der menschlichen Person entfaltet hat: je mehr der Mensch die Wirklichkeit und die Welt erkennt, desto besser erkennt er sich selbst in seiner Einmaligkeit, während sich für ihn immer drängender die Frage nach dem Sinn der Dinge und seines eigenen Daseins stellt. Alles, was als Gegenstand unserer Erkenntnis erscheint, wird daher selbst Teil unseres Lebens. Am Architrav des Tempels von Delphi war die ermahnende Aufforderung: Erkenne dich selbst! eingemeißelt – als Zeugnis für eine Grundwahrheit, die als Mindestregel von jedem Menschen angenommen werden muss, der sich innerhalb der ganzen Schöpfung gerade dadurch als „Mensch" auszeichnen will, dass er sich selbst erkennt."

---

*Der Ausdruck „Buddha" (Sanskrit: „Der Erwachte" oder „Der Erleuchtete") ist eher ein Titel als ein Name für jemanden, der aus dem Dunkel der Unwissenheit zum Licht der Erkenntnis erwacht ist. Buddhisten glauben, dass es eine unendliche Anzahl vergangener und zukünftiger Buddhas gibt. Der vorliegenden Text bezieht sich auf den historischen Buddha, Prinz Gautama Siddharta (563 bis 483 a.C.), der auf ein luxuriöses Leben verzichtete, um auf dem Pfad der Erkenntnis einen Weg aus dem allgemeinen Leiden zu suchen. Er wird als „Buddha Gautama" oder einfach als „Der Buddha" bezeichnet. Anm. d. Übs.

Yoga ist ein Weg, „sich selbst zu erkennen". Yoga gibt uns die Mittel an die Hand, um durch den Aufstieg von den grobstofflichen über die feinstofflichen Ebenen, die subtilsten und ätherischsten Bereiche der materiellen Substanz zu erreichen. Yoga kann uns jenseits des Zugriffs unserer Sinne und unserer Gedanken und sogar über unser subtilstes Bewusstsein hinaus zu der dahinter liegenden Liebes-Macht bringen. Yoga untersucht die fundamentalen Prinzipien und Gesetze des Kosmos, ihren Zweck und ihre Forderung an die göttliche Evolution. Er befasst sich damit, wie das Gnadenprinzip im Leben durch das Instrument des Körpers, durch den Verstand, das Nervensystem und die Organe wirkt.

Yoga kann uns lehren, das Leid unseres Lebens anzunehmen und zu überwinden. Die Siddhas waren weder Pessimisten noch machten sie sich Illusionen. Sie betrachteten die Welt als eine Mischung aus Trennung, Dunkelheit, Begrenzung, Wunsch, Kampf, Schmerz und Glanz, Schönheit und Wahrheit. Sie erkannten den Verstand als ein Instrument der Seele, die in ihm eingesperrt ist. Die Empfindung des „Ich bin" wohnt der Seele machtvoll inne und besitzt die schöpferische Kraft, sie aus ihrem Gefängnis herauszuheben. Auf diese Weise bewirkt die tiefgreifende Verwirklichung dieses „Ich bin", dass wir uns als wahre Kinder Gottes erkennen. Den Siddhas zufolge haben wir teil am Bewusstsein Gottes, doch sehr rar sind solche Menschen, die diese Wahrheit verstehen und verinnerlichen. Gott steht hinter allem Seiendem als der Ewige Zeuge. Doch kann sich dieses höchste Bewusstsein in der manifestierten Welt nur durch einen solchen Menschen vollendet ausdrücken, der die Wahrheit harmonisch in sich selbst integriert hat. Ein Siddha, dem dies gelungen ist, hat Körper und Seele auf absolut perfekte Weise in eine neue vervollständigte Identität geführt. So etwas geschieht nur dann, wenn man jegliche Identifikation mit dem unvollkommenen Verstand (der an die eigenen Kategorien und Konzepte von physischer Manifestation und Bewusstsein gebunden ist) aufgegeben hat. Ein Siddha hat sich auf allen Ebenen, vom Physischen bis zum Spirituellen, – dem Höchsten Bewusstsein hingegeben, und als ein solches Wesen kann auch Jesus charakterisiert werden. Er trat aus der unvollkommenen menschlichen Form heraus, um in ein neues Bewusstsein und Sein einzutreten.

Yoga lehrt, dass nur der von Wünschen, Spaltung, Dunkelheit, Kampf und Schmerz begrenzte Verstand die Unvollkommenheit der menschlichen Existenz als real betrachtet. Dieser Zustand kann nur durch das seelische Streben nach einer Vollendung überwunden werden, die jenseits des Verstandes liegt. Verstand und Gemüt müssen ihrerseits die Vereinigung mit diesem Ideal suchen und sich vollständig mit ihm harmonisieren. Ein solcher Prozess erfordert die völlige Hingabe an das Höchste Sein, Bewusstsein und Seligkeit.

Einleitung

Die Zielsetzung dieses Buches

Das vorliegende Buch richtet sich an folgende Lesergruppen:

Christen, die daran interessiert sind, östliche spirituelle Lehren mit den Lehren des Christentums zu vergleichen.

Schüler des spirituellen Yoga, der auch als Klassischer Yoga und Tantra bekannt ist, sowie andere Praktizierende, die Meditation und sonstige spirituelle Methoden anwenden.

Ernsthafte Bibel-Leser und diejenigen Menschen, die an der Frage interessiert sind: „Was lehrte Jesus tatsächlich, bevor das christliche Dogma entstand?

Das Ziel besteht darin, Antworten zu folgenden Fragen und Themen zu finden:

Worin besteht die erstaunliche Ähnlichkeit zwischen den Lehren Jesu, die in seinen Gleichnissen und Aussprüchen zum Ausdruck kommen, und den Lehren der Yoga Meister, der Siddhas?

Was beinhalten diese vergleichbaren Lehren für suchende Menschen, die sie in ihrem eigenen Leben umsetzen wollen – weniger, um etwas über Gott zu wissen, als vielmehr, um Gott in höherem Bewusstseinszustand zu erfahren?

Welche Einblicke vermittelt die Entdeckung alter Manuskripte und ihre wissenschaftliche Auswertung durch unabhängige kritische Gelehrte in die ursprünglichen Lehren Jesu?

Weshalb sind die Aussprüche Jesu vermutlich die authentischste Quelle seiner Lehren, die uns heute zur Verfügung steht? Diese Aussprüche sind begrenzt auf einige Dutzend Parabeln, Aphorismen und pointierte Antworten, die während der ersten Dekaden nach seiner Kreuzigung mündlich zirkulierten, bevor sie von den anonymen Autoren der Evangelien aufgezeichnet wurden.

Wie wurden die ursprünglichen Lehren Jesu, die in diesen Aussprüchen und Gleichnissen enthalten sind, verschleiert, nachdem sich das Christentum durch Dogmen und Glaubensbekenntnisse definiert hatte?

Wer war Jesus? – Diese Frage wird anhand jener Aussagen Jesu erhellt, die nach Einschätzung vieler moderner kritischer Gelehrten den höchsten Grad an Authentizität aufweisen.

Wo ist das Reich Gottes? Wie kann ich es erreichen? – Auch diese Fragen werden auf Basis der wahrscheinlich authentischen Jesus-Aussagen untersucht.

Und schließlich: Weshalb stehen die Lehren Jesu in einem solchen Gegensatz zu der gewöhnlichen menschlichen Natur?

Kapitel 1
Die moderne Geschichtsforschung über Jesus und die frühe Christenheit

Die moderne historische Jesus-Forschung begann in der Renaissance während der Morgendämmerung von Vernunft, Forschung und Wissenschaft durch Galileo, Kopernikus, Kepler und Newton. Bis zu diesem Zeitpunkt galten Kirchendogma und Glaubenssätze als gegebene Fakten. Die Kirche lehrte, dass die Erde flach sei. Galileo bewies jedoch mit seinem Teleskop, dass sie rund ist. Ein wachsendes Bedürfnis, alles Wissen zu überprüfen, führte zur Entwicklung der modernen Geschichtsforschung. Mit Hilfe der wissenschaftlichen Methode begann man, bei den Berichten aus der Vergangenheit das Faktische vom Fiktiven zu trennen.

Im 18. Jahrhundert versuchte Hermann Reimarus (1694-1768), Professor für Orientalistik in Hamburg, erstmalig, eine Unterscheidung zwischen den Aussagen von Jesus selbst und den christlichen Glaubenssätzen vorzunehmen. Aber es war Thomas Jefferson – der Verfasser der Amerikanischen Unabhängigkeitserklärung, einer der Gründungsväter der Vereinigten Staaten von Amerika und ihr dritter Präsident – der eine der ersten ernsthaften Anstrengungen unternahm, die authentischen Berichte und Aussagen Jesu herauszuschälen. Jefferson begann mit dieser Arbeit in der ersten seiner zwei Amtsperioden als Präsident und beendete sie zwölf Jahre später, 1816. Er schnitt jene Passagen aus der englischen King-James-Version der Bibel aus, die er als authentisch ansah, und klebte sie, zusammen mit der griechischen Übersetzung, in chronologischer Reihenfolge auf leere Blätter. Später fügte er die französischen und lateinischen Übersetzungen hinzu. Das Ergebnis dieser Arbeit – „Das Leben und die moralischen Grundsätze des Jesus von Nazareth" – verblieb zunächst innerhalb seiner Familie, bis es 1904 im Auftrag des amerikanischen Kongresses veröffentlicht wurde; jedes Mitglied des Senats und des Repräsentantenhauses erhielt eine Kopie dieses Werks.

Im privaten Schriftverkehr mit seinem früheren politischen Rivalen, Ex-Präsident John Adams, schrieb Jefferson: „Ich bin in der Tat gegen die Korruption des Christentums, aber nicht gegen die ursprünglichen moralischen Richtlinien, die von Jesus selbst stammen. Ich bin Christ allein in dem Sinn, wie er wollte, dass jeder es sei: aufrichtig verbunden mit seinen Lehren unter Vorzug gegenüber allen anderen; ihm jede menschliche Vortrefflichkeit zuzuschreiben und zu glauben, er habe nie eine andere für sich beansprucht ... Die ganze Geschichte dieser Bücher (der Evangelien) ist so fehlerhaft und zweifelhaft, dass es vergeblich erscheint, darin minutiöse Untersuchungen anzustellen: Derartige Verfälschungen sind bei ihrem Text und bei den Texten anderer Bücher, die sich auf sie beziehen, vorgenommen worden, dass wir aus diesem Grund ein Recht haben, große Zweifel hinsichtlich der Echtheit vieler Abschnitte anzumelden. Innerhalb des

Neuen Testaments gibt es den Beweis, dass Teile davon von einem außergewöhnlichen Menschen verfasst wurden, und dass andere Teile das Machwerk sehr gewöhnlicher Geister sind. Es fällt so leicht, diese Teile von einander zu trennen, wie Diamanten aus einem Misthaufen herauszulesen."[1]

In einem anderen Brief an John Adams vom 12. Oktober 1813 schrieb er: „Wir müssen unser Buch auf die einfachen Evangelisten reduzieren und selbst von diesen nur die wahren Worte von Jesus auswählen. Dabei müssen wir die Zweideutigkeiten entfernen, die entstanden, weil sie häufig vergessen oder nicht verstanden hatten, was aus seinem Mund gekommen war, und so ihre eigenen Missverständnisse als seine Aussagen hinstellten und auf eine für andere unverständliche Weise ausdrückten, was sie selber nicht verstanden hatten. Man wird feststellen, dass dann der sublimste und gütigste moralische Imperativ übrigbleibt, der jemals dem Menschen angeboten wurde."[2]

Jefferson war darüber schockiert und verärgert, dass man die Worte Jesu so stark verändert hatte. Heute bestätigen jedoch alle namhaften Gelehrten, dass die offiziellen Evangelien mehrere Jahrzehnte nach Jesu Tod in Griechisch von Personen zusammengestellt wurden, die sie niemals im ursprünglichen Aramäisch gehört hatten. Außerdem stimmen heute alle Fachleute von Rang darin überein, dass vieles von dem, was Jesus angeblich gesagt haben soll, tatsächlich aus den sehr verschiedenen Lehren der frühen Kirche herrührt. Was ursprünglich das Evangelium oder die „Frohe Botschaft" ausmachte, die Weisheitslehren Jesu, wurde selbst in den authentischsten Büchern des Neuen Testaments – Markus, Matthäus und Lukas – durch Lehren über Jesus ersetzt oder verhüllt.

DIE ENTWICKLUNG DER SIEBEN PFEILER MODERNER HISTORISCHER BIBELFORSCHUNG

Viele kritische Forscher der biblischen Geschichte kamen in ihren Befunden zu einem Konsens über die Lehren Jesu und die Ursprünge des Neuen Testaments. Bevor ich im nächsten Abschnitt die Methoden der modernen kritisch-historischen Forschung erörtere und darstelle, wie dieser Konsens zustande kam, möchte ich hier bereits ihre Befunde zusammenfassen – die sogenannten „Sieben Pfeiler der modernen historischen Bibelforschung":

1. Die Sichtweisen des oben erwähnten Reimarus und seiner Nachfolger führten dazu, dass David Friedrich Strauss im Jahr 1835 „Das Leben Jesu, kritisch bearbeitet" verfasste. Auf 1400 Seiten trifft Strauss eine klare Unterscheidung zwischen dem historischen und dem, von ihm als „mythisch" bezeichneten Jesus. Er erklärt den letzteren als etwas Legendäres oder Übernatürliches. Mit anderen Worten, er unterschied zwischen dem Christus des Glaubens, wie er in den frühen Glaubensbekenntnissen eingegangen ist, und dem geschichtlichen Jesus, der durch die modernen Forschungs- und Ausgrabungsmethoden enthüllt wurde.

1. Die moderne Geschichtsforschung über Jesus und die frühe Christenheit

2. Die Erkenntnis, dass die ersten drei Evangelien von Matthäus, Markus und Lukas sich in viel größerer Nähe zum historischen Jesus befinden, als das vierte Evangelium nach Johannes, das einen „spirituellen" Jesus präsentiert. Diese drei „synoptischen" Evangelien (Griech. synoptikós – „gleichwertig mit" oder „zusammengesehen") werden aufgrund ihrer großen Ähnlichkeit so bezeichnet. Diese Ähnlichkeit ermöglicht es, die Texte zum Vergleich nebeneinander zu stellen, so dass sie parallele Berichte vom Leben Jesu liefern.

3. Weitere Forschungen führten zu der Bestätigung, dass das Markus-Evangelium älter als das Matthäus- oder Lukas-Evangelium ist.

4. Die Identifikation einer hypothetischen Quelle „Q" erklärt, weshalb Matthäus und Lukas über ihren Bezug auf Markus hinaus eine gemeinsame Materialgrundlage verwenden. Dies führte zum Konzept der sog. „doppelten Überlieferung", die besagt, dass Matthäus und Lukas sowohl auf Markus als auch auf Q basieren.

5. Die Anerkennung, dass Jesus die von Johannes dem Täufer vertretene Lehre über das nahe Ende der Welt zurückgewiesen hat. Die moderne historische Bibelforschung wurde ursprünglich von der Sichtweise des „eschatologischen Jesus" durch Albert Schweitzers „Geschichte der Leben-Jesu-Forschung" (1906) und „Die Predigt Jesu vom Reiche Gottes" (1892) von Johannes Weiß beherrscht. Beide glaubten, dass Jesus das bevorstehende Ende des gegenwärtigen Zeitalters durch ein kataklysmisches Ereignis, also eine große, alles zerstörende Katastrophe, Eschaton (griech. – „letztes Ereignis") genannt, verkündet hat. Bis zum Ende des 2. Weltkriegs rangierte bei den Bibelgelehrten der „eschatologische Jesus" an höchster Stelle. Konservative und neo-orthodoxe Sichtweisen, wie sie z. B. bei Karl Barth und Rudolf Bultmann zum Ausdruck kamen, erstickten zwischen 1920 und 1970 ebenfalls jedes tiefere Interesse am historischen Jesus. Sie entledigten sich der Frage nach dem geschichtlichen Jesus, indem sie es als einen „illegitimen" Versuch bezeichneten, eine Faktenbasis für den Glauben zu entwickeln, als „einen Versuch, christliche Ansprüche, die im Namen von Jesus erhoben wurden, zu beweisen". Bis heute müssen historische Studien über die christlichen Ursprünge unter dieser theologischen Verurteilung arbeiten.

Seit den 70er Jahren kam die moderne Bibelforschung aus ihren früheren akademischen Nischen in der Kirche, in Priesterseminaren und isolierten theologischen Einrichtungen heraus. Sie befreite sich von neo-orthodoxen und eschatologischen Sichtweisen. Der „fünfte Pfeiler" wurde etabliert: Es war Johannes der Täufer, der das Ende der Welt verkündete, und die Jünger Jesu hatten diese Anschauung von der Täufer-Bewegung übernommen. Jesus selbst schien dagegen apokalyptische Prophezeiungen abgelehnt zu haben. In seinen Gleichnissen hatte er sich nicht darauf bezogen. Seine Vision vom Reich Gottes stellte dieses als unprätentiös und doch alles durchdringend dar. Weshalb sollte Gott ein apokalyptisches Ereignis benötigen? Jesus kehrte aus der Wüste in die städtischen Zentren zurück, um dort die Gesellschaft der am wenigsten akzeptierten Personen wie Steuereintreiber, Prostituierte oder Sünder zu suchen. In den Gesprächen mit ihnen entfaltete er eine Botschaft, die nicht vom Ende der Welt, sondern von der Gegenwart des Himmelsreichs handelte - im Inneren und überall um uns herum. Seine Mission dauerte jedoch weniger als zwei Jahre, und viele seiner Schüler waren frühere Anhänger von Johannes dem Täufer. Nach der Trennung von Jesus kehrten seine Schüler wieder zu den Lehren von Johannes zurück und überlagerten sie mit den überlieferten Gleichnissen und Parabeln Jesu sowie Ihren „Erinnerungen" an ihn. Sie bekräftigten dies mit Verweisen auf die alttestamentarischen Prophezeiungen und der Sehnsucht der Juden im antiken Israel nach einem Befreier, der die Vorherrschaft der Römer stürzt. Diese Schüler machten Jesus damit zu einer Kultfigur, ähnlich den Helden der griechischen Mysterienkulte. Sie konstruierten aus ihrer eigenen wachsenden Überzeugung heraus die Vorstellung, dass es sich bei ihm um den „Messias" handle (hebr.: mâshîah – der „Gesalbte"), der gekommen sei, um sie zu erlösen. Die Suche nach dem historischen Jesus stellt vor diesem Hintergrund den Versuch dar, den vergessenen Jesus von jener literarischen Figur zu unterscheiden, die in den Evangelien porträtiert wird.

6. Die Unterscheidung zwischen einerseits der mündlichen Kultur, in der Jesus mit kurzen, provozierenden, einprägsamen, oft wiederholten Redewendungen und Geschichten lehrte, und andererseits der Kultur der schriftlichen Übermittlung, die bis heute andauert.

7. Der letzte Pfeiler ist die Umkehrung der früheren Beweislast. Man geht heute davon aus, dass die Evangelien „Erzählungen [sind], in denen die Erinnerung an Jesus mit mythischen Elementen verbrämt wurden, die den kirchlichen Glauben an ihn zum Ausdruck brachten, und mit plausiblen Fiktionen, um den Wert des Wiedererzählens der Evangeliengeschichten vor Zuhörern des ersten Jahrhunderts zu steigern, die noch aus erster Hand über göttliche Menschen und Wundertäter wussten."[3] Historische Elemente in den Erzählungen müssen daher als solche auch erwiesen sein. Dies kehrt die frühere orthodoxe Position, die von der 100%igen historischen Genauigkeit der Evangelien ausging, völlig um, erlaubt aber auch die Untersuchung der in den Evangelien erhaltenen Angaben, die möglicherweise historisch korrekt sind.

Diese „sieben Pfeiler" können eine historisch korrekte Sichtweise von Jesus nicht garantieren. Doch können dies auch die zahlreichen christlichen Sekten nicht, deren Jesus-Bild mit den theologischen Standpunkten ihrer jeweiligen Verfechter variiert.

1. Die moderne Geschichtsforschung über Jesus und die frühe Christenheit

Methoden und Ergebnisse der modernen kritischen Bibelforscher

Der oben angesprochene Konsens unter den meisten kritischen Bibelhistorikern kam in einer bedeutenden Studie zum Ausdruck, die als „Jesus-Seminar" bekannt wurde. Über zweihundert Bibelforscher, darunter einige der herausragendsten Gelehrten, stimmten im Rahmen dieser Studie über den Grad der Authentizität jedes Satzes der vier kanonischen Evangelien und des Thomas-Evangeliums ab. Sie inventarisierten, klassifizierten und prüften dann kritisch alle Worte, die während der ersten drei Jahrhunderte christlicher Zeitrechnung – bis 313 n. Chr., als Kaiser Konstantin das Toleranzedikt erließ – Jesus zugeschrieben worden waren. Nach dem Konzil von Nicäa, 325 n. Chr., war das Christentum in orthodoxer Form erstarrt, und andere Flügel der christlichen Bewegung, die sich weigerten, damit konform zu gehen, wurden sukzessive eliminiert. Die Inventarisierung von mehr als 1500 Satzelementen umfasste alle noch existierenden Evangelien und historischen Aufzeichnungen jener Periode. Die Zielsetzung des Seminars bestand darin, jede einzelne der 1500 Wortwendungen zu überprüfen, und unter Anwendung mündlicher wie textlicher Evidenzkriterien zu beurteilen, welche davon mit großer Wahrscheinlichkeit Jesus zugeschrieben werden könnten. Jene Satzelemente, die den Test bestanden hatten, wurden in eine Datenbank aufgenommen, um zu bestimmen, wer Jesus war und was er sagte. Die Interpretation der Daten gehörte jedoch nicht zur Aufgabe des Seminars, sondern wurde den einzelnen Fachspezialisten überlassen, die aus ihrer eigenen Perspektive daran arbeiteten.

Erst nach langer Debatte einigten sich die Teilnehmer des Seminars über ein Abstimmungsverfahren als effizientesten Weg zur Klärung, ob unter den Gelehrten ein Konsens über einen bestimmten Punkt bestand. Eine Abstimmung legt natürlich nicht den Wahrheitsgehalt fest; sie zeigt jedoch das Ergebnis der bestmöglichen Meinungsfindung einer bedeutenden Anzahl von Fachleuten an. Die zweite Übereinkunft der Gelehrten bestand darin, eine kritische „Rotschrift-Edition" der Evangelien als Medium für die Information der Öffentlichkeit zu erstellen. Für das Abstimmungsverfahren wurden gefärbte Kugeln (rot, rosa, grau) verwendet, um damit allen Teilnehmern eine geheime Abstimmung zu ermöglichen. Die Kugeln wurden unter zwei verschiedenen Optionen (wer Jesus war und was Jesus sagte) in entsprechende Kästen eingeworfen, wobei die ausgewählte Farbe der Kugel eine der folgenden Aussagen repräsentierte:

Option 1:

Rot: Ich würde diesen Punkt eindeutig in die Datenbank aufnehmen, um zu bestimmen, wer Jesus war.

Rosa: Ich würde diesen Punkt mit Einschränkungen (oder Modifikationen) in die Datenbank aufnehmen.

Grau: Ich würde diesen Punkt nicht in die Datenbank aufnehmen, aber ich könnte eventuell einiges davon verwenden, um zu bestimmen, wer Jesus war.

Schwarz: Ich würde diesen Punkt nicht in die primäre Datenbank aufnehmen.

OPTION 2:

Rot: Jesus hat dies oder etwas sehr Ähnliches ohne jeden Zweifel gesagt.

Rosa: Jesus hat wahrscheinlich etwas Ähnliches gesagt.

Grau: Jesus hat das nicht gesagt, aber die darin enthaltenen Vorstellungen stehen seinen eigenen nahe.

Schwarz: Jesus hat das nicht gesagt; es stellt die Sichtweise oder den Inhalt einer späteren oder anderen Überlieferung dar.

Als inoffizielle Interpretation der Farben galt:

Rot: Das ist Jesus.

Rosa: Das klingt wirklich wie Jesus.

Grau: Na ja, vielleicht.

Schwarz: Da liegen wohl einige Fehler vor.

Die Einordnung der Verse wurde über eine Gewichtung der abgegebenen Voten vorgenommen:

Rot = 3

Rosa = 2

Grau = 1

Schwarz = 0

Ehe ich auf die Resultate dieser bedeutenden Studie näher eingehe, ist es wichtig, die Methodologie zu verstehen, mit deren Hilfe die Gelehrten zu ihren Schlussfolgerungen gelangten. In Kapitel 5 „Was sagte Jesus wirklich?" werden die Ergebnisse im Einzelnen diskutiert. An diesem Punkt genügt es jedoch zu erwähnen, dass nach Auffassung des Jesus-Seminars 82 Prozent der Worte, die Jesus

1. Die moderne Geschichtsforschung über Jesus und die frühe Christenheit

in den vier kanonischen Evangelien zugesprochen werden, tatsächlich nicht von ihm gesagt wurden.[4] Die mehr als zweihundert Teilnehmer des Jesus-Seminars sind kritische Fachgelehrte; das bedeutet, dass sie die empirische, auf Fakten basierende Evidenz erwogen, offen für die Verifizierung durch unabhängige, neutrale Beobachter, die den Kontrollfaktor bei historischen Beurteilungen darstellen. Für unkritische Bibelgelehrte stehen dagegen dogmatisch exegetische Erwägungen an erster Stelle, und sie bestehen darauf, dass die Faktenaussagen ihre theologischen Prämissen bestätigen. Kritische Fachgelehrte arbeiten nach dem Prinzip des methodologischen Skeptizismus: sie akzeptieren nur, was die rigorose Prüfung gemäß der Evidenz-Regeln besteht. Kritische Bibelhistoriker arbeiten auf der Basis der antiken Texte in ihren Originalsprachen. Im Fall der Evangelien handelt es sich dabei um Griechisch, Koptisch, Aramäisch, Hebräisch, Latein und anderer Sprachen. Kritische Gelehrte gehen professionell vor, indem sie Kollegen ihre Arbeiten zur Beurteilung vorlegen. Ungeprüfte Arbeiten werden nicht hoch geschätzt. Der von den Fachgelehrten des Jesus-Seminars angewendete akademische Standard ist von der gleichen Art, wie er mittlerweile an allen großen Universitäten der Welt vorherrscht. Die historisch-kritischen Wissenschaftler werden regelmäßig von konservativen christlichen Gruppen attackiert, die sich weigern, ihre eigenen Dogmen und Glaubenssysteme im Licht der kritischen wissenschaftlichen Befunde zu hinterfragen.

Die Kritiker des Jesus-Seminars beklagen unter anderem, dass apokalyptische Botschaften aus der Mission von Jesus ausgeschlossen wurden; dass die Ergebnisse der Jesus-Studie vorwiegend die Ausgangsprämissen der Seminarteilnehmer repräsentieren; dass nur etwa vierzehn der zweihundert anwesenden Wissenschaftler Professoren für biblische Geschichte an den wichtigsten Universitäten sind; schließlich, dass die Teilnehmer des Seminars keinen repräsentativen Meinungsquerschnitt widerspiegeln. Mitglieder des Jesus-Seminars antworteten diesen Kritikern in verschiedenen Büchern und Gesprächen, wobei sie sowohl ihre methodische Vorgehensweise als auch ihre Schlussfolgerungen verteidigten.

Nach Abwägung dieser Argumente kam ich zum Schluss, dass die Kritiken weitgehend ungerechtfertigt sind und der Konsens der Fachleute im Jesus-Seminar glaubwürdig ist. Dem schwerwiegendsten Kritikpunkt, dass die Ergebnissen vorwiegend die Ausgangsprämissen der Teilnehmer wiedergeben würden, kann man durchaus entgegentreten. Jede Untersuchung beginnt mit einer Darlegung von Ausgangshypothesen, Evidenz-Regeln zur Überprüfung und Vermutungen. Das Jesus-Seminar legte diese explizit fest und wendete die formulierten Evidenz-Regeln auf die verfügbaren Dokumente an. Diese Regeln waren vernünftig. Ihre grundlegende Prämisse lautete, dass einer Textpassage des Neuen Testaments, die nicht den Evidenzkriterien genügt, nicht der höchste Grad an Authentizität zugesprochen werden kann. Überdies basiert die Geschichtswissenschaft, anders als die Naturwissenschaft, auf einer Beurteilung des Geschehens, wie es – ausgehend von der verfügbaren Faktenlage – wahrscheinlich stattgefunden hat. Das Jesus-Seminar erhebt nicht Anspruch auf Gewissheit; es bringt lediglich Wahrscheinlichkeiten zum Ausdruck. Seine Ergebnisse geben das abgewogene Urteil der Teilnehmer wieder. Ferner kann dort, wo keine Fakten oder

Nachweise vorliegen, auch kein Urteil gefällt werden. Daher handelte das Jesus-Seminar korrekt, indem es seine Prüfung auf die Originalität der Worte Jesu im Neuen Testament begrenzte und es vermied, Handlungen von Jesus zu untersuchen, für die es keine Augenzeugenberichte gibt. Letzten Endes würden selbst die schärfsten Kritiker des Jesus-Seminars nicht leugnen, dass die Aussprüche und Parabeln, die hinsichtlich der Wahrscheinlichkeit ihres Ursprungs in Jesu an erster Stelle rangieren, nicht dessen direkten Worte sind.

Zumindest haben aber die Teilnehmer des Jesus-Seminars aufgrund ihrer sorgfältigen Auswertung die Weisheitslehren Jesu ins Blickfeld gerückt. Jeder kann in diesem Licht und durch den Vergleich mit den Worten anderer Jesus-ähnlicher Yogameister, den Siddhas, neue Einsichten in die ihnen innewohnende Wahrheit erhalten. Dies ist meine grundlegende Absicht, die ich mit diesem Buch verfolge. Spiritualität beruht auf der intimen und sehr persönlichen Verbindung zwischen dem eigenen individuellen Bewusstsein und einer Wahrheit, die jenseits von Worten liegt. Die Reflektion der paradoxen, mystischen Parabeln und Gleichnisse Jesu führt das eigene religiöse Empfinden über jedes Glaubenssystem hinaus, so dass es in sich selbst zur Wahrheit wird.

In der Zukunft könnten sicherlich weitere Arbeiten in der Art des Jesus Seminars durchgeführt werden, doch was bisher vollbracht wurde, war eine enorme Leistung mit bemerkenswerten Ergebnissen. Ich habe festgestellt, dass diese Ergebnisse mit den Wahrheiten übereinstimmen, die ich beim Studium der Siddha-Literatur fand. Wie wir in Kapitel 4: „Frühes Christentum: Die Entstehung der Kirche und ihres Dogmas" sehen werden, sind sie ebenfalls mit den Befunden vieler anderer (wenn auch nicht aller) kritischer Gelehrter konsistent.

Sind die Evangelien unfehlbar und von Gott inspiriert?

Warum erinnerten sich die Jünger Jesu so wenig oder so ungenau an das, was er sagte? Um diese Frage zu beantworten, muss man sich zunächst mit der Behauptung der wortgetreuen „göttlichen Inspiriertheit" und „Unfehlbarkeit" der Bibel befassen, einer Grundannahme, die von den meisten Christen geteilt wird. Generell glauben Christen, dass der Heilige Geist die Evangelien irrtumsfrei diktiert oder zumindest diejenigen inspiriert hat, die sie niederschrieben. Wenn dem aber so ist, weshalb können dann jene Christen, die eine solche Sichtweise vertreten, nicht dem Bild Jesu zustimmen, das in eben diesen Evangelien gefunden wurde?
Das Jesus-Seminar stellte die Frage: „Warum gibt es ebenso viele Jesusfiguren wie Interpretationen von Texten, die jeweils als göttlich diktiert betrachtet werden?

Die endlose Vermehrung der Sichtweisen von Jesus durch diejenigen, die eine Unfehlbarkeit der biblischen Dokumente behaupten, untergräbt das Vertrauen in diesen theologischen Standpunkt und den von Ihm unterstützen Glauben an die Bibel. Eine inspirierte oder irrtumsfreie Zusammenstellung von Evangelien erfordert anscheinend einen ebenso inspirierten Interpreten oder ein Interpretationsgremium. Die Deutung muss gleichermaßen inspiriert sein, um sicherzustellen, dass wir das richtige Verständnis der unfehlbaren, aber unterschiedlich verstandenen Originale besitzen. Es scheint keinen anderen Weg zu geben, um die Wahrheit einwandfrei festzustellen. Aus diesem Grund sahen sich einige Kirchen veranlasst, die Unfehlbarkeit ihrer eigenen Auslegung für sich zu reklamieren. Und aus dem gleichen Grund erheben TV-Prediger und andere schrille Stimmen ebenso extravagante Ansprüche."[5]

Moderne Bibelforschung erhebt keine derartigen Forderungen. Sie bietet nicht mehr als vorläufige Schlussfolgerungen an, die auf historischer Wahrscheinlichkeit beruhen.

Die Frage nach der Unfehlbarkeit führt zu einer weiteren Frage: „Wenn Gott so sehr daran lag, der Nachwelt einen irrtumsfreien Text zu überliefern, warum sorgte dann der Heilige Geist nicht dafür, dass die Originaltexte der Evangelien erhalten blieben? Das ist das mindeste, was man von einem Gott erwarten kann, der absolut zuverlässige Berichterstatter schuf. Tatsächlich verfügen wir über keinen Originaltext irgendeines der vier Evangelien; ebenso wenig gibt es ein Originalmanuskript irgendeines der Bücher der gesamten Bibel. Die ältesten erhaltenen Kopien der Evangelien stammen aus der Zeit von 175 Jahren nach Jesu Tod, und nicht zwei davon gleichen sich exakt. Handgeschriebene Manuskripte sind fast immer hier und da „berichtigt" worden, oft von mehr als einer Hand. Darüber hinaus bedeutet diese Lücke von fast 200 Jahren, dass der ursprüngliche griechische (oder aramäische?) Text mehr als einmal von Hand abgeschrieben wurde, ehe er das Stadium erreichte, in dem er zu uns kam. Selbst sorgfältige Kopisten machen einige Fehler, wie jeder Korrektor weiß. Daher werden wir niemals über ein gesichertes Wissen hinsichtlich des Ursprungstextes irgendeiner biblischen Schrift verfügen."[6]

Anscheinend hat die Kirche den historischen Jesus unter einer himmlischen Figur verborgen, wie sie im Apostolischen Glaubensbekenntnis dargestellt wird: „… Ich glaube … an Jesus Christus, Gottes eingeborenen Sohn, unseren Herrn, empfangen durch den Heiligen Geist, geboren von der Jungfrau Maria, gelitten unter Pontius Pilatus, gekreuzigt, gestorben und begraben, hinabgestiegen in das Reich des Todes, am dritten Tage auferstanden von den Toten, aufgefahren in den Himmel, er sitzt zur Rechten Gottes, des allmächtigen Vaters, …". Sowohl moderne Theologen als auch Bibelwissenschaftler gelangten zu der Unterscheidung zwischen dem Jesus der Geschichte und dem Christus des Glaubens, zwischen der literarischen Figur in den kanonischen Evangelien und der himmlischen, ja sogar mythischen Gestalt, wie sie im Glaubensbekenntnis porträtiert wird. Selbst viele römisch-katholische Gelehrte nehmen an dieser Untersuchung teil.

Zwei Jesus-Porträts:
Das Beziehungsnetz zwischen den Evangelien

Die moderne historische Forschung über den geschichtlichen Jesus begann mit der Entwicklung einer kritischen Ausgabe des griechischen Neuen Testaments. Neuzeitliche Bibelforscher sammelten hierfür eine große Menge von Daten aus über fünftausend griechischen Manuskripten, wovon einige nur als Fragment vorlagen, und stellten daraus einen verbundenen Text zusammen. Die Dominanz der King James Version der Bibel (1611) in der englischsprachigen Welt hatte – trotz der Fehler in der King-James-Bibel – die Entwicklung eines kritischen griechischen Textes um 250 Jahre verzögert. Erst die Entdeckung des Codex Sinaiticus im Jahre 1844 im Katherinenkloster auf der Sinai-Halbinsel führte zu einer ersten modernen kritischen Ausgabe. Weitere Ausgaben folgten, als die Wissenschaftler die verwickelte Geschichte des Codex zusammenfügten. Die Funde von Nag Hammadi und die Schriftrollen vom Toten Meer halfen ihnen, den Zusammenhang, in dem Jesus und Johannes der Täufer sowie Teile des Alten Testaments standen, besser zu verstehen. Ein komplettes Exemplar des Thomasevangeliums, das 1945 in Nag Hammadi, Ägypten, gefunden wurde und einige andere, nicht kanonisierte Evangelien lieferten wichtige Informationen über die Lehren Jesu.

Fast zwei Jahrhunderte trennen Jesus jedoch von den frühesten erhaltenen Aufzeichnungen, die über ihn gemacht wurden. Daher mussten die Bibelspezialisten das Netzwerk der komplexen Beziehungen zwischen den Evangelien sorgfältig analysieren. Der bereits erwähnte zweite Pfeiler der modernen Bibelforschung enthüllt, dass die beiden unterschiedlichen Bilder, die von den synoptischen Evangelien und dem Johannes-Evangelium gezeichneten werden, nicht beide gleichermaßen historisch exakt sein können. Jesus, der Weise, der Erzähler von Parabeln und ethischen Lehren bei Matthäus, Markus und Lukas wird „bei Johannes ersetzt durch Jesus, den Offenbarenden, von Gott gesandt, um zu offenbaren, wer der himmlische Vater sei".[7]

Der Kontrast zwischen den beiden Jesus-Bildern wird durch folgende Gegenüberstellung verdeutlicht:

Die beiden Jesus-Porträts

Die synoptischen Evangelien	*Das Johannes-Evangelium*
Beginnt mit Johannes dem Täufer.	Beginnt mit der Schöpfung.
Geburts- und Kindheitsgeschichten.	Keine Geburts- oder Kindheitsgeschichten.
Jesus wird von Johannes dem Täufer getauft.	Taufe von Jesus wird vorausgesetzt, aber nicht speziell erwähnt.

Jesus spricht in Gleichnissen und Aphorismen.	Jesus spricht in langen, komplex gegliederten Reden.
Jesus ist ein Weiser.	Jesus ist ein Philosoph und Mystiker.
Jesus ist ein Exorzist.	Jesus führt keinen Exorzismus durch.
Gottes Herrschaft ist das Thema der Lehren Jesu.	Jesus selbst ist das Thema seiner eigenen Lehre.
Jesus spricht wenig über sich selbst.	Jesus reflektiert ausgiebig über seine Mission und seine Person.
Jesus nimmt sich der Sorgen und Nöte der Armen und Unterdrückten an.	Jesus sagt wenig oder nichts über die Armen und Unterdrückten.
Das öffentliche Wirken dauert ein Jahr.	Das Wirken in der Öffentlichkeit dauert drei Jahre.
Das Ereignis im Tempel findet zu einem späten Zeitpunkt statt.	Das Tempelereignis findet zu einem frühen Zeitpunkt statt.
Jesus mit seinen Jüngern beim letzten Abendmahl.	Die Fußwaschung ersetzt das Abendmahl.[8]

Die wichtigsten Informationen über Jesus von Nazareth werden neben dem Thomasevangelium, das viele Bibelwissenschaftler als noch älter beurteilen, aus den drei synoptischen Evangelien abgeleitet. Die synoptischen Evangelien bieten eine „gemeinsame Sichtweise" von Jesus. Fachleute stimmen weitgehend darin überein, dass das Markus-Evangelium zuerst geschrieben wurde. Matthäus und Lukas verwendeten den Markus-Text dann als Grundlage und fügten weiteres Material hinzu. Diese Schlussfolgerung wird von folgenden Argumenten gestützt:

„Die Übereinstimmung zwischen Matthäus und Lukas beginnt da, wo Markus beginnt, und endet da, wo Markus endet.

Matthäus übernimmt etwa 90 Prozent von Markus, Lukas etwa 50 Prozent. Sie geben Markus häufig in der gleichen Anordnung wieder. Wenn sie nicht übereinstimmen, so greift doch entweder Matthäus oder Lukas die Textsequenzen bei Markus auf.

In jenen Abschnitten, die den drei Evangelien gemeinsam sind (als ‚dreifache Überlieferung' bezeichnet), kommt es im Durchschnitt zu einer wörtlichen Übereinstimmung von etwa 50 Prozent.

> In den Abschnitten der dreifachen Überlieferung gleichen sich oft Matthäus und Markus und stehen gegen Lukas, oder Lukas und Markus gleichen sich oft und stehen gegen Matthäus, aber die Übereinstimmung bei Matthäus und Lukas steht nur selten gegen Markus."[9]

Die Wissenschaftler können beim Vergleich der drei nebeneinander gestellten Texte erkennen, wie Matthäus und Lukas den Markus-Text bearbeiteten und beide ihre eigenen Evangelien entsprechend ihrer subjektiven Sichtweisen schufen. Markus wird deshalb als Basisquelle der erzählerischen Informationen über Jesus betrachtet.

Der vierte Pfeiler der modernen Bibelwissenschaft beruht auf der Erkenntnis, dass es über zweihundert Verse gibt, in denen Matthäus und Lukas eine beeindruckende wörtliche Übereinstimmung aufweisen, während Markus nichts Vergleichbares anbietet. Dabei handelt es sich um Aussprüche und Gleichnisse Jesu. Dies führte die Bibelwissenschaftler zu der Annahme, dass einst ein gemeinsames Quellendokument existiert haben musste, das als Q bezeichnet wird, wobei „Q" für das deutsche Wort „Quelle" steht. Die Entdeckung des Thomasevangeliums unterstützt die Hypothese, dass ein Evangelium nur Aussprüche Jesu, jedoch keine Erzählungen enthalten kann. Die Hypothese, Matthäus und Lukas hätten sowohl Markus als auch Q bei der Abfassung ihre eigenen Textversionen verwendet, ist als „Zwei-Quellen-Theorie" oder „Doppelüberlieferung" bekannt.

Nachdem die Bibelwissenschaftler das Material aus Q und Markus identifiziert und separiert hatten, blieb immer noch ein beträchtlicher Anteil an Textpassagen übrig, deren Quellen man als „M" und „L" bezeichnete, unbekannte Quellen. Sie beinhalten etliche bekannte Gleichnisse – wie die vom guten Samariter, dem verlorenen Sohn, den Arbeitern im Weinberg und dem Schatz und der Perle – von denen die Fachleute glauben, dass sie von Jesus stammen; einige davon weisen auch Parallelen zum Thomas-Evangelium auf.

Das Evangelium nach Thomas enthält keine Erzählungen, sondern einhundertvierzehn Aussprüche, die Jesus zugeschrieben werden. Damit erweist es sich als eine reiche Quelle sowohl von neuen, als auch von vergleichbaren Informationen. Thomas weist siebenundvierzig Parallelen zu Markus, vierzig zu Q, siebzehn zu Matthäus, vier zu Lukas und fünf zu Johannes auf. Etwa fünfundsechzig Sprüche finden sich ausschließlich bei Thomas. Sie gehören vielen Wissenschaftlern zufolge einer eigenen, von den anderen Evangelien völlig unabhängigen Tradition an und dienen als „Kontrollgruppe" bei der Analyse der Aussprüche und Gleichnisse in den vier kanonisierten Evangelien. Thomas ist daher eine fünfte, unabhängige Quelle. Diese fünf Texte sind die hauptsächlichen Informationsquellen für die Sprüche und Gleichnisse Jesu.

1. Die moderne Geschichtsforschung über Jesus und die frühe Christenheit

Regeln der Textzeugen-Evidenz

Über die vergangenen zweihundert Jahre ist ein großer Komplex von Kriterien oder Standards geschaffen worden, um die Verlässlichkeit der in den Evangelien aufgezeichneten Aussagen und Geschichten bewerten zu können. Diese Standards gelten als „Regeln der Textzeugen-Evidenz" und ermöglichen den Gelehrten eine Bewertung dessen, was Jesus, laut Schilderung, gesagt oder getan haben soll.[10]

Alle Evidenz in den Evangelien beruht auf „gehörter Evidenz". Derartige Zeugnisse können naturgemäß nicht sehr zuverlässig sein, da es sich um Wiedergaben aus „zweiter Hand" handelt – jemand erzählte jemandem etwas, der es jemand anderem erzählte, der es wiederum jemand anderem weitererzählte. Im Lauf des Weitererzählens können viele Fakten verdreht werden, und die Fachgelehrten müssen umsichtig verfahren, ehe sie solchen Schilderungen irgendeine Glaubwürdigkeit beimessen dürfen. Die Verfasser der vier kanonisierten Evangelien sind unbekannt. Keinesfalls waren es jedoch die Apostel Matthäus, Markus, Lukas und Johannes. Tatsächlich kennen wir weder die Namen der Autoren, noch wissen wir irgendetwas über sie. Beim Thomasevangelium indes wird der Verfasser mit „Didymus Judas Thomas" angegeben, der als Zwillingsbruder von Jesus verehrt wurde (so behaupten es die Thomas-Akte, ein Werk des dritten Jahrhunderts, und auch die Syrische Kirche; das griechische Didymus und das aramäische Te'oma bedeuten beide „Zwilling"). Doch war der Autor des Thomas-Evangeliums – ähnlich wie das bei den Verfassern der vier Evangelien der Fall war – wahrscheinlich nicht mit Apostel Thomas identisch, sondern jemand, der in dessen Namen schrieb, um die „Frohe Botschaft", die der Apostel lehrte, zu verkünden.[11]

Die Bibelforscher haben zwei Kategorien von Evidenz-Regeln entwickelt. Die erste Kategorie von Regeln bezieht sich auf die schriftliche Evidenz. Diese Regeln werden einerseits bei der Analyse der „redaktionellen Gewohnheiten" von Matthäus und Lukas angewendet, wenn letztere Gebrauch von Markus und von Aussprüchen im Q-Evangelium machen; andererseits auch bei der Beurteilung der Richtung, in der sich die Überlieferung entwickelte. Die zweite Kategorie bezieht sich auf die mündliche Evidenz. Auch das Thomas-Evangelium beeinflusste die Festlegung dieser Regeln.

Die wichtigeren Regeln werden im Folgenden zusammengefasst:

> Gruppierung und Kontext herstellung: Die Autoren der Evangelien gruppierten die Aussprüche Jesu und stellten sie in bestimmte Kontexte bzw. Rahmenhandlungen, die üblicherweise ihre Interpretation beeinflussten. Beides lässt sich jedoch nicht auf Jesus zurückführen. Im frühen Stadium der mündlichen Weitergabe tendierte die Evangelientradition dazu, Sprüche und Gleichnisse von Jesus in einfachen Clustern zusammenzufassen. Später, im Stadium der schriftlichen Überlieferung, wurde diese dann in größere Zusammenhänge gestellt. Häufig verschoben die Evangelisten Aussprüche und Gleichnisse an andere Stellen oder erfanden für

sie einen neuen erzählerischen Rahmen. Derartige Rahmenhandlungen werden als „chreia stories" (aus dem Griechischen: chreiodes, „nützlich"), also als „nützlichen Geschichten" bezeichnet und bestanden aus kurzen Anekdoten, mit einer geistreichen Pointe als Höhepunkt. Für dieses Vorgehen gibt es vermutlich mehrere Gründe: So übernahmen die Evangelienschreiber die Worte von Jesus und passten sie ihren eigenen Erfordernissen an; oder der ursprüngliche Zusammenhang der Pointen von Jesus war gänzlich vergessen bzw. den Verfassern der geschriebenen Evangelien nicht bekannt. Allgemein zirkulierten die Aussprüche für sich, losgelöst von ihrem ursprünglichen Hintergrund, und wurden mündlich weitergegeben. Dies wird klar erkennbar, wenn man ihre Varianten in den verschiedenen Evangelien miteinander vergleicht.

ÜBERPRÜFUNG UND KOMMENTIERUNG: Die Evangelisten erweiterten häufig die Aussprüche oder Parabeln Jesu und überzogen sie mit interpretativem Beiwerk oder Kommentaren. Auch redigierten oder veränderten sie häufig die Sprüche, um sie ihrem eigenen individuellen Sprachstil oder Blickwinkel anzupassen.

FÄLSCHLICHE ZUWEISUNGEN: Die Evangelisten machten großzügige Anleihen aus dem Fundus allgemeiner Weisheiten und prägten ihre eigenen Aussprüche und Gleichnisse, die sie dann Jesus in den Mund legten. Der Begriff des Plagiats, also des „Diebstahls geistigen Eigentums", war in der Antike unbekannt. Autoren schrieben guten Gewissens von früheren Texten ab, ohne diese namentlich anzuführen. Die Weisen waren oft Sammler von frei kursierenden Sprichworten und geistreichen Bemerkungen. Legendäre Weise wie Salomon und Sokrates nahmen viele solcher Spruchweisheiten in ihr Repertoire auf. Da Jesus den frühen Christen als legendärer Weiser galt, schien es ihnen angemessen, ihm die Weisheit der Welt zuzuschreiben. Das griechische Alte Testament, die Septuaginta, war eine besonders beliebte Quelle. Die Evangelienautoren – ersichtlich besonders bei Matthäus – tendierten auch dazu, die Ereignisse um Jesus an frühere Prophezeiungen anzupassen, die – gelegentlich abgeändert – aus dem Alten Testament entnommen wurden. So kamen z.B. die Bibelgelehrten des Jesus-Seminars zu dem Schluss, dass die meisten Worte, die Jesus zugeschrieben wurden, als er am Kreuz hing, nicht seine eigenen Aussprüche waren; vielmehr wurden sie größtenteils den Psalmen entliehen und Jesus in den Mund gelegt.

PROBLEMATISCHE AUSSPRÜCHE: Im Lauf der mündlichen und schriftlichen Übermittlung milderten die frühen Christen die harte, schroffe Sprache, die Jesus gebrauchte, häufig ab, um sie ihren gegebenen Bedingungen anzupassen. Variationen in solchen problematischen Aussprüchen zeigen häufig, wie sehr die urchristliche Gemeinde darum ringen musste, gewisse Aussprüche zu deuten oder auf die eigene Lebenssituation sinnvoll anzuwenden. Ein gutes Beispiel sind die drei Variationen der „unverzeihlichen Sünde", der Lästerung des Heiligen Geistes (Markus 3.28-29, Lukas 12:10 und Thomas 44: 1-3): Alle Evangelisten stimmen darin überein, dass diese Sünde nicht vergeben wird, unterscheiden sich aber in der Auffassung, was „Lästerung" konkret bedeutet.

CHRISTIANISIERUNG VON JESUS: Jesus war nicht „der erste Christ". Er wurde jedoch von den anonymen Verfassern der Evangelien oft dazu stilisiert, und er musste das „verkünden", woran die Christen mit der Zeit zu glauben begonnen hatten. In „christlicher" Sprache formulierte Aussprüche und Gleichnisse sind die religiös-literarischen Werke früher christlicher Prediger – der Evangelisten oder ihrer christlichen Vorläufer. Ein Beispiel dafür sind die bekannten „Ich bin ..."-Aussprüche im Johannesevangelium. Sprüche und Gleichnisse, die mit der Sprache oder Sichtweise des sie umrahmenden Evangeliums kontrastieren, spiegeln eine ältere Tradition wider (aber nicht unbedingt eine Tradition, die in Jesus ihren Ursprung hat). Die frühchristliche Gemeinschaft entwickelte auch theologische Rechtfertigungen (Apologetik), um ihre Ansprüche zu verteidigen, und manchmal schrieb sie derartige Aussagen Jesus zu. Aussprüche und Erzählungen, in denen sich die Kenntnis von Ereignissen wiederspiegelt, die erst nach Jesu Tod stattgefunden haben, sind die Schöpfung der Evangelisten oder der mündlichen Überlieferung vor ihnen. Den Wissenschaftlern des Jesus-Seminars zufolge, stellt die Diskrepanz zwischen christlicher Sprache bzw. Sichtweise und der Sprache bzw. Sichtweise Jesu einen wichtigen Hinweis auf die tatsächliche Stimme von Jesus dar. Die Sprache und die Sichtweise Jesu waren ebenso unverwechselbar wie sein Stil.

MÜNDLICHE ÜBERLIEFERUNG VOR DEN EVANGELIEN UND REGELN DER MÜNDLICHEN EVIDENZ

Wenn Bibelwissenschaftler bestimmen, welche Sprüche und Gleichnisse Jesus zugeordnet werden können, orientieren sie sich an folgender Grundregel:

„Nur solche Aussprüche und Parabeln, die bis zur mündlichen Periode zwischen 30 und 50 n. Chr. zurückverfolgbar sind, können möglicherweise von Jesus stammen."[12]

Die mündliche Periode umfasst ungefähr die zwei Jahrzehnte zwischen der Kreuzigung Jesu und der Zusammenstellung der ersten geschriebenen Evangelien gegen 50 n. Chr. Von Mund zu Mund verbreitete Aussprüche und Geschichten kursierten allerdings bis weit ins zweite Jahrhundert hinein, da nur wenige Menschen Zugang zu den langen Schriftrollen aus Pergament hatten und noch weniger lesen und schreiben konnten. Die ersten geschriebenen Evangelien waren die Aussprüche der Quelle Q und vermutlich eine frühere Version des Thomas-Evangeliums. Das Markus-Evangelium wurde erst nach 65 n. Chr. verfasst. Worte, die nachweislich von den Evangelienschreibern zum ersten Mal formuliert wurden, werden nicht zu den wahrscheinlichen Jesus-Worten gerechnet. Die Forscher suchen nach zwei verschiedenen Arten von Beweisen: (1) Lässt sich belegen, dass bestimmte Formulierungen charakteristisch für einzelne Evangelisten sind, oder sind diese nur im sozialen Kontext der entstehenden christlichen Bewegung verständlich? (2) Gibt es Nachweise dafür, dass die Sprüche und Gleichnisse der Niederschrift der Evangelien zeitlich vorausgegangen sind?

Die folgenden vier „Regeln der Bestätigung" halfen den Wissenschaftlern des Jesus-Seminars, jene Aussprüche zu identifizieren, die mit hoher Wahrscheinlichkeit der mündlichen Periode zugerechnet werden können:

> Die Sprüche oder Gleichnisse, die durch zwei oder mehrere voneinander unabhängige Quellen bestätigt werden, sind älter als die Quellen, in denen sie jeweils eingebettet sind.

> Die Sprüche oder Gleichnisse, die in zwei unterschiedlichen Kontexten bestätigt werden, zirkulierten zu einer früheren Zeit wahrscheinlich selbständig.

> Der gleiche oder ähnliche Inhalt, der in zwei oder mehreren verschiedenen Formen bestätigt wird, hat ein Eigenleben besessen und kann daher aus alter Überlieferung stammen.

> Eine ursprünglich nicht aufgezeichnete Tradition, die in den schriftlichen Evangelien relativ spät erfasst wurde, kann sehr alte Erinnerungen bewahren.[13]

Jesus belehrte seine Anhänger mündlich. Er war ein umherwandernder Weiser, der Weisheit spendete, wo immer er ging. Seine Lehren wurden durch seine Jünger mündlich weitergereicht, indem sie seine denkwürdigsten Sätze improvisiert wiedergaben und situationsgemäß angepassten, ohne dabei auf schriftliche Aufzeichnungen zurückgreifen zu können. Die Muttersprache von Jesus war Aramäisch, doch seine Worte sind nur in Griechisch erhalten. Wir wissen nicht, ob er Hebräisch oder Griechisch sprechen konnte. Falls er kein Griechisch sprach, müssen wir davon ausgehen, dass seine exakten Worte für immer verloren sind – mit Ausnahme weniger Wörter wie z. B. Abba, was in Aramäisch „Vater" heißt. (Die archäologische Forschung wies jedoch kürzlich nach, dass ein Umgangsgriechisch im ersten Jahrhundert in Galiläa weit verbreitet war.)

Aufgrund der Kenntnis, wie mündliche Überlieferungen in anderen Kulturen weitergereicht werden, entwickelten die Bibelgelehrten die folgenden drei Regeln mündlicher Evidenz:

> Das auditive Gedächtnis erinnert Aussprüche und Anekdoten am besten, wenn sie kurz, provozierend, denkwürdig sind – und oft wiederholt werden.

1. Die moderne Geschichtsforschung über Jesus und die frühe Christenheit

> Die am häufigsten aufgezeichneten Worte Jesu in den uns erhaltenen Evangelien treten in Form von Aphorismen und Gleichnissen auf.
>
> Die früheste Schicht der Evangelientradition entstand aus einzelnen Aphorismen und Gleichnissen, die vor der Abfassung der schriftlichen Evangelien mündlich verbreitet wurden.[14]

Neuere Experimente im Zusammenhang mit dem menschlichen Gedächtnis ließen die Psychologen zum Schluss kommen, dass die meisten Menschen den genauen Wortlaut einer Aussage bereits nach sechzehn Silben vergessen; andererseits erinnern sich die meisten recht gut an die Kernpunkte des Gehörten oder Gelesenen. Dies führte dazu, dass die Bibelfachleute noch eine vierte Regel mündlicher Evidenz formulierten:

> Die Jünger von Jesus erinnerten sich – abgesehen von seltenen Fällen – nur an die Kernaussagen oder das Wesentliche seiner Sprüche und Gleichnisse, aber nicht an seine genauen Worte.[15]

Diese seltenen Fälle schließen Klischees, Begriffe oder Redewendungen ein, die Jesus regelmäßig benutzt hatte, und die seine Anhänger dann ebenfalls wiederholt verwendeten. Verschiedene Führer in der Jesus-Bewegung hätten dann damit begonnen, ihre eigenen, selbstständigen Strömungen der Überlieferungen zu entwickeln, und diese Strömungen seien schließlich in den schriftlichen Evangelien, wie dem Thomas-Evangelium oder den kanonische Evangelien, zu ihrem Höhepunkt gelangt. Die erhaltenen Fragmente unbekannter Evangelien deuten darauf hin, dass es einst viele Evangelien gab. Zwanzig sind mit Sicherheit identifiziert; es können jedoch auch erheblich mehr gewesen sein, da sich die Jesus-Tradition gleichzeitig in viele verschiedene Richtungen entwickelte.

In Anbetracht des guten Rechts eines Geschichtenerzählers, Dinge zu erfinden, ist davon auszugehen, dass viele der gelegentlichen Anekdoten und Erzählungen in der Rede Jesu kreative Einfälle des Erzählers sind. Die Bibelfachleute des Jesus-Seminars schlossen daraus: „Wir wissen, dass die Evangelisten Jesus häufig Worte in den Mund legten, die ihn wie einen Christen sprechen ließen, während er tatsächlich der Vorläufer einer Bewegung war, die ihn dann als ihren Kult-Helden vereinnahmte."[16]

Die unverwechselbare Stimme Jesu

Soweit die Worte Jesu von den Worten anderer Stimmen in den Evangelien abgegrenzt werden sollten, trafen die Gelehrten des Jesus-Seminars folgende Annahme: Die für Jesus charakteristischen Äußerungen waren unverwechselbar – sie können gewöhnlich klar von den allgemeinen Weisheitslehren unterschieden werden. Anderenfalls wäre es vergeblich, nach den authentischen Worten Jesu zu suchen.

Als die Wissenschaftler damit begannen, bestimmte Aphorismen und Gleichnisse zu identifizieren, die aufgrund ihrer einzigartigen Eigenschaften wahrscheinlich von Jesus stammen, wurden zusätzliche Evidenz-Regeln formuliert:

> Die Aussprüche und Gleichnisse Jesu stehen in Opposition zu den gesellschaftlichen und religiösen Konventionen.

> Die Aussprüche und Gleichnisse überraschen und schockieren; sie rufen auf eine charakteristischen Weise nach einer Rollenumkehr oder sie enttäuschen die gewöhnliche Erwartungshaltung.

> Die Aussprüche und Gleichnisse von Jesus sind oft gekennzeichnet durch Übertreibungen, Humor und die Verwendung von Paradoxa.

> Die Aussprüche und Gleichnisse sind in der Regel sinnbildlich zu verstehen und ohne direkte Anwendbarkeit für die Praxis.[17] Die Bilder, die Jesus dabei sprachlich zeichnet, sind jedoch plastisch und lebendig.

Diejenigen, die Jesus zuhörten, mussten nach Erklärungen, praktischen Konsequenzen und ausdrücklichen Instruktionen verlangt haben. Doch als Erwiderung gab Jesus ihnen weitere Fragen, weitere Geschichten mit unklaren Bezügen, weitere Antworten, die vage oder absurd waren und die Entscheidung an die Zuhörer zurückschob. Es war nicht sein Stil, klare, eindeutige Antworten zu geben. Er nahm den Menschen nie die Kraft der eigenen Entscheidung darüber, wie sie sich verhalten und was sie glauben sollten. Stattdessen übergab er ihnen die Verantwortung, die Wahrheit für sich selbst zu entdecken.

1. Die moderne Geschichtsforschung über Jesus und die frühe Christenheit

Der bescheidene Weise

Angesichts der Bescheidenheit und fehlenden Selbstdarstellung Jesu wurden drei zusätzliche Regeln der mündlichen Evidenz formuliert:

> Jesus initiiert in der Regel keinen Dialog und keine Debatte, noch bietet er von sich aus an, Menschen zu heilen.
>
> Jesus macht selten Verkündungen und spricht kaum über sich selbst in der ersten Person.
>
> Jesus erhebt nicht den Anspruch, der Gesalbte, der Messias zu sein.[18]

Die Bescheidenheit von Jesus, dem Weisen, ist charakteristisch für die hebräischen Propheten wie Elias und Elihu, und auch für den heiligen Apollonius von Tyana, einem Zeitgenossen Jesu, dessen Leben von Philostratus im zweiten Jahrhundert aufgezeichnet wurde. Jesus begann von sich aus keine Diskussionen oder Auseinandersetzungen. Er verhielt sich passiv, bis ihm eine Frage vorgelegt oder bis er oder seine Jünger kritisiert wurden. Bei den Evangelisten finden sich noch schwache Erinnerungen an die Unwilligkeit von Jesus, über sich selbst zu sprechen oder sich selbst eine Erretterrolle zuzuweisen. In der synoptischen Evangeliendarstellung seines Gerichtsverfahrens verharrt Jesus den größten Teil der Zeit in hartnäckigem Schweigen. Jesus erhob für sich keinerlei Anspruch. Die christliche Gemeinde allerdings ließ es zu, dass ihr neuer triumphierender Glaube in Bekenntnissen explodierte, die im Nachhinein der Autoritätsfigur Jesus in den Mund gelegt wurden. Der Höhepunkt wurde mit der Abfassung des Johannes-Evangeliums erreicht, in dem Jesus kaum etwas anderes tut, als Ansprüche für sich zu erheben. Aus diesem Grund halten die Bibelgelehrten Johannes für gänzlich unvertraut mit dem wirklichen Jesus, dem Zimmermann aus Nazareth.

Kapitel 2
Paradoxe Lehren der Gott-Menschen

Wie in der Einführung angekündigt, wollen wir in diesem Kapitel die Lehren Jesu mit den Lehren der Yoga Siddhas vergleichen und ihre erstaunlichen Ähnlichkeiten aufzeigen. Dieser Vergleich kann ein Licht auf folgende Fragen werfen: Wer war Jesus? Was waren die mystischen Lehren, die Jesus ausgewählten Jüngern vermittelte? Warum lehrte er in Gleichnissen? Schockierte er seine Zuhörer absichtlich? Wenn ja, weshalb? War Jesus ein Guru?

Bevor wie uns mit diesen Themen auseinandersetzen können, müssen wir noch einige vorgeschaltete Fragen ansprechen:

Das Problem des Paradoxen: War Jesus Mensch oder Gott?

Was hat Jesus, der modernen, historischen Forschung zufolge, wirklich getan?

Was ist Yoga?

Was ist die Philosophie des Yoga?

Wer sind die Yoga Siddhas?

Wie ist die Literatur der Yoga Siddhas beschaffen?

DAS PROBLEM DES PARADOXEN

Wie wir in Kapitel 4 noch sehen werden, gelang es den frühorthodoxen Christen, ihre Version des Christentums fest zu verankern, als diese 493 n. Chr. in das Nicäische Glaubensbekenntnis aufgenommen wurde. Nach diesem Glauben ist Jesus Christus wahrhaftig Gott und wahrhaftig Mensch, ohne dass eine logische Auflösung für dieses Paradoxon angeboten wird. Wie kann jemand sowohl unendlich als auch endlich sein? Göttlich und menschlich? Georg Feuerstein greift dieses Dilemma auf überzeugende Weise auf: „Wenn wir irgend etwas aus den Jahrhunderten christlich-scholastischer Bemühungen lernen können, dann ist es dieses: Um die Göttlichkeit des menschlichen Meisters zu begreifen, müssen wir uns mit dem Paradoxen abfinden, das dem Wesen des erleuchteten Menschen innewohnt."[1]

Nach den Evangelien von Matthäus, Markus und Lukas reklamierte Jesus nicht für sich, als etwas Besonderes zu gelten. Er behauptete weder, der „Gesalbte", der Christus noch der Messias zu sein. Wer also war er? – Das Christentum entwickelte sich aus den verschiedenen Versuchen, diese Frage zu beantworten.

Besonders westliche Menschen haben ihre Probleme mit Paradoxien. Sowohl Hebräisch, als auch Griechisch und Latein sind dualistische Sprachen, auf denen die westliche Weltsicht beruht. Wir denken und sprechen in Begriffen von „richtig und falsch", „hoch und niedrig", „heilig und profan", „wahr und unwahr", „Gott und Mensch". Diese Begriffe schließen sich gegenseitig aus. Wenn etwas zwei sich ausschließende Qualitäten aufweist, so ist es ein Paradoxon und verwirrt die mentalen Muster, auf deren Grundlage wir die Welt wahrnehmen und über sie nachdenken.

Die Tatsache, dass die Worte Jesu ins Griechische und später in andere Sprachen übersetzt wurden, macht es noch schwieriger, das Paradoxon der Vision des „Gott-Menschen" zu begreifen. Der Gott-Mensch sieht das transzendente Eine inmitten der Vielen. Er sieht das „Himmelreich" hier und jetzt, im Innen und im Äußeren. Wie soll er etwas derartiges in einer dualistischen Sprache ausdrücken? Metaphern, Sinnbilder, Paradoxa, Gleichnisse, und Parodien dienen alle dazu, die dualistischen Denkgewohnheiten der Zuhörer zu erschüttern. Sie fordern dazu heraus, jenseits von Worten, Logik und Glaubensbekenntnissen eine neue Perspektive einzunehmen, um dann in die Stille reinen Bewusstsein einzutreten.

Was hat Jesus der modernen historischen Forschung zufolge wirklich getan?

Wir können den Konsens über das, was Jesus *sagte* und was nicht, überprüfen. Über das, was Jesus *tat*, wissen wir jedoch kaum etwas – darüber sind sich fast alle kritischen Bibelgelehrten einig. Es ist lediglich bekannt, dass er ein umherwandernder Weisheitslehrer war, der wahrscheinlich zu Beginn der christlichen Ära in der Gegend des alten Judäa, Samaria und Galiläa lebte und einige ungewöhnliche Gleichnisse und Denksprüche formulierte. Wir wissen nichts über die Umstände seiner Geburt, über die Periode der sogenannten „fehlenden" Jahre, darüber, ob er Wunder vollbrachte, und nicht einmal, ob er gekreuzigt und begraben wurde, wieder auferstand und in den Himmel aufstieg, wie es die Evangelien berichten.

Es gibt keine Augenzeugenberichte und ebensowenig gibt es historische Dokumente, die irgendeine Behauptung der Evangelien belegen. Was Jesus wirklich tat, können wir auch nicht annähernd mit der gleichen Sicherheit bestimmen, wie das, was er lehrte. Aus dem gleichen Grund besitzen wir auch kein gesichertes Wissen darüber, was die Yoga Siddhas taten, da sie selten über sich selbst schrieben. Was über ihre Handlungen aufgezeichnet ist, basierte manchmal auf Augenzeugenberichten, blieb aber unbestätigt. Relevant ist für uns in diesem Zusammenhang, dass die Siddhas bereits Jahrhunderte vor Jesu Geburt viele der Wahrheiten niederschrieben, über die Jesus später sprach. Darüber hinaus lehrten sie auch auf eine ähnliche Art und Weise. Mit Sicherheit können wir sagen, dass die Siddhas gelebt und Weisheiten gelehrt haben. Ungewiss bleibt aber, welche Taten und Wunder sie genau vollbrachten.

2. Paradoxe Lehren der Gott-Menschen

Es gibt einige, wenn auch nicht schlüssige Hinweise darauf, dass Jesus nach Indien ging. Dies geschah angeblich vor Beginn seiner Mission, während der in den Evangelien nicht erwähnten sog. „fehlenden Jahre", sowie nach seiner Kreuzigung. Holger Kersten geht in seinem Buch *Jesus lebte in Indien* sehr weit, um dies zu belegen. Für uns ist es jedoch nicht entscheidend, ob Jesus in Indien lebte oder nicht, um Einsichten in sein Wesen und Tun zu gewinnen. Seine Lehre und seine Mission erklären sich hinreichend aus dem Judentum und seinem Bestreben, die widersprechenden Glaubenssysteme seiner Zeit zu versöhnen. Wir können aber direkt die Weisheit Jesu und die Art seines Lehrens mit der Weisheit und dem Lehrstil der indischen Yoga Siddhas vergleichen.

Wie Georg Feuerstein formulierte: „Es ist für uns nicht erforderlich, zu unterstellen, dass er selbst in irgendwelche indische Yogalehren eingeweiht wurde oder auch nur darüber informiert war. Selbst wenn er ausgewanderten indischen Gelehrten mit einigen Yoga-Kenntnissen begegnet sein sollte, können seine Lehren und seine Mission bereits aufgrund des Judentums und der synkretistisch-philosophischen Strömungen seiner Zeit befriedigend erklärt werden. Mit anderen Worten: Seine Lehren und seine Mission sind auf jüdischem Boden gewachsen. Die innerhalb des „New Age" verbreitete Vorstellung von Jesus als einem ausgereiften Yogi, der im Himalaya ausgebildet wurde, scheint eher einer historischen Kurzsichtigkeit zu entspringen. Daher können wir seine Lehre nur über den Weg des Vergleichs als eine Form von Yoga bezeichnen."[2]

Was ist Yoga?

Diese Frage muss beantwortet werden, damit Christen einen Vergleich zwischen den historisch erwiesenen Lehren von Jesus und jenen der Yoga Siddhas wertschätzen können.

Yoga ist keine Religion, doch er kann als die praktische Seite aller Religionen angesehen werden. Religionen sind qua definitionem Glaubenssysteme, deren Ursprünge sich auf Menschen zurückverfolgen lassen, die sich dazu inspiriert fühlten, ihre Weisheit oder ihre göttliche Verwirklichung mit anderen zu teilen. Um Yoga zu praktizieren, ist nicht erforderlich, an irgendeine Religion zu glauben. Man muss sich lediglich spirituell öffnen, der Kurve des sich ausdehnenden Bewusstseins bis zu seinem Ursprung folgen und darauf vertrauen, dass man sich selbst transformieren kann.

Obwohl aus historischer Sicht viele Yoga-Meister mit Indiens großen Religionen – Hinduismus, Buddhismus, Jainismus und Sikhismus – in Verbindung stehen, gibt es keine Übereinstimmung zwischen diesen Religionen hinsichtlich der Realität von Gottheiten, Karma und Wiedergeburt. Yoga seinerseits legt keinerlei Nachdruck auf einen philosophischen oder theologischen Glauben, sondern betont vielmehr praktisches Experimentieren, Verifikation und Verwirklichung. Yoga ist insofern wissenschaftlich, als er Hypothesen (Yogatechniken), deren Überprüfung durch Experimente (praktische Ausübung der Techniken), Aufzeichnung der eigenen Erfahrungen sowie den Vergleich mit Erfahrungen anderer Praktizierender empfiehlt. Damit wendet der Yoga die gleiche Vorgehensweise wie die moderne Naturwissenschaft an. Zugleich ist Yoga aber auch eine Kunst, da er Übung und Geschicklichkeit erfordert, um die eigene menschliche Natur zu bezwingen, die Veränderungen aufgrund von tiefsitzenden Gewohnheitsmustern widerstrebt. Yoga betont damit nachdrücklich die unmittelbare persönliche Erfahrung oder Verwirklichung gegenüber irgendeiner konzeptuellen Beschreibung der Realität.

Es gibt verschiedene Formen des Yoga, die jeweils unterschiedliche Ebenen unserer menschlichen Natur ansprechen:

> HATHA YOGA: Asanas (Körperhaltungen), Bandhas (Muskelblocks) und Mudras (symbolische Gesten), die den physischen Körper heilen, energetisieren und entspannen, das Nervensystem stärken und zur Vorbereitung für Atem- und Meditationsübungen dienen. Hatha Yoga ist die bekannteste Yogaform im Westen, wo ihre vorteilhaften Auswirkungen bei Stressbelastungen entdeckt wurden.

> PRANAYAMA: Atemübungen, die in Verbindung mit bewusster Achtsamkeit das Nervensystem stärken und energetisieren, den Geist beruhigen und die Funktionen beider Gehirnhälften ausbalancieren. Kundalini Yoga betont besonders jene Pranayama-Übungen, die Vitalenergie durch die subtilen psycho-energetischen Zentren (Chakras) zirkulieren lassen und das spirituelle Energiepotenzial (Kundalini) erwecken.

> DHYANA (CHAN, ZEN) ODER MEDITATION: Die wissenschaftliche Kunst der Konzentration und Beherrschung des Geistes; die Kultivierung einer machtvollen Bewusstheit, mit deren Hilfe die gewöhnliche Ego-Perspektive transzendiert werden kann.

> MANTRA YOGA: Der Einsatz wirkungsvoller Klangsilben, um Intellekt und Intuition zu erwecken, das Unterbewusste zu reinigen, die Chakras zu erwecken und tugendhafte Eigenschaften zu entwickeln.

> BHAKTI YOGA: Die Entfaltung von Liebe und Aspiration zum Göttlichen durch Handlungen der Hingabe.

Obwohl wir keinerlei Beweise dafür haben, dass Jesus Yogamethoden anwendete, gibt es in seinen Lehren jedoch starke Hinweise darauf, dass er einige Meditationsformen praktizierte, mit Sicherheit zu Gott betete und devotionale Handlungen ausführte, die wir als Bhakti Yoga bezeichnen können. Sein tiefes Streben nach Gott bekundete sich folgerichtig durch seine Einfachheit und Demut, seine Rede und seine mitfühlenden Handlungen gegenüber den Kranken und Schwachen. Intensive Hingabe zu Gott, Demut, Mitgefühl für andere zu haben und ihnen keinen Schaden zuzufügen – all dies kommt auch im Leben der Yoga Siddhas zum Ausdruck.

2. Paradoxe Lehren der Gott-Menschen

Was ist die Philosophie des Yoga?

Yoga gilt als eins der sechs Hauptsysteme der orthodoxen indischen Philosophie, die *darshanas* oder „Ansichten der Schöpfung und der Gesetze des Universums" genannt werden. Er leitet sich aus zwei älteren Systemen ab, *samkhya* und *Vedanta*. Die *darshanas* bestehen aus den Worten von *siddhas* und *rishis* (weise Seher). Jedes *darshana* ist einem *siddha* zugeordnet und enthält *sutras*. Diese *sutras* kann man als anfängliche „Leitfäden" betrachten, mit denen die Entwicklung des jeweiligen philosophischen Systems begann. Die Methoden und das Verständnis von *sutra* und *darshana* sind daher eng miteinander verflochten.

Samkhya: Das älteste *darshana* steht in Verbindung mit dem Weisen Kapila und den *samkhya-sutras*. Die Bhagavad-Gita erläutert u. a. das *samkhya*, und Krishna betrachtet Yoga und *samkhya* als gleichwertig. Es umfasst 24 konstituierende Naturprinzipien (*tattvas*), die der Analyse dienen, wie „das Eine" als Subjekt und als Objekt erscheint, und wie sich die objektive Realität als „die Vielen" oder die Vielfalt in der Natur manifestiert.

Die 24 *tattvas* umfassen die fünf Elemente (Erde, Wasser, Feuer, Luft, Äther/Raum), die fünf Sinneswahrnehmungen (Sehen, Hören, Riechen, Schmecken, Hautempfinden), die fünf Wahrnehmungsorgane (Augen, Ohren, Nase, Zunge, Haut), die fünf Handlungsorgane (Füße, Hände, Stimme, Verdauungs- und Reproduktionsorgane) sowie den Verstand (mind), den Intellekt, das Bewusstsein und das Ich/Ego.

Die individuellen Seelen sind dem *samkhya* zufolge real, doch verhindert die Unkenntnis der wahren Identität ihrer selbst ihre Befreiung aus der Welt. Das *samkhya* erklärt, dass auch die Materie und der Kosmos real und keine Illusionen sind, doch das Ziel menschlichen Daseins sei die Befreiung daraus (*moksha*).

Samhkya ist dualistisch: Natur versus Bewusstsein, Objekt versus Subjekt. *samkhya* liegt dem Yoga, dem *vedanta*, dem *tantra* und anderen *darshanas* zugrunde. Anfangs konnte das *samkhya* als atheistisch bezeichnet werden, doch im Verlauf seiner Weiterentwicklung nahm es subtile göttliche Prinzipien oder Attribute eines höchsten Gottes mit in sein System auf.

Vedanta: Der *vedanta* ist mit dem Weisen *vyasa* verbunden und gilt als das Ende der *veden*, der ältesten spirituellen Texte Indiens. Er umfasst etwa zweihundert eigenartige Kommentare zu den *veden*, die als *upanischaden* bekannt sind. *Veda* bedeutet Wissen. Seine Essenz ist das ewige Prinzip von Gott (*brahman*). Es besagt, dass nichts außerhalb von Gott (*brahman*) existiert. Das Eine herrscht in allen Dingen und überall. Der *vedanta* ist nondualistisch-monistisch (Glaube an ein einziges, allesdurchdringendes, in sich verbundenes Ganzes), aber nicht theistisch (Glaube an einen personalen Schöpfergott, der die Welt regiert). Zwar behält der *vedanta* die Prinzipien oder *tattvas* des *samkhya* bei, doch sind sie aus vedantischer Sicht nur aufgrund des Einen *brahman* vorhanden. Der Eindruck von Selbstständigkeit tritt aufgrund der Unwissenheit (*avidya*) gegenüber der wahren Realität auf, die der objektiven Illusion (*maya*) zugrundeliegt.

Nach dem vedantischen Konzept der menschlichen Natur ist das Individuum von fünf Hüllen (*koshas*) oder Körpern umgeben, über die es von der Welt (*Maya*) beeinflusst wird. Diese fünf Hüllen oder *koshas* sind (1) der physischen Körper; (2) der feinstoffliche Energiekörper, der als Sitz der Emotionen bezeichnet wird und den physischen Körper belebt; (3) der mentale Körper der fünf Sinne, der Vorstellungskraft und des Erinnerungsvermögens; (4) der intellektuelle Körper der höheren Vernunft und Inspiration; (5) die höchst sublime Seele (*atman*), das spirituelle Selbst, reines Bewusstsein. *Atman* ist letztlich *brahman*, denn die individuelle Seele (*atman*) ist nichts anderes als die Eine Höchste Seele, an der alle teilhaben. Das Wesen von *brahman* ist Absolutes Sein, Absolutes Bewusstsein und Absolute Seligkeit (*satchidananda*).

YOGA DARSHAN: Dieser *darshan* ist verbunden mit Patanjali und seinen *Yoga sutras*. Er bezieht sich an zwölf Stellen auf den Herrn des Yoga als *ishvara* (in der Bedeutung von *shiva* als das eigene spezifische Selbst) und erklärt, dass man Gott mit Hilfe von Ashtanga Yoga und Kriya Yoga erkennen kann: im Zustand der kognitiven Absorption (*samadhi*), wenn das Individuum in der tiefsten Meditation in einen transzendentalen Bewusstseinszustand eintritt. In diesem Zustand nimmt es kosmische Energie direkt von einem Energiestrom über dem Kopf auf und braucht nicht mehr über die Atmung versorgt zu werden. Wenn Verstand, Herz und Sinne ihre Funktionen nahezu eingestellt haben, der Lebensprozess dabei aber aufrechterhalten bleibt, ist jener Zustand erreicht, in dem man Gott erkennen kann. Dieser *samadhi*-Zustand, der mit Gott vereint und wahre Weisheit spendet, nimmt eine mittlere Position zwischen dem Dualismus des *Samkhya* und dem Non-Dualismus des *vedanta* ein. Er basiert auf beiden, ist theistisch und dualistisch.

Yoga ist erfahrungsbasiert und experimentell. Yoga besteht darauf, dass der transzendentale Zustand des *Samadhi* (kognitive Absorption) erforderlich ist, um das (spirituelle) Selbst zu verwirklichen, während man durch rein rationales Wissen niemals über die Ego-Person hinausgelangt. Diese Selbstverwirklichung lässt sich nur durch intensive Yogapraxis erreichen. Ebenso wie *samkhya* hat Yoga die Befreiung der Seele (*moksha*) zum Ziel, worin sich die Seele völlig mit dem Selbst identifiziert, und nicht mehr mit den wechselhaften Zuständen von Verstand und Gemüt. Yoga teilt mit dem *vedanta* ebenfalls dessen höchstes Ziel, die Vereinigung des individuellen Selbst mit dem Absoluten. Er beinhaltet sowohl Praxis als auch Theorie.

Der *Klassische Yoga*, wie er von Siddha Patanjali (200 n. Chr.) beschrieben wird, umfasst die Methoden des achtgliedrigen Astanga Yoga: Selbstkontrolle (*yama*), Verhaltensregeln (*niyama*), Körperhaltungen (*asana*), Atemkontrolle (*pranayama*), Rückzug der Sinne (*pratyahara*), Konzentration (*dharana*), Meditation (*dhyana*) und kognitive Absorption (*samadhi*). Patanjalis Yoga zielt darauf ab, die Ursachen menschlichen Leidens zunächst zu reduzieren und dann zu eliminieren. Er erklärt, dass durch intensive Kriya-Yoga-Praxis (*tapas*), Selbststudium bzw. Selbstbeobachtung (*svadhyaya*) und Überantwortung an Gott (*isvara-pranidhana*) – die Ursachen des Leidens graduell eliminiert werden und schließlich Selbstverwirklichung eintritt. Dem Klassischen Yoga zufolge gibt es fünf Ursachen menschlichen Leidens: Unwissenheit, Ich-Bezogenheit, Anhaftung, Abneigung und Anklammerung an das Leben. Intensive Yoga-Praxis ermöglicht es, sich der vierundzwanzig Naturprinzipien (*tattvas*) bewusst zu werden, sie zu verstehen, zu ordnen und sogar die Kontrolle über sie zu gewinnen. Dies geschieht fortschreitend in dem Maße, in dem man sein Einssein mit Allem erfährt. Man gelangt dabei zu der Erkenntnis, dass „Einheit" ebenso ein Prinzip der Natur ist wie „Teilung". Tatsächlich ist die „Einheit" das beherrschende Prinzip, während „Teilung" eine untergeordnete Komponente darstellt.

Wer sind die Yoga Siddhas?

Es gibt mehrere Verwendungen des Begriffs *Siddha*. Am häufigsten wird dieser Begriff benutzt, um ein „vollendetes Wesen" zu beschreiben: ein Wesen, „das eins mit Gott geworden ist", jemanden, der „die Non-Dualität seiner Seele, die Identität zwischen seinem individuellen Seelenbewusstsein und dem göttlichen Bewusstsein verwirklicht hat" oder „einen Yoga-Meister, der über besondere psychische oder übernatürliche Kräfte, sog. *siddhis*, verfügt". Die acht Kategorien der *Siddhis* sind:

Anima: die Fähigkeit, so winzig wie ein Atom zu werden.

Mahima: die Fähigkeit, sich unendlich auszudehnen.

Laghima: Levitation; die Fähigkeit, in der Luft zu schweben.

Garima: die Fähigkeit, überall hinzugelangen.

Prakamya: die Freiheit des Willens oder die Fähigkeit, natürliche Hindernisse zu überwinden.

Isitva: die Fähigkeit, zu erschaffen oder zu kontrollieren.

Vasitva: Herrschaft über die ganze Schöpfung.

Kamavasayitva: das Geschenk der Wunscherfüllung; die Fähigkeit, alles Erwünschte zu erhalten oder auch das Stadium der Wunschlosigkeit zu erreichen.

Wir können vielleicht besser verstehen, wer und was *Siddhas* sind, wenn wir vertrautere Begriffe und Assoziationen auf sie anwenden. Die Yoga Siddhas sind weit mehr als nur Mystiker. Der Begriff „Mystiker" leitet sich ab vom griechischen Wort *muein* in der Bedeutung von „Lippen und Augen schließen". Diese beiden äußeren Zeichen einer mystischen Erfahrung sind jedoch nur Hinweise auf den inneren Zustand des Mystikers, worin er die Einheit von allem empfindet, indem er die Subjekt-Objekt-Dualität des normalen Verstandes transzendiert.

Im gewöhnlichen Bewusstseinszustand lässt sich die allem zugrundeliegende Realität, die beständig, ewig und unendlich ist, nicht wahrnehmen. Stattdessen zieht sich der Verstand um die Objekte zusammen, die er durch die fünf Sinne, Gedanken, Erinnerungen oder Emotionen erfährt. Um eine Analogie zu verwenden: man sieht nur die Wellen auf der Oberfläche des Ozeans. Der Mystiker hingegen sieht nicht nur den gesamten Ozean, sondern taucht darin ein und geht in transzendentaler Seligkeit darin auf. Zwar sind Erfahrungen und Eindrücke, die wie Wellen auf der Oberfläche des Ozeans kommen und gehen, für den Mystiker real; doch verglichen mit seinen mystischen Einblicken in das eine Sein und Bewusstsein, in die eine Seligkeit, und verglichen mit seiner Freude des Einsseins, verblasst ihre Bedeutung.

Der Begriff „mystisch" wird im Allgemeinen nur auf die ersten Stufen des spirituell-geistigen Prozesses bezogen, zumindest in der westlichen Literatur. Der „Geist" hat keine Form. Darum hat seit der Renaissance das Studium der Natur, der objektiven Realität, also der anderen Seite der Subjekt-Objekt-Münze, weitgehend die Erforschung des Mystischen verdrängt. Viele der Wissenschaftler, die die Entstehung der objektiven Realität untersuchen, würdigten jedoch die Bedeutung des Mystischen in der modernen Zeit. Einstein bezeichnete die Essenz des Mystischen als das schönste und tiefste Gefühl, das wir erfahren können. Es sei die grundlegende Empfindung an der Wurzel wahrer Wissenschaft und könne umschrieben werden als eine „höchste Erfüllung ... eine blitzartige, intuitive Einsicht, die [nur] von dem Gefühl beschwert wird, durch gesunden Menschenverstand, Training der rationalen Vernunft oder Studium nicht erreichbar zu sein."[3]

Als Einstein im Zusammenhang mit dem Ursprung seiner berühmten Relativitätstheorie des Plagiats beschuldigt wurde, schrieb er in seiner Verteidigungsschrift, dass er sie nicht durch einen Prozess rationaler Schlussfolgerungen logisch abgeleitet habe, sondern dass diese Einsicht in ihm wie ein spontaner Blitz aufgetaucht sei. Diese Art der „Einsicht" charakterisiert auch die Offenbarungen des Mystikers.

Wenn dem Mystiker die Verbindung mit der spirituellen Dimension des Lebens leicht fällt und zu etwas Normalem wird, können wir ihn als „Heiligen" bezeichnen. Die übliche ich-bezogene Sichtweise wird bei einem Heiligen zumindest teilweise durch ein Gewahrsein der göttlichen Gegenwart ersetzt. Ich-Bezogenheit ist die Gewohnheit, sich mit dem Körper und dessen Empfindungen, mit den Emotionen und mit den Regungen des Verstandes zu identifizieren. Wenn wir uns von diesen falschen Identifikationen lösen, gelangt das reine Bewusstsein, das im Hintergrund existiert, in den Vordergrund. Man gibt die normale Ego-Perspektive („ich bin der Körper", „ich denke") auf zugunsten der Perspektive der Seele („Ich bin") oder der des inneren Zeugen. Der innere Zeuge tut nichts, denkt nichts und fühlt nichts. Er ist das Bewusstsein an sich. Der Zeuge *ist* einfach und beobachtet, wie die Dinge getan werden, wie Gedanken, Empfindungen und Gefühle kommen und gehen. Die Seele oder der Zeuge hat keine Form, sondern ist das Subjekt, reines Bewusstsein. Der Verstand und die Natur sind Objekte. In der reinen Wahrnehmung der Seele entspringt alles Kommen und Gehen aus dem Einen und verschwindet wieder darin – im unendlichen, ewigen, Namenlos-Höchsten Wesen. Dies ist keine intellektuelle oder theologische Erklärung, sondern eine zutiefst persönliche, ja ekstatische Sichtweise.

Beschränkt jedoch der Mystiker seine Hingabe und die Überwindung seines Egos nur auf die spirituelle Realitätsebene, so mag er sich noch an philosophische oder theologische Unterscheidungen gebunden fühlen, bis er die Ich-Perspektive auch auf der intellektuellen Ebene aufgibt. Ein christlicher Mystiker wird sich vielleicht auf „meinen Glauben" oder „mein Gottvertrauen" beziehen, und ein buddhistischer Mystiker mag sagen, „ich denke", oder andere begriffliche Symbole benutzen. Ein christlicher Mystiker könnte seine Einblicke Jesus oder dem christlichen Glauben zuschreiben. Ein Buddhist verwendet vielleicht begriffliche Symbole, wenn er versucht, seine Erfahrung des mystischen Einsseins eine kommunizierbare Form zu übersetzen. Vertieft sich jedoch die Hingabe, so fallen „ich" und „mein" allmählich weg, das Ego löst sich auf und ein stilles Gewahrsein durchdringt alles Denken, Sprechen und Tun. Jetzt stehen Verstand und Intellekt nicht mehr miteinander in Konflikt. Es gibt nicht länger ein „Mein" und „Dein", das man zu bezwingen, zu beeinflussen oder dem man zu widerstehen hätte. Es besteht auch keine Notwendigkeit mehr, Informationen zu sammeln.

Man wird auf der intellektuellen Ebene zum Weisen, wenn man dazu in der Lage ist, durch *samadhi* (kognitive Absorption) in einen Zustand des Einswerdens mit jedem Objekt einzutreten, in das man sich geistig versenkt. In diesem Zustand gewinnt man Zugang zu einer tiefgründigen Vertrautheit mit jedem Thema, da man die Subjekt-Objekt-Barriere überwunden hat. Man ist Eins mit dem Objekt.

Trotzdem verbleibt solange noch ein Ego-Rest, bis sich die Überwindung der Ich-Bezogenheit auf alle Ebenen der Existenz erstreckt. Noch immer besteht das Risiko zurückzufallen, und Wünsche, Abneigung sowie die Anhaftung an das Leben können nach wie vor Leid verursachen. St. Augustinus fasste es in folgende Worte: „Herr, hilf mir, mich Dir zu überantworten, aber noch nicht jetzt!" Dies kommt daher, dass ein Teil der menschlichen Natur – insbesondere die mentale Ebene, der Ort der Phantasien und Wünsche, und die vitale Ebene, der Sitz der Gefühle – hartnäckig der Transformation widerstrebt, zu der die Kapitulation des Egos zwangsläufig führt. Wenn der Mystiker seine Hingabe noch weiter vertieft und auch den mentalen Bereich mit den fünf Sinnesfunktionen einbezieht, so wird er zum Siddha und manifestiert *siddhis* (göttliche Kräfte) wie „Hellsehen", „Hellhören" oder „Hellfühlen". Damit ist die Fähigkeit gemeint, durch die subtilen Sinne über weite Distanzen in Raum und Zeit hinweg Dinge zu sehen, zu hören oder zu fühlen. Hinzu kommen prophetische Gaben, die Fähigkeit, Kranke zu heilen, und die Kenntnis der Vergangenheit anderer durch intuitive Einsicht. Dabei tritt der Siddha in einen tiefen Zustand des Einsseins mit der Vergangenheit, mit der Zukunft oder mit irgendeinem Aspekt eines Objektes, auf das er sich konzentriert.

Einigen wenigen Siddhas gelingt es, ihr Ego auch auf der Vitalebene zu überwinden. Auf diese Weise werden sie zu *Maha Siddhas*, zu großen Siddhas, mit der Fähigkeit, Kräfte zu manifestieren, die auf die Natur selbst einwirken. Diese *siddhis* können die Materialisierung von Dingen, Levitation, die Beeinflussung des Wetters, Wunscherfüllung oder Unsichtbarkeit einschließen. Obwohl sie hauptsächlich in Indien, Tibet, China und Südostasien gelebt haben, sind die Siddhas nach ihren eigenen Berichten auch in der ganzen Welt umhergereist.[4] Es gibt in der Literatur viele Berichte über solche Siddhas im 20. Jahrhundert. Hierzu zählen z.B. Paramhansa Yoganandas *Autobiographie eines Yogi*; *Wunder der Liebe*, die Geschichte von Neem Karoli Baba; *Unter Meistern im Himalaya* von Swami Rama in *Maharaj: Eine Biographie von Shriman Tapasviji Maharaj, eines Mahatmas, der 185 Jahre lang lebte*, von T.S. Anantha Murthy; *Arut Perum Jothi und der todlose Körper* von T.R. Thulasiram, der über Ramalinga Swamigal schreibt, und *Sri Aurobindo: Das Abenteuer des Bewusstseins*, von Satprem. Die Augenzeugenberichte sind häufig ebenso humorvoll wie bewegend. Sie belegen, dass die von Jesus berichteten Wunder nicht einmalig sind.

Neem Karoli Baba beispielsweise wurde nach einem Dorf benannt, in dem er im frühen 20. Jahrhundert ein Wunder bewirkte. Zuvor war er als „Brunnen-Baba" bei den Dörflern der Garwhal Himalayas bekannt, weil er viele Jahre mit intensiver Yogapraxis (*tapas*) auf dem Grund eines Ziehbrunnens verbrachte. Wegen der gewaltigen Hitze, die sein Körper aufgrund der Askese produzierte, war dies der einzige Ort, der ihm hinreichend kühl erschien! Eines Tages stieg er in einen Zug. Als der Schaffner nach seiner Fahrkarte fragte, sagte er, er habe keine. Der Schaffner nötigte ihn, beim nächsten Halt auszusteigen; es war ein Dorf namens „Neem Karoli", benannt nach dem „Neem"-Baum. Als aber der Lokomotivführer weiterfahren wollte, bewegte sich der Zug nicht. Stunden vergingen. Der Lokführer konnte keine Ursache dafür finden, dass sich der Zug nicht fuhr. Alle wurden ungeduldig. Da entdeckte einer der Fahrgäste den alten Baba, der auf dem Bahnsteig saß, und er dachte sich, der Zug könne vielleicht deshalb nicht losfahren, weil der Schaffner ihn gezwungen hatte, auszusteigen. Mehrere Fahrgäste beschimpften den Schaffner und drängten ihn, den Baba wieder in den Zug zurückzubringen. Sobald der Baba eingestiegen war, setzte sich der Zug in Bewegung. Danach wurde der Baba als „Neem Karoli Baba" bekannt.

Siddhas wie Neem Karoli Baba heilten, so wie Jesus, auch kranke und todgeweihte Menschen, jedoch mit einem Sinn für Humor! Eines Tages saß Neem Karoli Baba auf dem Stuhl eines Barbiers mit Rasierschaum im Gesicht, als ein junger Mann weinend in den Laden gestürzt kam. Er flehte Neem Karoli Baba an, mitzukommen und seinem Verwandten zu helfen, der todkrank zu Hause im Bett läge, über 80 km entfernt. Neem Karoli Baba wurde völlig bewegungslos. Etwa um dieselbe Zeit, so berichteten danach Verwandte, die am Bett des sterbenden Mannes gesessen hatten, sei der Baba, das Gesicht voller Rasierschaum, plötzlich in das Zimmer hereingerannt und habe den Sterbenden geheilt.

Einige wenige Siddhas sind dazu in der Lage, das Ego auch auf der körperlichen Ebene zu überwinden. Selbst für die ernsthaftesten Yogis ist dies schwer zu begreifen, solange sie an das alte Paradigma eines Gegensatzes zwischen Geist/Bewusstsein einerseits und Körper/Welt andererseits gebunden bleiben. Das, wovon wir hier sprechen, ist eine so weit fortgeschrittene Stufe der Befreiung

2. Paradoxe Lehren der Gott-Menschen

vom Ego, dass die Körperzellen das eingeschränkte Programm ihrer Stoffwechselfunktionen aufgeben und der Führung durch ein extrem erweitertes Bewusstseins gehorchen. Auf einen Körper, der im Licht dieses Bewusstseins erglüht, haben Krankheit und Tod keinen Zugriff mehr.

Der Siddha Patanjali erklärt uns, dass das Ego selbst den Heiligen oder Siddha mitunter noch täuschen kann, solange er die Wurzeln der alten, gewohnheitsmäßigen Identifizierung mit Körper und Verstand nicht vollständig herausgerissen hat, indem er wieder und wieder zur Quelle des Bewusstseins zurückkehrt. So kann eine solche Person z. B. ihre besonderen Fähigkeiten dazu benutzen, die öffentliche Aufmerksamkeit auf sich zu ziehen. Sobald aber das Ego auch auf der körperlichen Ebene überwunden ist, bleibt es für immer gebannt. Man ist buchstäblich „nichts Besonderes", weil man sich nur mit *Dem* identifiziert, das alles durchdringt – mit reinem Bewusstsein. Dies scheint bei Jesus dem Christus der Fall gewesen zu sein. Zu allen Zeiten haben bestimmte Siddhas einen solchen Zustand erreicht. Diese Siddhas maßen ihrer Person, ihren Fähigkeiten, ihrer persönlichen Lebensgeschichte oder ihren Handlungen keinerlei Bedeutung bei, weil sie diese nicht als „ihre" betrachteten. Als erleuchteten Wesen waren sie Instrumente der göttlichen Kraft und des Lichts, und all ihre Aktivitäten wie auch ihre Ruhepausen wurden durch diese göttlichen Macht bestimmt. Es ist daher kein Zufall, wenn wir einerseits über so wenig gesichertes Wissen darüber verfügen, was Jesus oder die Siddhas taten oder welche Details ihr persönliches Leben bestimmten, während wir andererseits aber ihre Weisheitslehren kennen. Es ist gerade diese von ihnen gewonnene Weisheit, die sie uns, allen Schwierigkeiten zum Trotz, hinterlassen wollten. Eben dieses Christus-Bewusstsein, diese Weisheit, diese Erfahrung der ultimativen Realität war für sie von größter Bedeutung, weil uns damit der Weg zurück zum „Himmelreich" gewiesen wird.

Der Siddha mag vielleicht dazu berufen sein, für eine unbestimmte Zeit im gleichen Körper zu bleiben oder sogar in einen anderen Körper überzuwechseln, oder den Körper zu dematerialisieren, oder aufzusteigen wie Jesus, oder in mehr als einem sichtbaren Körper gleichzeitig an verschiedenen Orten zu sein. Es gibt das gut dokumentierte Beispiel von Ramalinga Swamigal aus dem späten 19. Jahrhundert: Sein Körper warf in der Sonne keinen Schatten, konnte nicht verletzt, und auch nicht fotografiert werden – trotz wiederholter Versuche, bei denen er in einer Gruppe vor professionellen Fotografen posierte; schließlich verschwand er auf ziemlich dramatische Weise in einem violettem Lichtblitz von der Erde. Es wird berichtet, dass Ramalinga Swamigal seitdem gelegentlich wieder erschienen ist, um seinen Anhängern in der Not zu helfen. Kinder und seine Verehrer in Südindien singen bis zum heutigen Tag viele der über vierzigtausend von ihm verfassten Gedichte und Lieder, die den Pfad des „höchsten Gnadenlichtes" preisen. Darüber hinaus haben wir das Beispiel von Kriya Babaji (*Autobiographie eines Yogi* von Paramhansa Yogananda; *Die Stimme Babaji's. Eine Trilogie über Kriya Yoga* von V.T. Neelakatan) und die Beispiele der Siddhas Agastyar, Boganathar und Sri Aurobindo, die über ihren eigenen Prozess der Transformation auf der Ebene des physischen Körpers sowie über verschiedene Formen der Unsterblichkeit detaillierte Berichte hinterlassen haben. Wie Mircea

Eliade feststellte: Die Siddhas sind jene, „die Befreiung als Eroberung der Unsterblichkeit verstanden".[5]

Wenn dieser Prozess der Hingabe und Überwindung des Egos auch die intellektuelle Ebene vollständig erfasst hat, wird der Mystiker auf die Autorität der Schriften keinen großen Wert mehr legen. Die eigene Erfahrung wird zur ultimativen Autorität seiner Wahrheit. Der Siddha ist ein freier Denker und ein Revolutionär, der, unbeirrt von Dogmen, Schriften oder Ritualen, nicht von seinem Pfad weicht.[6] Er ist ein „Radikaler" im eigentlichen Wortsinn: da er selbst bis an die „Wurzel" der Dinge gelangt ist, und dort die Wahrheit gefunden hat, kann er nicht länger an die Anweisungen der Schriften gebunden sein.

Die Religionszugehörigkeit spielt für Siddhas keine Rolle. Sie bewegen sich mit Leichtigkeit und Gelassenheit unter Menschen jeder Glaubensrichtung. Ihr Zugang zur Wahrheit besteht darin, die Wahrheit zuerst im *samadhi* zu erfahren, der mystischen Vereinigung im Zustand kognitiver Absorption, und sich dieser Wahrheit dann immer tiefer hinzugeben, bis sie schließlich im Stadium der Erleuchtung zu ihrem permanenten Bewusstseinszustand wird. Ihr Zugang zur Wahrheit enthält keine Versuche, philosophische Konzepte oder religiöse Glaubenssysteme zu konstruieren. Die Gedichte der Siddhas zeigen keine Spuren kollektiver Denk- oder Meinungsmuster, sondern entsprechen einer „offenen Philosophie", in der jeder Ausdruck der Wahrheit geschätzt wird. Ihre Dichtungen und Lieder lehren keinerlei Doktrinen, sondern schlagen lediglich eine Richtung vor, in der sich das Streben nach einer direkten, intuitiven, persönlichen und tiefgreifenden Erkenntnis der göttlichen Wahrheit verwirklichen kann.

Die Siddhas benutzten jedoch eine kraftvolle Mundartsprache, die dazu geeignet war, die Leute zu schockieren, und ihre konventionelle Moralität und egoistischen Selbsttäuschungen zu erschüttern. Anstelle des Sanskrit, der Sprache der Elite, verwendeten sie die allgemeine Umgangssprache, mit der sie ihre Zuhörer erreichen konnten. Sie drängten diese zur Rebellion gegen anmaßende, hohle orthodoxe Glaubenssätze und Praktiken, zu denen auch Tempelverehrung und -rituale, das Kastenwesen sowie Bittgebete zählten.

Meistens wurden die Siddhas von denjenigen missverstanden, die den Schriften, Traditionen, Ritualen und der Tempelverehrung ultimative Autorität beimaßen, wie Brahmanen, vedische Gelehrte und Priester. Sie kritisierten und verspotteten sogar die Siddhas aufgrund deren gewöhnlicher Sprache und Respektlosigkeit gegenüber der Tradition. Derartige Reaktionen erinnern uns an die proto-orthodoxen Christen, die christliche Gnostiker und andere, heute nicht mehr existierende christliche Gemeinschaften, auf ähnliche Weise behandelt hatten. Sowohl die Gnostiker als auch die Siddhas legten Nachdruck auf inneres Wissen. Dieses Wissen resultierte aus persönlicher esoterischer Erfahrung und Praxis, wozu auch eine Initiation zählte, die nur würdigen Aspiranten gewährt wurde. Die Yoga Siddhas gehörten zu einer nonkonformistischen „Gegenbewegung", die nicht „gegen die Tradition opponierte", sondern die „opponierende Tradition" gegen die etablierte Ordnung[7] darstellte.

So stellten die Yoga Siddhas beispielsweise eine Herausforderung für zahlreiche, allgemein akzeptierte Glaubensvorstellungen und Praktiken der hinduistischen Gesellschaft dar. Aus diesem Grund waren viele Leute der Ansicht, die

2. Paradoxe Lehren der Gott-Menschen

Siddhas seien verkleidete Buddhisten, da diese ebenfalls die Lehren und Praktiken der Hindus stark kritisierten. Der Buddha selbst war allerdings kein „Buddhist". Erst als sich nach seinem Tod der Buddhismus zu einer Religion entwickelte, wurde der Buddha zum Objekt der Verehrung – so, wie es Jahrhunderte später auch mit Jesus geschah. Ein Vergleich mit dem tibetischen Buddhismus zeigt, dass Lord Shiva durch Buddha als zentrales Objekt der Anbetung ersetzt wurde, dabei aber viele der Praktiken und Bestrebungen sehr ähnlich blieben. Fortgeschrittene tibetische Buddhisten werden ebenfalls als Yoga Siddhas betrachtet.

Wie ist die Literatur der Yoga Siddhas beschaffen?

Das Schrifttum der Yoga Siddhas überspannt viele Jahrhunderte und enthält eine reiche Auswahl von Anschauungen, aus denen sich aber keine klar definierten Doktrinen herauskristallisiert haben. Daher kann man ihre Weisheitslehren auch nicht in Kategorien *einer* Philosophie oder auch nur *einer* historischen Entwicklungslinie darstellen.

Darüber hinaus blieb der größte Teil der Yoga-Siddha-Literatur unveröffentlicht, vor allem die in tamilischer Sprache geschriebene Literatur der südindischen Siddhas. Ihre Werke wurden durch die verantwortlichen Institutionen, z. B. in den von Brahmanen geleiteten Tempeln, nicht sachgerecht konserviert. Es gibt Tausende von Palmblatt-Manuskripten in Tamil Nadu, dem südlichsten Staat Indiens. Palmblatt-Manuskripte überdauern bis zu ihrem Zerfall etwa drei- bis vierhundert Jahre. Die heute existierenden Manuskripte sind Kopien der Kopien von Originalen, die bis in die ersten Jahrhunderte christlicher Zeitrechnung zurückgehen.

Seit dem Jahr 2000 hat das Yoga Siddha Research Projekt in Chennai über tausend dieser Manuskripte erfolgreich konserviert. Die Wissenschaftler transkripierten eine große Anzahl von Palmblatt-Manuskripten in eine moderne Form des Tamil und wählten repräsentative Beispiele daraus für die englische Übersetzung und Kommentierung aus. Bisher sind auf diesem Weg sechs Veröffentlichungen entstanden.

Als Ergebnis dieser Arbeiten lassen sich zu den Schriften der Siddhas allgemein folgende Anmerkungen machen:

> Die Erforschung der Siddha-Literatur befindet sich noch in einem frühen Stadium. Bevor wir ausführliche Vergleiche und Analysen anstellen können, müssen alle existenten Manuskripte konserviert und kritisch ausgewertet werden.

> Es ist ein kontinuierlicher Prozess der Verfälschung und Erweiterung der Siddha-Texte festzustellen. Spätere Texteditionen tendierten dazu, in die Originalwerke einzugreifen und sie unautorisiert abzuändern.

> Die sprachliche Grundlage der tamilischen Siddha-Poesie und -Philosophie ist die Umgangssprache des Volkes. Viele der Siddha-Dichtungen,

die wir heute besitzen, wurden von Generation zu Generation mündlich weitergereicht. Um diese Weitergabe zu erleichtern, verwendeten die Siddhas nur das Vokabular der einfachen Leute – oft mit groben, manchmal auch anstößigen Ausdrücken. Dadurch wird beim Leser der Gedichte eine starke Wirkung hervorgerufen, die sich mit dem Effekt der Jesus-Sprüche vergleichen lässt, die von frühen Christen als erstes niedergeschrieben wurden.

Die Siddha-Dichtung enthält zumindest zwei Bedeutungsebenen: Die äußere oder oberflächliche und die esoterische oder symbolische. Die letztere kann nur von einem Eingeweihten erkannt werden, der über die entsprechenden Mittel verfügt, um durch tiefe Reflexion die verborgene Bedeutung zu verstehen. Da sie die innere Erfahrung des Siddha widerspiegelt, ist die Bedeutung oft schwer zu erfassen, es sei denn, man kann diese Erfahrung in seinem eigenen Inneren nachbilden. Die Dichtung schöpft aus einer reichen Vielfalt von Quellen: Aus der Folklore, aus der heiligen Literatur, die als *Tantra* bekannt ist, aus den *Veden* und den *Agamas*. Dies alles muss man in Betracht ziehen, um die Dichtung zu verstehen. Ein solches Verständnis der Siddhas-Poesie erfordert, dass man sich all der religiösen und philosophischen Strukturen bewusst ist, die in sie eingeflossen sind.[8] Dazu ist es erforderlich in tiefe Meditationszustände einzutreten; hier wird dann jeder Vers zum Schlüssel für den Initiierten, der eine Tür zu hohen Wahrheiten und tiefen Einsichten öffnet. Die Jünger Jesu hatten vermutlich ähnliche Schwierigkeiten, dessen Lehren zu verstehen, die – von altjüdischer rhetorischer Ornamentik eingerahmt – seine ganz persönlichen Einblicke und inneren Erfahrungen zum Ausdruck brachten. Die meisten seiner Anhänger waren einfache, ungebildete Fischer, Handwerker oder Landarbeiter, die ihn nur eine relativ kurze Zeit, kaum länger als ein Jahr, begleiteten.

Ein Großteil der Siddha-Dichtung benutzt eine sog. „Zwielicht-Sprache" (*Sandhya Bhasa*), eine symbolische, geheime Sprache, die dazu diente, die tiefere Bedeutung für den Uneingeweihten absichtlich zu verschleiern. Auf diese Weise schützten die Siddhas das Heilige vor einer Profanisierung durch Unwissende. Der Gebrauch dieser „Zwielicht-Sprache" war für die Exponenten anderer religiöser oder philosophischer Systeme in Indien eine Quelle des Misstrauens gegenüber den Siddha-Lehren. Vergleichbar mit den Angriffen der frühen orthodoxen Christen auf die christlichen Gnostiker, kritisierten die Gegner der Siddha-Lehren deren obskure, unverständliche Symbolik. Die fehlende Beachtung und Anerkennung der Siddha-Schriften durch die orthodoxen Hindus und ihre Tempel, Klöster und Bibliotheken trug wesentlich zu den Defiziten im Studium und Verständnis der Siddha-Lehren bei. Von den Gelehrten wurde die Siddha-Literatur weitgehend ignoriert, da es so schwierig war, sie zu entschlüsseln.

2. Paradoxe Lehren der Gott-Menschen

Charakteristisch für die Zwielichtsprache ist ihre täuschende Schlichtheit. Sie formuliert die höchsten Lehren oft in gewöhnlichsten Ausdrücken; dabei macht sie freien Gebrauch von Paradoxa, Wortspielen, Typologien, Metaphern sowie Zahlen- und Buchstabensymbolik, um eine erhabene Wirklichkeit auszudrücken, die sich hinter den Worten und Zeichen verbirgt. Die rätselhaft paradoxen Ausdrücke sind gewöhnlich nur für den Initiierten verständlich, da ihm die Techniken, die während der Einweihung vermittelt wurden, den Zugang zu den tieferen Wahrheiten erlauben.[9] Dies soll anhand von zwei Beispielen aus der Siddha-Poesie verdeutlicht werden:

> *Hab Acht auf den blühenden Kreis*
> *Und das Öl darunter; das ist die Flamme.*
> *Indem du daran festhältst,*
> *Ohne deinen glühenden Eifer zu verlieren,*
> *Erscheint Er – wie der Mond.*
> *(- Samadhi-12, Vers 8, Siddha Cattaimuni[10])*

Dieser Vers ist erfüllt von Zwielichtsprache: Wenn der *samadhi*-Zustand eintritt, sollte man nicht glauben, das endgültige Ziel sei bereits erreicht. Ohne das glühende Streben zu verringern, muss man diesen Zustand aufrechterhalten, und den Herrn erkennen, der durch den „Mond" symbolisiert wird. Das „Öl" ist eine Metapher für den Herrn, der unbemerkt im Inneren wohnt, wie das Öl im Samen. Der blühende Kreis steht für das Kronen-*Chakra*. Die Flamme ist die Quelle des Lichts, so wie der Herr die Quelle des Bewusstseins ist. Es ist der Herr selbst, der das Feuer der Aspiration nährt.

> *Lass mich sprechen:*
> *Ist der Verstand mit Stille ganz verbunden,*
> *Dann halte fest daran, solange dein Verstand es kann.*
> *Ich werde sprechen, doch ist es nicht leicht, mein Sohn!*
> *In ihm sieh die Verschweißung und die Trennung.*
> *Ist des Verstandes Basis aufgefunden,*
> *Wird der Leib zum Leib aus Kampfer,*
> *Da Shiva kommt, um diesen Tempel bewohnen;*
> *Er, der die gesammelte Speise uns zu essen gibt.*
> *(- Cutta Jnanam-16, Vers 6, Siddha Konganavar[11])*

Hier versucht der Siddha, eine experimentelle Methode zu beschreiben. Der Intellekt befasst sich mit unzähligen Dingen. Er muss mit der Stille verbunden sein, um sich nicht zu verschwenden, und dann in die Meditation eintauchen. So wird die trennend-unterscheidende Art des Verstands überwunden, und man findet den Grund, aus dem unsere Intelligenz erblüht. Dies bereitet auf die Erleuchtung vor: Der Herr tritt ein und speist den Leib mit spiritueller Erleuchtung. Kampfer symbolisiert den vergöttlichten Körper, der, wie verbrannter Kampfer, keine Spur seiner früheren physischen Existenz hinterlässt, nachdem er durch das göttliche Bewusstsein erleuchtet wurde. Von vielen großen Heiligen, darunter auch Ramalinga, wird berichtet, dass ihre Körper keine Schatten werfen konnten. Auch Sri Aurobindo bezog sich darauf, als er von der „Herabkunft des Supramentals" sprach.

Die Gedichte der Siddhas haben „den Vorzug von Präzision, Konzentration, Geheimnis und Mysterium, da ihre Symbole objektive Abkürzungen zu subjektiven Seligkeitszuständen darstellen."[12] Wenn diese höchst suggestive Dichtung tief reflektiert wird, führt sie den Leser zu spirituellen Wahrheiten, die nicht in Worten ausgedrückt werden können. Tritt der Initiierte in einen Zustand tiefer Meditation ein, während er sich auf diese Weise in den Inhalt der Verse versenkt, so kann er sie wie einen Schlüssel benutzen, um die Tür zu ihrer verborgenen Bedeutung zu öffnen. Der Siddha Tirumular wies darauf hin, dass jeder der von ihm geschriebenen Verse die Frucht eines Jahrs der Kontemplation gewesen sei, sozusagen eine Zusammenfassung. Um ihre Bedeutung zu verstehen, ist ein ähnliches Bemühen erforderlich.

ÄHNLICHKEITEN ZWISCHEN JESUS, DEN YOGA SIDDHAS UND IHREN LEHREN

Ein Vergleich zwischen den Lehren von Jesus und jenen der Siddhas deckt bemerkenswerte Ähnlichkeiten auf:

DIE LEHRWEISE: Jesus lehrte in Gleichnissen, Metaphern, Paradoxa und Parodien; er vermittelte tiefe Weisheiten in einer Form, in der sie von ungebildeten Zuhörern leicht verstanden und im Gedächtnis behalten werden konnten. Jesus war zutiefst ein Nonkonformist und Bilderstürmer; er versuchte seine Zuhörer aufzurütteln und sogar zu schockieren, damit sie den Geist, den innewohnenden Spirit, anstelle der Buchstaben von Tora und Verehrungsritualen erkennen würden. Die Yoga Siddhas lehrten in Form von Gedichten und in der Sprache des einfachen Volkes, so dass ihre Lehren für einfache Menschen verständlich und einprägsam waren. Ihre Sprache enthielt ebenfalls Paradoxa und beabsichtigte, die konventionellen Anschauungen ihrer Zuhörer zu erschüttern.

Man kann den Aussprüchen von Jesus wie auch den Gedichten der Siddhas mehrere Bedeutungsebenen zumessen. Die tiefsten Bedeutungen können nur Initiierte verstehen, die von einem spirituellen Meister darin unterrichtete wurden, wie man durch Praktiken wie Meditation und Stille Zugang zur inneren Realität finden kann. Die christlichen Gnostiker betonten nachdrücklich, ebenfalls solche Initiationen erhalten zu haben. Es gibt authentische Hinweise in der Bibel darauf, dass auch Paulus, Judas und Thomas von Jesus in solche Technken eingeweiht wurden.

2. Paradoxe Lehren der Gott-Menschen

VERURTEILUNG DER RELIGIÖSEN AUTORITÄTEN AUFGRUND DER TEMPELVEREHRUNG: Jesus verurteilte streng die Pharisäer sowie die Händler im Tempel, und warf eigenhändig deren Verkaufsstände um. Als die Pharisäer ihn aufforderten zu erklären, mit welcher Vollmacht er spräche, antwortete er: „Ich werde diesen Tempel zerstören und in drei Tagen wiederaufbauen!" Durch seine Wiederauferstehung vom Tod bewies er, dass der wahre Tempel in uns selbst ist.

Auch die Yoga Siddhas lehnten die Betonung von Tempelritualen und die Verehrung von Götterstandbildern ab. Nirgendwo in ihren Schriften rühmten sie irgendeine der populären Hindu-Gottheiten oder deren bildliche bzw. figürliche Darstellung. Sie lehrten vielmehr, dass der menschliche Körper der wahre Tempel Gottes sei, und man nur durch einen Prozess innerer Reinigung Gott erfahren könne. Den Vertretern aller orthodoxen Systeme waren die Siddhas suspekt, da sie die Position vertraten, man könne *moksa* (Freiheit) noch während des Lebens im physischen Körper erlangen. Ihr Ziel war die Vervollkommnung des Körpers (*kaya-siddhi*).

„VOLLKOMMEN" WERDEN: Der Begriff Siddha bezeichnet einen Menschen, der „Vollkommenheit" erlangt hat. Die Siddhas betrachteten die Verwirklichung Gottes in einem kranken Körper nicht als „Vollkommenheit"; vielmehr würden sie der Ermahnung von Jesus zugestimmt haben: „Werdet vollkommen, wie euer Vater im Himmel vollkommen ist!" Sie strebten danach, diese Vollkommenheit durch eine fortschreitende Reinigung auf allen Ebenen ihres Wesens zu verwirklichen. So wurden sie auf der spirituellen Ebene in der Vereinigung mit dem Göttlichen zu Heiligen und auf der intellektuellen Ebene zu Weisen, bewandert in allen Themen aufgrund direkter, intuitiver Wahrnehmung. Sie wurden zu Siddhas mit übersinnlichen Kräften auf der mentalen Ebene, und auf der vitalen Ebene *Maha Siddhas* oder Meister mit noch größeren Fähigkeiten, wie die der Materialisierung und der Beherrschung von Naturkräften. In einigen Fällen, in denen sie die Ego-Perspektive sogar auf der zellulären Ebene ihres Körpers vollständig überwanden und dem Göttlichen überantworteten, erlangten sie physische Unsterblichkeit. Obwohl die Lehren und Gedichte der Siddhas von den orthodoxen Eliten und den gebildeten Kasten Indiens nicht offiziell anerkannt werden, sind sie in der Bevölkerung beliebt.

VERGEBUNG: Eine der Hauptlehren von Jesus war die Vergebung, z. B. im Vaterunser (Matthäus 6.12) oder bei Lukas 6.37: „Vergib, und dir wird vergeben werden." Die Siddhas lehrten, wie man den Einfluss unterbewusster Neigungen (*samskaras*) auflösen kann, die gemeinhin als *karma* bezeichnet werden, d.h. als Folgen von Handlungen, Worten und Gedanken. Vergebung und Leidenschaftslosigkeit (*vairagya*) sind auf einer tiefen Verständnisebene Synonyme, und sie nehmen sowohl in den Lehren Jesu wie in jenen der Siddhas einen zentralen Stellenwert ein.

Vergebung ist ein spezieller Aspekt der Leidenschaftslosigkeit oder Losgelöstheit, wie sie im Yoga praktiziert wird. Wenn man vergibt, lässt man los – von Ressentiments, Urteilen, Verletztheit und allen anderen Gedanken oder Empfindungen, die als eigene Reaktion auf die Handlungen oder Worte einer anderen Person entstanden sind. Dieses Loslassen wird nur möglich, wenn man erkennt, dass man selbst nicht jene Gedanken und Gefühle *ist*. „Uns wird vergeben werden" bedeutet, dass wir die karmische Gewohnheit auflösen, aus der Verwirrung heraus, wer wir sind, zu reagieren, und stattdessen unser ursprüngliches Selbst erkennen und verwirklichen. Sind wir aber zur Vergebung nicht imstande, so gehen wir in den Gedanken und Gefühlen auf und verlieren das Bewusstsein unseres wahren Selbst. Dies zieht weiteres Leiden nach sich. Darüber hinaus verstärken wir damit die *samskaras* oder Gewohnheitsmuster, die unsere Reaktion hervorgerufen haben. Die Entwicklung einer losgelösten Einstellung ist die grundlegende Methode in Patanjalis Kriya Yoga. In seinem Yoga Sutra I.12 heißt es: „Durch ständiges Üben und durch Loslassen (kommt es zum) Aufhören (der Identifizierung mit den Fluktuationen des Bewusstseins)."

GOTT UND SEELE: Es sind nicht zwei! Sowohl Jesus als auch die Siddhas verwendeten einen dualistischen philosophischen Lehransatz. Mit Bezug auf sich selbst und Gott betonten die Siddhas: „Sie sind nicht zwei", und die individuelle Seele (*jiva*) wird „der Herr". Philosophisch kann man dies als „monistischen Theismus" bezeichnen, eine Verknüpfung aus nondualistischem Monismus und dualistischem Theismus. Seele und Gott sind beide real und sind klar unterschieden, und doch sind sie eins. Jesus unterschied manchmal zwischen sich und dem Herrn, den er „Vater" nannte, während er zu anderen Zeiten sagte: „Ich und mein Vater sind eins." Diesen monistischen Theismus kann man am besten mit Hilfe einer Metapher verstehen: Die individuelle Seele ist wie die Welle auf der Oberfläche des Ozeans, also ein Teil oder Teilchen des Ozeans, doch eine Zeitlang davon unterschieden. Sie entsteht aus dem Ozean und kehrt dort hin zurück. Die Seele ist jedoch nicht gleichwertig mit Gott. Nach der Lehre der Siddhas übt Gott Funktionen aus, welche die Seele nicht besitzt: Erschaffung, Erhaltung und Zerstörung des Universums, Verschleierung und Gnade.

GOTT IST LIEBE: Jesus lehrte, dass Gott, der „Vater", nicht nur existiert, sondern dass Er uns auch liebt. Um Ihn zu erkennen, müsse man aber die Ich-Bezogenheit und die Anhaftung an die Dinge der Welt überwinden. Die Siddhas lehrten, dass Gott Liebe ist (*anbu sivam*). Mit großer Intensität strebten sie nach der Überwindung der Ich-Bezogenheit und der Vereinigung mit Gott in tiefen Ekstasezuständen. Ihre Dichtung, oft in der ersten Person geschrieben, drückte ihre tiefempfundene Hingabe an Gott aus. Aus religiöser Perspektive gesehen, waren sie Verfechter des Monotheismus. Ihre Verehrung Gottes fand jedoch nicht in Tempeln, sondern in ihrem eigenen Inneren statt. Sie praktizierten diese innere Verehrung in Form von Meditation und Kundalini Yoga. Das größte literarische Werk

2. Paradoxe Lehren der Gott-Menschen

der südindischen Siddhas, das *Tirumandiram*, befürwortet einen Pfad der Reinigung, auf dem das Feuer der inneren Gottessehnsucht alles andere verzehrt. Auf diesem Pfad kommt man Gott durch selbstloses Dienen allmählich näher und wird zu Seinem „Diener", durch devotionale Handlungen wird man zu Seinem „Freund", durch Yoga erwirbt man Seine Qualitäten, und schließlich wird man durch Weisheit eins mit Ihm.

WICHTIG IST DIE LEHRE, NICHT DER LEHRER: Jesus hob wiederholt hervor, „das Himmelreich ist in euch" (Matthäus 19.24, Markus 4.30 und Thomas 20.2-4). Sowohl in den synoptischen Evangelien wie auch im Thomasevangelium ist „das Himmelreich" das zentrale Thema der Lehren Jesu. In den Paulusbriefen und im Johannes-Evangelium hingegen wird Jesus, seine Mission und seine Person zum Hauptthema. Wie bereits erwähnt, ist die überwiegende Mehrheit der reputierten Gelehrten der Auffassung, dass die beiden letztgenannten Schriften nur unautorisierte Hinzufügungen enthalten, also Behauptungen, die Jesus aus unbekannter Quelle in den Mund gelegt wurden. Die Siddhas ihrerseits wiederholten immer wieder, dass Gott im eigenen Inneren zu finden ist – als Absolutes Sein, Absolutes Bewusstsein, Absolute Seligkeit. Sie lehrten, dass dieser Zustand nur im *samadhi*, der „atemlosen" Kommunion mit Gott, erfahren werden kann, und dass Gott, anders als unsere Seele, unberührt ist von Wünschen und *karma*. Die Siddhas sprachen fast nie über ihre Person. Da sie mit allem eins waren, verspürten sie keine Neigung mehr, etwas Besonderes zu sein. Sie lehrten, wie Gott verwirklicht werden kann durch Kundalini Yoga, die Entwicklung von Weisheit und verschiedene spirituelle Disziplinen zur Reinigung von der egozentrierten Perspektive.

DIE TRANSFORMATION DES KORRPERS IN EINEN BEFREITEN LICHTKOERPER: Jesus benutzte die Licht-Metapher, um damit das Bewusstsein und seine wahre Identität sinnbildlich darzustellen: „Ich bin das Licht" (Johannes 8.12). Wie berichtet wird, wandelte er auch auf dem Wasser (Markus 6.45-52), stand von den Toten auf, erschien vierzig Tage später mehreren Personen und stieg körperlich zum Himmel auf. Die Siddhas lehrten, dass wir Absolutes Sein, Absolutes Bewusstsein, Absolute Seligkeit sind – *sat chit ananda*. Die Verwirklichung des Lichtkörpers (*divya deha* oder *cinmaya*) galt den Siddhas als höchste Stufe spiritueller Entwicklung. Es ist ein „Körper", aus unendlichem Raum (*vettaveli*), eine unbestimmte, unermessliche Weite. Auf dieser Stufe glüht der Körper durch das Feuer der Unsterblichkeit und ist den Mächten von Krankheit und Tod nicht mehr unterworfen. Ein solcher Körper wird „Lichtkörper" genannt. Selbst die „Haare" dieses transmutierten Körpers werden leuchten, wie es Tirumular bildlich ausdrückt. Verwirklicht ein Siddha den Lichtkörper, so erlangt er Shiva-Qualität oder Göttliche Qualität. Die Befreiung der Seele wird in der Siddha-Mystik nicht als ein Akt betrachtet, der außerhalb des physischen Körpers stattfindet; vielmehr handelt es sich um Befreiung innerhalb der physischen Lebensspanne (*jiva mukti*).

Die Siddhas lehrten und demonstrierten, dass der Mensch den Tod überwinden kann, wenn er durch vollständige Auflösung der Ich-Bezogenheit und Hingabe an Gott einen göttlichen Körper entwickelt. Dieser Körper ermöglicht es ihm, für unbegrenzte Zeit in der Welt zu bleiben. Verlässt er sie aber doch, dann geschieht es, weil er von Gott gerufen wird, und nicht, weil der Körper erkrankt oder stirbt.

> AUFSTIEG DES KOERPERS: Die Apostelgeschichte, Vers 1.9, berichtet, dass Jesus, vierzig Tage nach seiner Auferstehung von den Toten, körperlich zum Himmel aufstieg. Während dieser Zeit erschien er seinen Jüngern und bewirkte viele Wunder. Bei Johannes 20.26-29 überzeugte sich der „zweifelnde Thomas"der Körperlichkeit Jesu, indem er dessen Hände berührte. Der Leib Jesu wurde nicht begraben. Obwohl dies selten in der jüdischen Tradition vorkam, wird ein Aufstieg in den Himmel im Fall von Enoch (Genesis 5.24) und dem Propheten Elias (2. Buch d. Könige 2.11), aber auch von Abraham, Moses, Jesaja und Esra in den nicht-kanonischen Schriften erwähnt.[13]

Die südindische shaivistische Literatur berichtet über mehrere ihrer großen Heiligen, die zum Himmel aufstiegen, darunter Manicka Vachagar (705-807 n. Chr.) Thirugnana Sambanthar, Muruga Nayanar, Anaaya Nayanar, Amarneethi Nayana, Kotpuli Nayanar, auch die berühmte Dichterin Andal und die großen *Acharyas* (jene, die durch Beispiel lehren) Shankara, Ramunuja und Madhva. Sie alle entschwanden auf eine wundersame Weise zwischen dem 9. und 11. Jahrhundert. Im 19. Jahrhundert beschrieb der berühmte Siddha Ramalinga Swamigal detailliert, wie er seinen Leib in einen göttlichen Lichtkörper verwandelte. 1874 entschwand er in einem Blitzstrahl aus violettem Licht. Es wird berichtet, dass er im Jahr 2003 für kurze Zeit einer Gruppe französischer Wissenschaftler erschien, als sie sein Haus in Mettukupam, Tamil Nadu, besuchten.

Die Siddhas besingen wiederholt, wie ihr Körper durch ihre vollkommene Hingabe an Gott transformiert und unsterblich wurde. Tirumular, der Verfasser des *Tirumandiram*, verkündet, er habe über Äonen in einem göttlich transformierten Körper gelebt:

> *„Ich lebte in diesem Körper für Abermillionen von Jahren.*
> *Ich lebte in einer Welt, wo es weder Tag gibt noch Nacht.*
> *Ich lebte unter den Füßen des Herrn."*
> *(Tirumandiram, Vers 80)*

> *„Ich habe die segensreiche Gnade der Shakti (spirituelle Energie) verwirklicht,*
> *Der reinen Shakti (Macht Gottes), offenbart im Fleisch des Körpers.*
> *Ich habe den Meister des Wissens in Einheit verwirklicht,*
> *Der, als er zu mir wurde, Er selbst wurde (d. h. ich wurde Er),*
> *Er, der Ursprung der Götter und das alles überstrahlende Licht der Unermesslichkeit.*
> *(Tirumandiram, Vers 2324)*

2. Paradoxe Lehren der Gott-Menschen

> *„In Einheit lebte ich viele Äonen des Lebens,*
> *indem ich im inneren Bewusstsein eins wurde.*
> *Eins mit dem Zustand des Göttlichen,*
> *Eins mit dem supramentalen Himmel,*
> *Eins mit dem Bewusstsein selbst.*
> *(Tirumandiram, Vers 2953)*[14]

Was mit Jesus am Ende seines Lebens geschah, ist auch ein Teil seiner Lehre. Den Siddhas zufolge kann die Seele nach dem Tod des Körpers zu einem der vielen Himmel oder niederen Astralebenen gehen, auf denen sie möglicherweise leidet. Doch letztendlich wird die Seele wieder in eine Reinkarnation zurückgezogen, um ihre latenten Wünsche zu erfüllen. Diesem Kreislauf der Wiederverkörperungen kann man entkommen, indem man zu einem *jivan mukta*, zur „befreiten Seele" wird. Eine wahrhaft befreite Seele, so lehrten die Siddhas, ist jedoch „der während seines Lebens befreite Mensch".[15]

Im *Tirumandiram* finden wir eine Beschreibung der charakteristischen Eigenschaften eines *jivan mukta*. Gemäß der Siddha-Philosophie gibt es keine Befreiung beim Verlassen des Körpers (*videha-mukti*), sondern nur während der Lebenszeit (*jivan mukti*). Unsterblichkeit kann nur während der Lebensspanne erreicht werden, indem der physische Körper in einen göttlichen Körper, einen *Divya Deha*, transformiert wird. Die Befreiung post mortem (*videha mukti*), ist bestenfalls eine Hypothese, die niemand mehr bestätigen kann, nachdem er gestorben ist. Aus Sicht der Siddha-Philosophie stirbt ein *Jivan Mukta* nicht, um Befreiung zu erlangen, sondern er wird in den wahren Modus der Befreiung transformiert, den *divya deha*. Legt die befreite Seele diesen göttlichen Körper an, so wird sie eins mit der Ewigkeit und in höchster Weise frei. Im Fall eines Siddhas, der einen solch göttlichen Körper besitzt, lassen sich die Entweder-Oder-Kategorien der Logik hinsichtlich seiner Existenz oder Nicht-Existenz nicht anwenden, denn er ist über die „Ich-bin-der-Körper"-Perspektive hinausgelangt. Ein *jivan mukta*, eine befreite Seele, besitzt kein personales, sondern ein Zeugen-Bewusstsein. Auch wenn er in der Welt handelt, hat er nicht das Empfinden „ich handle". Er sieht die alltäglichsten Dinge in einem wunderbaren neuen Licht, da er in das Herz der Wirklichkeit eingetreten ist. Es gibt herausragende Beispiele befreiter Seelen, die göttliche Körper erwarben, ehe sie aus der Welt verschwanden: die Heiligen Nandanar und Manikkavasagar, Sri Andal (der sich mit Gott in Srirangam vereinte), Sri Caitanya, die Siddhas Boganathar and Ramalinga Swamigal. Sri Krishna transformierte seinen materiellen Körper in einen solch göttlichen Körper, als er die Welt zu verlassen wünschte. Zu diesem Zweck führte er in Konzentration einen speziellen Yoga aus, den „Prozess des strahlenden, inneren Feuers" (*agneyi-yoga-dharma*), wodurch er seinen physischen Körper sublimierte und damit die Welt verlassen konnte. Dies wird in der *Bhagavata Purana* erwähnt.[16]

Widerstand und Verfolgung durch die religioesen Amtsträger: Die Priester und Pharisäer, die Davids Tempel in Jerusalem leiteten, sahen sich von Jesus in ihrem privilegierten Status bedroht; deshalb formierten sie einen

Widerstand gegen ihn und ließen ihn kreuzigen. Jesus wollte die Juden nicht von den Römern, sondern von ihrer spiritueller Unwissenheit und der Furcht vor Gott befreien. Er unterrichtete sie durch Gleichnisse und initiierte ausgewählte Jünger in esoterische Praktiken, mit deren Hilfe sie Gott im Inneren erfahren konnten.

Die Siddhas ziehen sich bis zum heutigen Tag die Gegnerschaft der Brahmanen zu, die mit ihren erworbenen Ansprüchen eine Interessensgruppe innerhalb des Hinduismus bilden. In Indien verwaltet die Brahmanenkaste seit alters her die Tempel und fungiert als Mittler zwischen dem einfachen Volk und den Göttern des hinduistischen Pantheons. Durch die Siddhas sahen die Brahmanen ihre Beliebtheit in der Bevölkerung in Frage gestellt. Um ihr Prestige nicht zu verlieren, verurteilten viele Brahmanen die Siddhas und machten sie lächerlich. Die Siddhas und andere Yoga-Meister weihten ebenfalls nur die fähigsten Schüler in die esoterischen Praktiken von Kundalini Yoga und Meditation ein.

DIE INNERE SPIRITUELLE ERFAHRUNG WIRD ÜBER DIE AUTORITÄT DER SCHRIFTEN GESTELLT: Jesus legte größeren Nachdruck auf Liebe und innere Erfahrung, die Kommunion mit Gott, als auf das Gesetz des Alten Bundes. Die Siddhas wiesen Feueropfer und Rituale zurück, denen die Veden große Bedeutung beimaßen. Sie lehnten auch die ultimative Autorität der Schriften ab und hoben stattdessen die persönliche mystische Erfahrung sowie den inneren Pfad zu Gott durch Kundalini Yoga hervor. Sowohl Jesus als auch die Siddhas lehrten aus einem erweiterten Bewusstseinszustand heraus, und sie strebten danach, ihn mit anderen zu teilen. Da sie wussten, dass dieses erweiterte Bewusstsein nicht mit bloßen Worten, ob gesprochen oder geschrieben, vermittelt werden kann, versuchten sie, die Perspektive ihrer Zuhörer zu verändern. Sie benutzten dazu Lehren und Worte der Schrift zur ersten Vorbereitung, um dann die qualifiziertesten und aufrichtigsten Anhänger in spirituelle Disziplinen einzuweihen, die ihnen zur Erfahrung Gottes verhelfen sollten. Gott kann durch theologische Unterscheidungen oder äußere Rituale nicht erkannt und erst recht nicht darin eingefangen werden. Jesus verwarf die Tora nicht, doch er versuchte seinen Zuhörern zu helfen, über die Buchstaben des jüdischen Gesetzes und dessen Vorschriften hinauszugelangen, um deren spirituellen Gehalt zu erfassen. Er versuchte ihnen zu zeigen, wie sie in das „Königreich des Himmels" eintreten können, indem sie sich von allen egoistischen Tendenzen reinigen, denn diese Überwindung des Egos ermöglicht es, sich im Herzen des eigenen Höchsten Selbst zu zentrieren. Der Siddha Patanjali erklärt: „Gott (*ishvara*) ist das besondere Selbst, unberührt von Belastungen, Handlungen, deren Auswirkungen (*karma*) oder irgendwelchen unterschwelligen Eindrücken von Wünschen."[17] Daher können wir Gott erkennen, indem wir unser wahres Selbst als reines Bewusstsein verwirklichen, das hinter der Maske der Körper-Geist-Persönlichkeit verborgen ist. Mit der Verwirklichung des Selbst dehnt sich das Bewusstsein allmählich aus, und man realisiert Gott als Absolutes Sein, Absolutes Bewusstsein und Absolute Seligkeit.

2. Paradoxe Lehren der Gott-Menschen

WUNDER UND ÜBERNATÜRLICHE KRÄFTE: Jesus bewirkte dank seiner besonderen Kräfte oder *siddhis* viele Wunder. Im Johannesevangelium 2-11 wird über sieben Wunder berichtet: Verwandlung von Wasser zu Wein; Fernheilung eines Knaben; Heilung eines Gelähmten, Vergebung seiner Sünden; wunderbare Vermehrung von Brot und Fisch; Wandeln auf dem Wasser; Heilung eines Blinden; Auferweckung eines Toten. John Dominic Crossan vermutete die Existenz einer gemeinsamen Quelle, auf die sich Markus und Johannes bei folgenden Wundern beziehen: [18]

Heilung, Sündenvergebung	Markus 2.1-12	Johannes 5. 1-18
Brot- und Fischvermehrung	Markus 6.33-44	Johannes 6.1-15
Wandeln auf dem Wasser	Markus 6.45-52	Johannes 6.16-21
Heilung des Blinden	Markus 8.22-26	Johannes 9.1-7
Auferweckung des Toten	Geheimer Markus 1v20-2r11a	Johannes 11.1-57

Die Geschichte von der Heilung eines Gelähmten findet sich in allen vier Evangelien. Zwar unterscheidet sich die Version von Johannes deutlich von den Darstellungen in den anderen Evangelien, doch bestehen genügend Übereinstimmungen, die darauf hinweisen, dass sie letztlich alle aus einer gemeinsamen mündlichen Überlieferung stammen. Experten kamen allgemein zu dem Schluss, dass das erste der oben erwähnten Wunder nicht die Übertragung der Vollmacht zur Vergebung der Sünden von Jesus auf seine Jünger beinhaltete.

Wie bereits zu Beginn dieses Kapitels erwähnt, besaßen die Siddhas viele siddhis (besondere Kräfte), dank derer sie ähnliche Wunder bewirken konnten. Laut Tamil-Lexikon bedeutet *siddhi* „Realisierung", „Erfolg", „Errungenschaft", „endgültige Befreiung". Gemeint ist eine „Errungenschaft" oder „Verwirklichung" in Verbindung mit den supra-physischen Welten. In den heiligen Hymnen des südindischen Shaivismus, die im Tevaram zusammengestellt sind, bedeutet der Begriff Siddhi „Erfolg" bei der Verwirklichung Gottes zu haben.

Das dritte Kapitel der Yoga-Sutras von Patanjali verzeichnet nicht nur achtundsechzig solcher *siddhis*, sondern beschreibt auch, wie diese Fähigkeiten durch eine Kombination aus kognitiver Absorption und gleichzeitiger Konzentration auf das Erwünschte entwickelt werden können. Paramahansa Yogananda berichtet in seiner Autobiographie eines Yogi über viele solcher Wunder und erläutert, wie sie gemäß der yogischen Wissenschaft durchgeführt wurden. Er beschreibt, wie ihn sein Guru, Sri Yukteswar, in einem transformierten physischen Körper besuchte, obwohl er, Yogananda, Zeuge von dessen Beisetzung gewesen war. Als Yogananda 1952 selbst auf dramatische Weise seinen Körper verließ – vor den Augen einer Menschenmenge, einschließlich des stellvertretenden Gouverneurs von Kalifornien und des indischen Botschafters – berichtete der Chef der Gesundheitsbehörde von Los Angeles, dass auch nach einundzwanzig Tagen, ehe der Leichnam in eine Krypta gebettet wurde, keinerlei Anzeichen von körperlichem Verfall aufgetreten waren.[19] Dies löste in den USA eine Sensation aus; das Time Magazine berichtete im März 1952 darüber.

Die Tradition spricht von acht Siddhis, den sog. *asta siddhis*. Es gibt davon drei Typen: zwei *siddhis* des Wissens (*garima* und *prakamya*), drei *siddhis* der Kraft (*isitva*, *vasitva* und *kamavasayitva*) und drei *siddhis* des Körpers (*anima, mahima* und *laghima*). *Garima* bedeutet die Fähigkeit, überall hinzukommen. *Prakamya* meint die Freiheit des Willens oder die Fähigkeit, natürliche Hindernisse zu überwinden. *isitva* ist die Fähigkeit, zu erschaffen oder Kontrolle auszuüben. *Vasitva* ist die Macht, die gesamte Schöpfung zu beherrschen. *Kamavasayitva* ist die Fähigkeit, alles Erwünschte zu erlangen oder auch den Zustand der Wunschlosigkeit zu verwirklichen. *Anima* ist die Fähigkeit, so winzig wie ein Atom zu werden. *Mahima* ermöglicht es, sich unendlich auszudehnen. *Laghima* ist die Befähigung zur Levitation.[20]

> BUSSE, INNERE REINIGUNG UND ERWERB VON WUNDERKRÄFTEN: Jesus verbrachte meditierend und betend vierzig Tage in der Wildnis und erwarb dadurch große Kräfte. Die Siddhas führten ähnliche Übungen (*tapas*) durch, die zu besonderen Kräften oder Siddhis führten. Tapas bedeutet „Askese" oder „intensive Praxis", wörtlich: „Geradebiegen durch Feuer", abgeleitet von tap (erhitzen). *Tapas* lässt sich mit „Askese" oder „intensive Praxis" übersetzen. Es bezieht sich auf jede intensive oder ausgedehnte Praxis zur Selbst-Verwirklichung, bei der man die natürlichen Neigungen von Körper, Gefühlen und Verstand überwindet. Aufgrund körperlicher, emotionaler und geistiger Widerstände können Hitze oder Schmerz zwar als Nebenerscheinungen auftreten, sie sind aber nie das Ziel. Wie die Evangelien berichten, wurde auch Jesus während der Zeit seiner Askese in der Wildnis durch viele Versuchungen herausgefordert, (Lukas 4.1-14, Markus 1.12-13, Matthäus 4.1-11).

Wir mögen in den heiligen Schriften noch so bewandert sein und noch so viele devotionale Handlungen durchgeführt haben, doch wenn wir nicht Tapas oder Askese praktizieren, werden Sinne, Verstand und Emotionen letztlich unser Bewusstsein überwältigen. Tapas bedeutet freiwillige Selbstherausforderung oder Selbstbeschränkung. Jede Praxis, die unseren Geist an seine eigenen Grenzen treibt, etwa wenn wir uns einen speziellen Wunsch versagen, hat Tapas-Qualität. Verzögert man die Wunscherfüllung und verzichtet schließlich ganz darauf, so wird starke psychische Energie erzeugt. Sie hilft uns, hinter den Oberflächenimpulsen des Körper-Geistes die innere Freude zu erfahren. Der Hauptfaktor dabei ist Ausdauer. Ein *Tapasvin* oder *Yogin* fordert Körper und Geist heraus und setzt große Willenskräfte ein, wenn er gelobt hat, eine bestimmte Praxis durchzuführen. So kann er z.B. ein Gelübde ablegen, für einen bestimmten Zeitraum zu fasten, zu meditieren, zu schweigen oder bestimmte Handlungen zu vermeiden.

Der *Bhagavad Gita* (17.14-16) zufolge gibt es drei Typen von *Tapas*: für den Körper, für die Rede und für den Geist:

Körper: Reinheit; Aufrichtigkeit; Keuschheit; Nicht-Schädigen bzw. Nicht-Verletzen; Opfergaben an höhere Wesen.
Rede: man spricht nur freundliche, wahre und nützliche Worte, die nicht krän-

2. Paradoxe Lehren der Gott-Menschen

ken oder beleidigen; Selbstbeobachtung; regelmäßiges Studium heiliger Texte; Schweigen.

Geist: heitere Klarheit und Gelassenheit; Sanftmut; Stille: Selbstbeherrschung; reine Gefühle; Kontrolle der Neigung zu sinnlichen Wünschen, die durch Sehen, Hören, Riechen, Schmecken und Berührung hervorgerufen werden.

Durch *tapas* werden die Unreinheiten, die den physischen, vitalen und mentalen Körper beeinträchtigen, Schritt für Schritt eliminiert. Dadurch können sich die fünf subtilen Sinne (die mit den Körpersinnen korrespondieren) wie Hellsehen, Hellhören usw. entwickeln, und der Körper wird unverletzlich, anmutig und schön. Das *Tirumandiram* enthält über hundert verschiedene Hinweise auf die Vollendung des Körpers und der Sinne.

Patanjali sagt im *Yoga-Sutra* III.4, dass *siddhis* aus einem Zustand der Kommunion mit Gott resultieren, worin Konzentration, Meditation und *samadhi* miteinander verbunden sind. In IV.2 fügt er weitere Faktoren hinzu, wie eine spezielle Geburt, Kräuter, Mantras und *tapas*, d. h. intensive Yoga Praxis.

OEFFENTLICHE ZURSCHAUSTELLUNG BESONDERER FÄHIGKEITEN: Jesus ermahnte häufig die Zeugen seiner Wunder, insbesondere seiner Heilungen, anderen nicht zu erzählen, was sie gesehen hatten. Warum? Patanjali zufolge sind *siddhis*, aus der weltlichen Perspektive betrachtet, zwar wunderbare Verdienste; doch wenn man sie zum Selbstzweck macht, verhindern sie die Vervollkommnung des *samadhi*-Zustandes (*Yoga-Sutra* II.37). Wie alles andere können sie zum Wunschobjekt werden, sowohl für den Besitzer von *siddhis*, als auch für die Zeugen ihrer Anwendung. So besteht die Gefahr, dass man von seiner spirituellen Aufgabe, der Verwirklichung Gottes, abgelenkt wird. An sich gesehen, ist an der Zurschaustellung von *siddhis* jedoch nichts Falsches. Sie gleichen Hinweisschildern am Weg – für den, der sie manifestiert, und für jenen, der ihr Zeuge ist. Der Siddha Pambatti formulierte es so: „Wer die Selbst-Verwirklichung erreicht hat, wird sie nicht zur Schau stellen; doch wer sie nicht erreicht hat, stellt sie zur Schau." Dr. Ganapathy machte folgende Beobachtung: „Für den wahren Siddha, den echten Kundalini Yogin, sind diese *siddhis* von enormen Wert. Sie weisen darauf hin, dass er sich in einem Prozess befindet, durch den er sich selbst von den Bindungen an die Naturgesetze und von karmischer Bestimmung für immer unabhängig macht, und die Strukturen weltlichen Empfindens niederreißt. *Siddhi* drückt die Qualität der vom Siddha erlangten mystischen Erfahrung aus. Das wirkliche *siddhi* besteht in einer inneren Umwandlung, einer inneren Welt des Einsseins, dem Eintreten in den Strom der Befreiung. Verboten ist nicht der Erwerb von *siddhis*, sondern deren Zurschaustellung vor anderen."[21]

SOZIALES ENGAGEMENT UND AUFZEIGEN DES SPIRITUELLEN PFADS: Sowohl die Siddhas wie auch Jesus zeigten ein hohes soziales Engagement. Jesus verließ Johannes den Täufer, lehnte dessen Asketentum und Glauben an das nahe Weltenende ab, ging in die bevölkerten Ortschaften zurück und verkehrte mit Steuereintreibern und anderen Personen schlechten Rufs. Er heilte die Kranken, speiste die Armen und lehrte seine Zuhörer, dass sie durch Läuterung in das Himmelreich eintreten können, indem sie sich z. B. von ihrem Besitz trennen. Er ermutigte zu einer Gegenkultur gegenüber der etablierten Tradition. Mit seinen Parabeln und Lehren eröffnete er den Menschen eine neue, tiefe Perspektive ihrer selbst, des „Königreich Gottes" und einer neuen gesellschaftlichen Ordnung, die von Liebe regiert wird. Die Siddhas versuchten, jedem Menschen den Weg zu Gott zu zeigen. Sie lehrten, was zu tun und zu beachten sei, um *samadhi* zu erfahren – dazu zählten insbesondere Kundalini Yoga, hygienische Lebensbedingungen und Arzneien – und was man besser vermeiden solle.

Das Konzept, einem jeden den Pfad zu zeigen, unabhängig von Kaste, Glaube, Geschlecht, Religion oder Nationalität, findet sich sowohl im buddhistischen *Bodhisattva*-Gelübde, als auch im *arrupadai* der tamilischen Siddhas. Für die Siddhas erlangte diese Idee eine tiefgreifende soziale und philosophische Bedeutung. Sie unterstreicht das Gelübde, der Menschheit dank eigener Erleuchtung zu helfen. Ihre Lieder und Gedichte sind Hinweise auf den Pfad der Selbst-Verwirklichung für den Wahrheitssucher. Die Siddhas wollten, dass jeder sich an dem erfreuen kann, woran sie sich selbst erfreuten. Sie hatten den liebevollen Wunsch, Wohlergehen, Glück und Solidarität zwischen allen Wesen zu sichern. Anderen Menschen den spirituellen Pfad zu zeigen, wurde als der höchste altruistische Akt betrachtet. Die Siddhas hatten das tiefe Empfinden, dass es echte Freiheit nicht in der Isolation gibt. Hier geht es um eine wichtige Unterscheidung: Die meisten Yogis im Osten streben nach individueller Befreiung (*Moksha*), um dem karmischen Rad von Geburt und Tod zu entkommen, den endlosen Wiedergeburten in der Welt des Leidens. Die Siddhas jedoch wollten, wie auch Jesus, jedem Menschen den Pfad der Befreiung aus den endlosen Sorgen der Welt weisen. Ihre Hoffnung galt der breiten Masse der Menschen: sie alle sollten zum ewig-einen, allverbundenen, allvereinenden Selbst-Wissen gelangen, dem Himmelreich hier auf Erden. Sri Aurobindo, einer der größten Siddhas und Weisen in moderner Zeit, bezeichnete diesen Prozess als „supramentale Evolution".

Mantras (spirituell wirksame Klangsilben) wurden traditionellerweise nur persönlich und auch nur an diejenigen weitergegeben, die ihrer würdig waren. Ramanuja, ein indischer Philosoph des 11. Jahrhunderts, erhielt einst die Einweihung in ein geheimes und machtvolles Mantra. Man erzählt, er sei von der Erfahrung, die das Mantra in ihm auslöste, so tief bewegt gewesen, dass er umgehend auf das Dach des Tempels von Srirangam (im indischen Staat Tamil Nadu) stieg und das Mantra so laut rezitierte, dass alle es hören konnten. Angesichts dieser ungeheuerlichen Tat drohten die brahmanischen Priester damit, ihn mit einem Fluch zu belegen, um seine Seele zur Hölle zu schicken. Ramanuja entgegnete jedoch, er nähme die Hölle mit Freude auf sich, wenn auch nur *einem* der Zuhörer die Segnungen dieses Mantras zuteil würden. Von solcher Art ist die Entschlossenheit der Siddhas.

2. Paradoxe Lehren der Gott-Menschen

Ein überaus machtvolles Mantra der Siddhas ist „*sivayanama*". Dahinter steht nicht nur eine philosophische Idee oder ein mystisches Instrument, sondern auch ein soziales Konzept. *Nama* bedeutet Opfer (*tyaga*) und *siva* meint Seligkeit (*ananda*). *Aya* bedeutet Resultat oder Ergebnis. Das Mantra *sivayanama* besagt also: „Das Ergebnis des Opfers ist Seligkeit". Für die Siddhas besteht die höchste Form des Dienens in dem Opfer, das jemand erbringt, um Selbstverwirklichung zu erreichen, da die gesamte Welt auf subtile Weise davon profitiert. Wir alle sind nicht nur durch Worte und Handlungen, sondern auch über unsere Gedanken und die Ebene unseres Bewusstseins auf enge Weise miteinander verbunden. Wenn wir die weltlichen Verstrickungen unseres Egos opfern und *tapas* praktizieren, dann empfinden wir eine Beseligung, die sich auf alle überträgt. Dem Dienst am Nächsten wurde so durch die mystische Erfahrung der Siddhas eine neue Bedeutung verliehen.

Das *arrupadai*-Konzept weist einerseits darauf hin, was man *nicht* tun soll, um Selbstverwirklichung zu erlangen. Dazu gehören z. B. halbherzige Maßnahmen wie Kastenwesen, Rituale oder Tempelverehrung. Den Siddhas zufolge werden viele unserer Selbsttäuschungen durch jene Institutionen verursacht, die mit solchen Programmen verbunden sind. Andererseits enthält das *arrupadai*-Konzept aber auch positive Aspekte: Hierzu zählen die Methoden des Kundalini Yoga, ethische Anweisungen, das System der Siddha-Medizin sowie die einfache, volkstümliche Sprache, in der die Siddhas ihre Lehren vermitteln.

Kurz gesagt: Die Siddhas selbst erfreuten sich vollkommener Freiheit. Anstatt der Welt zu entsagen, widmeten sie Ihr Leben der Aufgabe, auch die Welt spirituell zu erheben. Dabei handelt es sich um ein neues humanistisches Paradigma im globalen Maßstab – ein Paradigma, das nicht von Gesellschaftstheoretikern, sondern von göttlich inspirierten Siddhas oder vollendeten Mystikern übermittelt wurde.[22]

Die Praxis eines integralen Yoga, so wie ihn die Siddhas verstanden, hat gesellschaftliche Konsequenzen. Unsere Gedanken, Worte und Handlungen beeinflussen nicht nur uns selbst, sondern jeden, dem wir in der Gesellschaft begegnen: Freunde, Fremde, Familienangehörige, Kollegen, Mitarbeiter und selbst entfernte Menschen. Patanjali und die Siddhas hatten dies erkannt und legten daher Nachdruck auf soziale Selbstbeschränkungen (*yamas*) und die Beachtung von Verhaltensregeln (*niyamas*), die gemeinsam das Fundament der Yogapraxis bilden. Die „Selbstbeschränkungen" beziehen sich auf Gewaltlosigkeit, Wahrhaftigkeit, Nichtstehlen, Keuschheit und Begierdelosigkeit (*yamas*). Die „Verhaltensregeln" umfassen Reinheit, Zufriedenheit, das Annehmen, jedoch nicht das Verursachen von Schmerz, Selbstintrospektion und Hingabe an Gott. Spiegeln sich hier nicht dieselben Qualitäten und Aspirationen wider, die durch Jesus gelehrt wurden?

Die yamas oder „Selbstbeschränkungen" des Klassischen Yoga werden von Patanjali in Yoga-Sutra II.30 beschrieben:

Ahimsa (Gewaltlosigkeit): *Himsa* bedeutet „Gewalt zufügen", *ahimsa* also Gewaltlosigkeit. Gemeint ist das Unterlassen, anderen Menschen durch Gedanken, Worte oder Handlungen zu schaden. Bei Yogis sind Gedanken und Worte erheblich machtvoller als bei anderen Menschen, da deren Energien gewöhnlich zerstreut sind. Darum sollten wir es vermeiden, schlecht von anderen zu denken oder über sie zu urteilen, denn dadurch wird nur verstärkt, was immer sie an negative Qualitäten in sich tragen; außerdem bringt es uns dazu, diesen Tendenzen in uns selbst nachzugeben. Sprich also erst, nachdem du vorher darüber nachgedacht hast, was hilfreich und erhebend ist. Rechtes Handeln ergibt sich dann aus rechtem Denken und rechter Rede. *Ahimsa* kann auch bedeuten, Schaden von anderen abzuwenden.

Satya (Wahrhaftigkeit): Sprich nur das aus, was wahr ist, und vermeide Lüge, Übertreibung, Anmaßung, Betrug, Heuchelei und vorgetäuschte Ehrlichkeit in der Werbung. Anderenfalls betrügen wir uns selbst, verzögern die Ausarbeitung des vorhandenen *Karma* und erzeugen oder verstärken neue karmische Konsequenzen. Wenn man beim Denken, Sprechen und Handeln alle Fiktionen, all die eingebildeten, unwirklichen Dinge, beiseite lässt, findet man rasch zur Wahrheit. Es ist wie eine Offenbarung, wenn man nur die Wahrheit spricht. Nutze die Worte, um andere damit zu segnen. Denk nach und sprich aus, was vom Herzen oder aus dem höheren Selbst kommt. Dies bringt Klarheit – sowohl in unseren Verstand als auch in unsere sozialen Beziehungen.

Asteya (Nichtstehlen): Man nimmt nichts an sich, was einem nicht gehört. Stehlen überschwemmt unser Bewusstsein mit Dunkelheit und macht uns blind für unser wesentliches Einssein mit allem. Es verschließt unser Herz, verstärkt egoistische Tendenzen und drängt uns vom Pfad der Selbst-Verwirklichung ab.

Brahmacharya (Keuschheit): Sexuelle Enthaltsamkeit auf der körperlichen, emotionalen, energetischen und auch auf der mentalen Ebene. *Brahmacharya* hilft dabei, sich von dem zu lösen, was für die meisten Menschen eine starke Quelle der Ablenkung und des Leidens darstellt; daher unterstützt es den Prozess der Selbst-Verwirklichung. Sogar in einer verbindlichen Partnerschaft kann Ablenkung und Zerstreuung von Energie weitgehend verhindert werden, wenn man in der sexuellen Beziehung Mäßigung und Achtsamkeit entwickelt. Man liebt den anderen als das eigene Selbst. Dabei muss man sorgfältig darauf achten, dass man nichts verdrängt oder unterdrückt, und keine Abneigung gegen andere oder Schuldgefühle, Scham und Frustration aufgrund der eigenen sexuellen Impulse entwickelt. Es ist empfehlenswert, über die tiefere Bedeutung

2. Paradoxe Lehren der Gott-Menschen

der Sexualität nachzudenken und auf eine ganzheitliche Weise mit ihr umzugehen.

Aparigrahah (Freiheit von Gier): Phantasiere nicht über materiellen Besitz und begehre keine Dinge, die anderen gehören. Oft stellen sich Menschen vor, um wie viel glücklicher ihr Leben wäre, wenn sie im Lotto gewännen, einen großen Aktiengewinn hätten oder wenn sie eine reiche Person heiratet würden. Derartige Phantasien lenken nur von der inneren Quelle der Freude ab.[23]

Die Niyamas oder „Verhaltensregeln" des Klassischen Yoga werden von Patanjali in Yoga-Sutra II.32 beschrieben:

Sauca (Reinheit): Bezieht Körper, Geist und Rede ein. Patanjali erklärt, dass sich durch *Sauca* eine Losgelöstheit gegenüber dem eigenen Körper einstellt und man *Sattva* oder ein klares Wesen als Grundlage der Erleuchtung entwickelt. Man gewinnt Freude, Konzentration und Meisterschaft über die Sinne. Jesus sagte: „Selig sind jene, die reinen Herzens sind, denn sie werden Gott schauen." (Matthäus 5.8)

Santosha (Zufriedenheit): Eine innere Haltung, die weder Vorlieben noch Abneigung zulässt. Patanjali zufolge, bringt *Santosha* höchste Freude mit sich.

Tapas (Annehmen, aber nicht Verursachen von Schmerz): Das erinnert uns an den Ausspruch von Jesus: „Schlägt dir jemand ins Gesicht, dann halte ihm auch die andere Wange hin." (Lukas 6,29) Patanjali teilt uns mit, dass man auf diese Weise Vollendung erlangt.

Svadhyaya (Studium des Selbst; Selbstintrospektion): Umfasst das Studium der heiligen Schriften, die als Spiegel unseres höheren Selbst, unserer Seele dienen. Wir werden daran erinnert, das loszulassen, was wir nicht sind: unsere mentalen, emotionalen und physischen Reaktionen. Nach Patanjali gewinnt man dadurch die Fähigkeit, mit Gott zu kommunizieren. Auch die Lehren von Jesus beziehen sich auf die heiligen Schriften als ein Hilfsmittel, um uns daran zu erinnern, wer wir wirklich sind und für unsere Beziehung zu Gott.

Ishvara-pranidhana (Hingabe an Gott): Patanjali versichert uns, dass man durch die vollständige Hingabe an Gott den Zustand des *Samadhi* oder der kognitiven Absorption verwirklicht. Jesus nannte diesen Bewusstseinszustand „Königreich des Himmels". Das erinnert an die Ermahnung der Bibel, Gott mit ganzem Herzen, ganzer Seele, und in allem, was man tut, zu lieben. Jesus lehrte seine Zuhörer immer wieder, wie man Gott liebt.

War Jesus ein Guru?

Jesus akzeptierte Maria Magdalena als Jüngerin, als er sie seine Füße waschen und salben ließ. Er initiierte seine würdigsten Jünger in esoterische Lehren, um sie damit zu befähigen, das Höchste Sein jenseits des Schöpfergottes zu verwirklichen. Die Siddhas zeigten ihre Hingabe an ihre Gurus, indem sie deren Füße wuschen und berührten. Sie initiierten ihre Schüler in fortgeschrittene Yogatechniken, um ihr Bewusstsein zu erweitern und sie zur Selbstverwirklichung zu führen. Das gnostische Thomas-Evangelium, das Evangelium nach Maria und das jüngst entdeckte Evangelium des Judas enthüllen, wie Jesus seine fortgeschrittensten Schüler in das geheime „Wissen" (Gnosis) einweihte.

Hier zwei Auszüge aus dem Judas-Evangelium, geschrieben um etwa 140 n. Chr.:

Während des Abendmahls, drei Tage vor dem Passah-Fest, unterzieht Jesus Seine zwölf Jünger einer Prüfung: Er fordert jeden einzelnen dazu auf, vor Ihn zu treten und Ihm zu sagen, wer Er sei. Nur Judas stellt sich der Herausforderung und sagt: „Ich weiß, wer Du bist und von welchem Ort du gekommen bist. Du bist aus dem unsterblichen Äon der Barbelo gekommen, und ich bin nicht würdig, den Namen dessen auszusprechen, der dich gesandt hat." Da Jesus wusste, dass Judas an etwas sehr Erhabenes dachte, sprach er zu ihm: „Trenne dich von ihnen, und ich werde dir die Geheimnisse des Königreiches erzählen. Es ist möglich, dass du dorthin gelangst, aber du wirst viel seufzen. Denn ein anderer wird an deinem Platz sein, damit die zwölf Jünger wieder vollendet werden in ihrem Gott."[24]

Später nahm Jesus Judas beiseite. Jesus sagte zu ihm: „Komm, damit ich dich belehre über die Geheimnisse, die noch kein Mensch gesehen hat. Denn es existiert ein großer und unendlicher Äon, dessen Maß kein Engelsgesicht gesehen hat, in dem ein großer, unsichtbarer Geist ist." Und da erschien eine leuchtende Wolke.[25]

Die Yoga-Initiation wird als *diksa* bezeichnet; in der Siddha-Tradition wird sie vom Initiator, dem Guru, gegeben. Um Jesus zu verstehen, muss man die Bedeutung des Sanskritwortes *Guru* kennen. Der Begriff *Guru* leitet sich aus zwei Wurzeln ab: *gu* (Dunkelheit) und *ru* (Licht). Ein Guru entfernt die Dunkelheit der Unwissenheit, der Nicht-Wahrheit, und führt seinen Schüler zur Erleuchtung und Wahrheit. Der Guru ist ein Naturprinzip, durch das man die Wahrheit der Dinge erkennt. Dieses Prinzip kann sich durch alle Situationen oder Gegenstände ausdrücken, die Weisheit hervorrufen. Weisheit ist in Wirklichkeit der Guru. Man mag den Guru als „reine Liebe" erfahren, während man in die Augen seines Neugeborenen blickt oder gänzlich versunken ist in die vollendete Schönheit eines Sonnenauf- oder Sonnenuntergangs über dem Meer, oder beim Lesen der Schriften, oder durch den Blick oder die Worte eines Heiligen. Ein plötzliches Aufwallen von Reiner Liebe, Reiner Bewusstheit, Vollkommener Schönheit, Absolutem Frieden, Mitgefühl oder Wahrheit – dies sind Erfahrungen beim Wirken des „Guru-Prinzips".

2. Paradoxe Lehren der Gott-Menschen

Wenn diese Art der Bewusstheit durch ein menschliches Wesen kontinuierlich zum Ausdruck gelangt, kann diese Person als ein Guru bekannt werden; doch es ist das, was diesen Menschen durchströmt, das die Macht besitzt, andere zu transformieren. Ein wahrer Guru identifiziert sich nicht mit der körperlich-geistigen Persönlichkeit. Wie auch Jesus ist er ein demütiger Diener Gottes, der Name und Form transzendiert hat. Wird man mit allem eins, so identifiziert man sich mit allem. Wenn sämtliche Konditionierungen des Egos verschwunden sind, wie dies bei den größten Siddhas der Fall ist, gibt es nichts mehr, was die Wahrheit missverstehen könnte. Die Wahrheit fließt rein und unverfälscht direkt von Gott durch diese Wesen. Doch solche Individuen sind auf der Erde sehr selten.

Die meisten ihrer Anhänger und selbst ihre Schüler erkennen nicht, was diese Wesen hier auf Erden in Wirklichkeit sind; die Person des Lehrers bleibt für sie ein Rätsel. So kommt es, dass sie fälschlicherweise den Lehrer statt der Lehren verehren. Das war z. B. bei Gautama Buddha der Fall. Er wollte die überbetonte Idolverehrung des Hinduismus durch Weisheitslehren über Leid und Wunschbegierde ersetzen, und wurde danach selbst zum Objekt der Verehrung gemacht. Aus diesem Grund entziehen sich die größten Weisheitslehrer, die höchsten Gurus, nach einer Weile der Öffentlichkeit und lassen ihre eigene Lebensgeschichte im Dunkeln. Für die Welt ist wichtig, die Weisheit der Lehren aufzunehmen und zu leben, nicht aber den Lehrer anzubeten.

Der Guru ist ein spiritueller Mentor, der seine Schüler in den spirituellen Pfad initiiert und zur Befreiung führt. Er ist jemand, der seine Identität mit der absoluten Quelle von allem verwirklicht hat und die Verantwortung übernimmt, auch andere zu dieser Realisierung zu führen. Auf diese Weise manifestiert sich Gott in der Form des Guru: Gottes Gnade *ist* der Guru.

Der Guru ist das Prinzip, durch das die Natur alles Leben erschafft, erhält und zerstört – in unseren inneren, wie auch in den äußeren Universen – und in welcher Weise es auch immer für uns erforderlich ist, um den Übergang von der Unwissenheit zur Weisheit und vom Egoismus zur Selbstverwirklichung zu passieren. Das Guru-Prinzip bestand bereits vor der Erschaffung des Universums; es transzendiert somit Zeit und Raum. Da es in jedem Menschen als das innere Selbst existiert, verehren wir mit der Verehrung des äußeren Guru auch unser eigenes Selbst.

Mircea Eliade charakterisiert Yoga als „initiatorische Struktur". Eine bessere Übersetzung von *diksa* ist „Ermächtigung" oder „Bevollmächtigung" im Sinne einer Übertragung von Macht und Energie, denn in *diksa* trägt der Lehrer den Schüler wie eine Mutter das Embryo im Leib und „ermächtigt" ihn mit all seiner *jnana- oder Weisheitsenergie*. Der Begriff *diksa* enthält zwei Bedeutungsaspekte, nämlich *diyate* und *ksiyate*, d. h. „gebend" und „schwächend". Der Guru gibt oder vermittelt Wissen und er schwächt oder beseitigt niedere Impulse und Wünsche, also jene Dinge, die uns fesseln, und damit Hindernisse auf dem Weg zur Erleuchtung und Befreiung darstellen. Die Initiation ist eine spirituelle Wiedergeburt, mit der ein langer Prozess der Transformation beginnt. In der Siddha-Tradition umfasst die Initiation ein Training in Kundalini Yoga. Hierzu zählen u. a. spezielle Atemübungen, während man die Zirkulation der Energie durch die wichtigsten subtilen Kanäle visualisiert. Im Sanskrit werden die subtilen Energiekanäle als *nadis* bezeichnet; die wichtigsten davon, *ida nadi, pingala nadi* und *sushumna nadi*, sind in der Wirbelsäule des physischen Körpers lokalisiert. Initiation schließt in der Siddha Tradition auch die Einweihung in Mantras für die *chakras* (die sieben psycho-energetischen Zentren), spezielle Meditationstechniken und Körperhaltungen ein. Hinter allem steht die Intention, einen Funken des spirituellen Energiepotentials (*kundalini*) zu erwecken. In ihrem potenziellen, also unerweckten Zustand liegt *kundalini* schlafend und eingerollt wie eine Schlange an der Basis der Wirbelsäule. Der Guru gilt als die initiale Schwelle, über die man in den Aufstieg auf der Stufenleiter eintritt, die zur Befreiung führt.

Die Siddhas verehrten ihre Gurus. Dies unterscheidet sie und andere Praktizierende des *Tantra* von den Anhängern des vedischen Glaubens; letztere werden *devabhaju*, Verehrer der Halbgötter oder *devas* genannt. Ein charakteristisches Unterscheidungsmerkmal der Siddhas besteht darin, dass sie nirgendwo in ihren literarischen Werken das Lob irgendeines lokalen Gottes oder einer Gottheit singen. Der Guru erhebt sich essenziell als eine grenzenlose Weite des Raums (*vettaveli*), als eine Freiheit oder Weisheit, in der sich der Schüler selbst verliert. Manchmal steht auch die Abstammungslinie der vorangegangenen Gurus für den Guru. Der Guru muss daher nicht notwendigerweise ein lebendes menschliches Wesen sein. Der Guru lehrt seine Schüler nicht nur, wie sie meditieren und Bewusstheit entwickeln sollen, sondern inspiriert, unterstützt und ermutigt sie auch während des gesamten Übungs-, Erkenntnis- und Reinigungsprozesses bis hin zur Verwirklichung des Selbst. Gemäß der Siddha-Tradition ist der Guru keine Fundgrube von Wissen oder ein bloßer Experte; er ist eine Autorität, denn er hat die Wahrheit erfahren; er hat den Zustand der Selbstverwirklichung erreicht und er wurde dann dazu berufen, auch andere zur Selbstverwirklichung zu führen.

Jesus war für seine Jünger nicht nur ein Lehrer oder Rabbi, sondern ein Gott-Mensch, der für sie alle ein Rätsel blieb. Jesus wurde von Johannes dem Täufer bei seiner Taufe im Jordan initiiert. Aufgrund der Ermächtigung durch Johannes wurde ihm eine machtvolle spirituelle Erfahrung zuteil. Jesus seinerseits demonstrierte Kräfte und Funktionen, die denen eines Gurus der indischen Siddha-Tradition glichen.

Die Jünger Jesu bemühten sich redlich, seine Lehren und Gleichnisse zu verstehen. Sie betrachteten ihn abwechselnd als einen Propheten, als den Messias, dessen Erscheinen im alten Testament vorausgesagt war, und als den Gesalbten, der sie vom Joch der römischen Tyrannei befreien würde. Sein öffentliches Wirken dauerte weniger als zwei Jahre; daher hatten seine Jünger nur sehr wenig Zeit, um zu reifen und sein Wesen zu begreifen. Ihre Verwirrung und ihre Diskussionen darüber, wer und was Jesus war, führten im frühen Christentum zu einer Vielzahl von Sekten; diese entstanden aufgrund unterschiedlicher Antworten auf die Fragen: Wer war Jesus? War Er Gott? War er ein Mensch? War er beides, Gott und Mensch? Die Auseinandersetzung tobte bis zum 3. Jahrhundert, als die Kirche – in Allianz mit dem römischen Kaiser – damit begann, ihr Dogma zu definieren. In der Folge wurden alle christlichen Sekten, die sich diesem Dogma nicht anschließen wollten, von der Kirche zu Häretikern erklärt.

2. Paradoxe Lehren der Gott-Menschen

Manchmal ist ein vormals körperlich gegenwärtiger Guru, der sich mit der Absoluten Dimension von Sein-Bewusstsein-Seligkeit vereint und die physische Ebene verlassen hat, dennoch fähig und willens, wahren Aspiranten zu helfen. Der Guru bleibt dann weiterhin in subtiler Form als gnadenspendende Macht Gottes anwesend. Gott, Guru, Selbst, alldurchdringendes Bewusstsein und *shakti* sind Eins. Ebenso sind Gott, Guru, Selbst, alldurchdringendes Bewusstsein und Jesus Eins.

Jesus wies ohne Zweifel alle der oben erwähnten charakteristischen Eigenschaften eines Gurus auf. Die Tatsache, dass der Begriff „Guru" für orthodoxe westliche Christen äußerst anrüchig ist, lässt bereits auf die Wirkung schließen, die solche Gott-Menschen auf diejenigen ausüben, die an religiöse Konventionen gebunden sind. Wie kann ein menschliches Wesen auch Gott sein? Dieses Paradoxon verursachte eine über dreihundert Jahre währende Debatte in der frühen Christenheit, und selbst heute provoziert es bei den modernen Pharisäern noch den empörten Aufschrei „Gotteslästerung" und „Scharlatan".

Der Begriff „Guru" ist hauptsächlich deshalb mit einem schlechten Odium behaftet, weil Oberhäupter konventioneller und orthodoxer Religionen, aber auch Zyniker und andere berufsmäßige Skeptiker in den Medien, sich bedroht fühlen, wenn jemand für sich in Anspruch nimmt, eine außergewöhnliche Erkenntnis der Wahrheit zu besitzen. Eine solche Haltung ist vor allem in westlichen Ländern anzutreffen, wo Wissen Macht bedeutet; es gibt sie aber auch in allen Kulturen, in denen die Führer der etablierten Religionen wenig Freiraum für die Unorthodoxen, die radikale Denker und die Mystiker lassen. Käme Jesus heute zurück, so würde er von den erwähnten modernen Pharisäern zweifellos als weiterer „Guru" eingestuft werden. Wahrscheinlich würde er sie genauso mit weisen, zeitgenössisch adaptierten Gleichnissen herausfordern und ihnen scharf pointierte Erwiderungen geben. Er würde einige Menschen anziehen, andere vor den Kopf stoßen. In einigen Ländern würde vielleicht der staatliche Sicherheitsdienst oder die Steuerbehörde gegen ihn ermitteln. Zweifellos würden ihn aber die orthodoxen Religionen lächerlich machen oder ihn sogar verfolgen lassen.

Das orthodoxe Christentum löschte die Gnostiker und deren Schriften systematisch aus, die – ähnlich wie Jesus – für sich in Anspruch nahmen, ein besonderes inneres Wissen gefunden zu haben. Zwar tolerierte die „rechtgläubige" Christenheit ihre Mystiker, wenn sie sich in ihren Klöstern still verhielten, doch fuhr sie damit fort, die mystische Botschaft Jesu vom „inneren Himmelreich" durch die Botschaft des Paulus und Johannes zu ersetzen: „Wenn du an Jesus Christus, unseren Herrn, glaubst, werden dir deine Sünden vergeben und du wirst errettet von ewiger Verdammnis." Solange die authentischen Lehren von Jesus nicht ihren wahren Stellenwert zurückerhalten, werden viele aufrichtige Gottsucher weiterhin nach „Gurus" außerhalb des Christentums Ausschau halten, um das besondere innere Wissen zu finden, das zum „Königreich des Himmels" führt. Eines Tages aber muss der Schüler, ob Yogi oder Christ, schließlich über den äußeren Guru hinausgehen und den inneren Guru entdecken – jenes Prinzip, das die innere Weisheit offenbart.

Anhänger und Schüler

Jesus hatte nur eine Handvoll von Jüngern, einschließlich der zwölf Apostel und Maria Magdalena. Viele andere aber hörten seine Botschaft, nahmen sie sich zu Herzen und verehrten ihn. Das waren seine Anhänger oder Verehrer* (engl. devotees). Ein Jünger oder Schüler* (engl. disciple) geht jedoch weiter und widmet sich einer empfohlenen Disziplin. Jesus verlangte von seinen Zuhörern nicht, die Tora oder die jüdischen Bräuche aufzugeben, doch bestand er darauf, dass sie sich mit ganzem Herzen dem dahinter stehenden Geist zuwendeten. Denen, die dies verstanden, bot er geheime Lehren oder Einweihungen an, um sie zu ermächtigen, die spirituelle Dimension der Wirklichkeit zu erfahren. Wie die Yoga Siddhas, so teilte aber auch Jesus seine höchsten spirituellen Wahrheiten nur mit (ausgewählten) Schülern oder Jüngern im Rahmen persönlicher Initiationen. Während einer Initiation kommt es zu einer tiefen Verbindung, zu einem wahren Akt des Teilens zwischen Guru und Schüler. Geist oder Spirit ist ohne Form, und jeder Versuch, eine derartige Kommunion auf Glaubensbekenntnisse oder Symbole zu reduzieren, dient nur zur Ablenkung von der Essenz der Lehre, ihrem eigentlichen Inhalt. Widmen sich die Schüler der empfohlenen spirituellen Disziplin, so können sie ihre Verbindung mit der spirituellen Wahrheit „jenseits von Name und Form" immer wieder erneuern. Für den Nichteingeweihten bleibt diese Wahrheit jedoch ein Rätsel.

Gibt es Unterschiede zwischen Jesus und den Yoga Siddhas?

Wie wir sehen werden, sind die Unterschiede relativ gering. Nachdem wir bereits die *Lehren* Jesu und die der Siddhas verglichen haben, ist es nun an der Zeit, auch ihre *Leben* zu vergleichen, da das eigene Leben vielleicht die beste Form darstellt, durch die man eine Lehre vermitteln kann.

Jesus hielt keine seiner Lehren schriftlich fest. Anstatt ein Evangelium zu schreiben, predigte er. Die Siddhas schrieben ihre Lehren häufig in Form von leicht erinnerbaren Gedichten oder Geschichten auf Palmblätter.

Jesus reiste, soweit wir wissen, nicht über die Grenzen des heutigen Israels hinaus. Die Siddhas reisten nicht nur durch ganz Indien, sondern ihren eigenen Angaben zufolge bis nach China, Südostasien, Arabien und Südeuropa.

Jesus hatte nach unserem Kenntnisstand keinen Guru – es sei denn, man betrachtet Johannes den Täufer als solchen. Er schrieb seine Weisheit keinem anderen zu, abgesehen von den alttestamentarischen Propheten, die

---

* Mit den Begriffen „Anhänger", „Verehrer", „Jünger" und „Schüler" sind sowohl männliche als auch weibliche Personen gemeint. - Anm. d. Übs

als solche Quellen gedient hatten. Johannes der Täufer taufte Jesus und initiierte ihn in die Erfahrung der göttliche Kommunion, als der Heilige Geist in Gestalt einer Taube auf ihn herabkam.

Die Siddhas bezeichneten ihre Gurus als die Quellen ihrer Weisheit. Wir wissen, dass die Siddhas die Methoden des Yoga weiterentwickelten und an ihre Schüler übertrugen, insbesondere Kundalini Yoga und Meditation. Wir haben jedoch keine Kenntnisse darüber, welche Methoden oder *Gnosis* Jesus seinen würdigsten Jüngern während geheimer Einweihungen vermittelte.

Jesus lebte nur 33 Jahre. Seine kurze Mission endete abrupt mit seiner Kreuzigung. Er ließ seine Jünger aufgelöst und verwirrt zurück; sie waren schlecht darauf vorbereitet, so zu lehren wie Er gelehrt hatte. Die Siddhas haben nach ihren eigenen Angaben Hunderte von Jahren gelebt. Jesus lebte während des ersten Jahrhunderts. Der Siddha Patanjali soll Gelehrten zufolge etwa um 200 v. Chr. gelebt haben. Siddha Agastyar wird erwähnt im Rig Veda, der etwa um 1500 v. Chr. niedergeschrieben wurde, nachdem er bereits Tausende von Jahren mündlich überliefert worden war. Die Upanischaden der Rishis wurden etwa zwischen 1000 v. Chr. und 500 n. Chr. verfasst. Siddha Tirumular beendete die Niederschrift des *Tirumandiram* im 4. Jahrhunder n. Chr. Der Siddha Goraknath lebte etwa im 11. Jahrhundert n. Chr.

Jesus sprach Aramäisch und wuchs als Jude auf. Er hielt sich an die jüdischen Gesetzesvorschriften – allerdings nicht immer. Oft kritisierte er sie oder empfahl, ihren eigentlichen Sinn zu erkennen – der Geist, nicht der Buchstabe des Gesetzes sei das Wesentliche. Die Siddhas wuchsen in Traditionen auf, die Teil jenes Verbundes von Glaubensrichtungen sind, den wir heute als Hinduismus oder *sanatana dharma* (ewig rechter Weg) kennen. Wie Jesus hielten sie sich jedoch an die innere Erfahrung als höchste Autorität.

Soweit wir wissen, war Jesus nicht verheiratet, sondern wandernder Lehrer der Weisheit. Die Siddhas dagegen waren oft Familienväter, zumindest in einem bestimmten Zeitabschnitt ihres Lebens. Sie leisteten der Welt ihren Beitrag in diversen Berufen – der Medizin, der Literatur und in verschiedenen Wissenschaften.

Nach den Berichten der Evangelisten wurde Jesus gekreuzigt, stand von den Toten auf und fuhr schließlich in den Himmel. Die Siddhas, obgleich häufig von den orthodoxen Amtsträgern behindert und zensiert, wurden nicht verfolgt. Sie lebten lange Leben und in vielen Fällen entschwanden sie oder stiegen in einer wundersamen Weise auf.

War Jesus ein Yoga Siddha?

Es gibt zwar keine schlüssigen Beweise dafür, dass Jesus jemals nach Indien kam, der traditionellen Heimat des Yoga, oder irgendetwas erlernte, das als „Yoga" bezeichnet werden könnte. Aber die vielen Ähnlichkeiten zwischen Jesus und den Siddhas lassen wenig Zweifel daran, dass Jesus fast alle Eigenschaften, die bei einem „vollendeten" Menschen, einem Siddha, auftreten, in beispielhafter Weise besaß. Er war viel mehr als ein Heiliger oder Weiser, und weitaus mehr als ein Prophet oder Weisheitslehrer. Seine Wunder und seine besonderen Kräfte, die Abwesenheit von Egoismus, die Form seines Lehrens – alles dies deutet auf einen Menschen hin, der den Gipfel der Vollendung (*siddhi*) erreicht hat. Nur wenige Menschen können andeutungsweise verstehen, wie eine solche Vollendung erworben wird. Es ist eines jener Mysterien, die aus den achtzehn „fehlenden Jahren" resultieren, also dem Zeitraum zwischen dem zwölften Lebensjahr und dem Auftritt Jesu in der Öffentlichkeit, worüber in den kanonischen Evangelien nichts berichtet wird. Die Wissenslücke über jene Jahre, die Jesus geprägt hatten, mag dazu geführt haben, dass so viele Menschen die Rolle des Erlösers auf ihn projizierten. Doch wie wir in den folgenden Kapiteln sehen werden, hat Jesus in keinem seiner authentischen Aussprüche jemals für sich in Anspruch genommen, der Erlöser von irgendjemand zu sein. Das Mysterium um seine fehlenden Jahre lässt überdies vermuten, dass er mit Absicht niemals enthüllte, wo er diese Jahre verbracht hatte.

Man muss nicht in ein anderes Land gehen oder in eine andere Kultur eintauchen, um die Wahrheit, das „himmlische Königreich", zu finden. Der kürzeste Weg zum Himmelsreich, so lehrte Jesus, liegt in uns selbst. Es entbehrt nicht der Ironie, dass seine Lehre, seine tiefgründigste Botschaft an die Welt, in der christlichen Lehre, die rund um seine Person entstand, verloren ging.

Für uns ist hier wichtig, zweierlei festzuhalten: Erstens, dass in den Lehren der Siddhas und aller anderen Meister von Weisheitstraditionen auf der ganzen Welt die gleiche Botschaft erklingt. Zweitens, dass die Siddhas und andere Meister für jemanden, der das himmlische Königreich auf Erden anstrebt, ähnliche spirituelle Lehren empfehlen.

Kapitel 3
Das Thomas-Evangelium –
eine gnostische Schrift?

Das Thomas-Evangelium wurde 1945 zusammen mit anderen gnostischen Texten bei Nag Hammadi in Oberägypten entdeckt und enthält 114 Aussprüche Jesu. Viele dieser Sprüche werden von den Bibelgelehrten als authentisch angesehen. Während bei anderen frühchristlichen Evangelien die Verfasser unbekannt sind, wird bei diesem Evangelientext Didymos Judas Thomas als Autor genannt, den man vor allem innerhalb der Syrischen Kirche als den Apostel Thomas und Zwillingsbruder Jesu betrachtet.[1] Dem gnostischen Text „Akte des Thomas" zufolge, war er auch der Begründer der christlichen Kirchengemeinden in Südindien und wurde in der Nähe des heutigen Chennai, Tamil Nadu, zum Märtyrer.[2] Die meisten Gelehrten sind jedoch der Ansicht, dass der Autor des Thomas-Evangeliums wahrscheinlich nicht der Apostel Thomas war, sondern jemand, der in dessen Namen schrieb, ähnlich wie es bei den kanonischen Evangelien der Fall gewesen ist. Im Unterschied zu anderen frühchristlichen Evangelien, die gewöhnlich aus erzählend-interpretativen Berichten des Lebens Jesu bestehen und in der Darstellung seines Todes kulminieren, enthält das Evangelium nach Thomas nur Jesus-Aussprüche. Der erste Spruch lautet:

„Wer die Auslegung dieser Worte findet, wird den Tod nicht kosten."

Dieser Einleitungsspruch verheißt dem Leser Unsterblichkeit als Lohn, wenn es ihm gelingt, die nachfolgenden Sprüche richtig zu interpretieren. Die Leser des Evangeliums werden eingeladen, an der Suche nach dem Sinn des Lebens teilzunehmen, indem sie die oft kryptisch-rätselhaften Jesus-Sprüche deuten.

Der zweite Spruch warnt uns, dass die Suche nach dieser Erkenntnis schwierig sei, doch an ihrem Ende würden wir Gott finden:

Jesus sagte: „Nicht aufhören zu suchen soll der Suchende, bis er findet. Und wenn er findet, wird er verwirrt sein, und wenn er verwirrt ist, wird er sich wundern, und er wird Herr sein über die Welt."

Die richtige Auslegung wird mit Hilfe eines besonderen, verborgenen, inneren Wissens gewonnen. Worte selbst sind dafür nicht ausreichend; sie können jedoch auf Wahrheiten hinweisen, die jenseits ihrer Mitteilungskraft liegen. Auf dieser Suche finden die Sucher sich selbst und Gott. Sie entdecken, dass Gottes Reich in ihnen selbst existiert, aber auch überall im Äußeren ausgebreitet ist, und sie „die Kinder des lebendigen Vaters" sind.

Die Schriften der Siddhas wie auch die Jesus-Aussprüche dienen lediglich als „Schlüssel", um die Tür zu einer sonst unzugänglichen Wahrheit und Weisheit zu öffnen. Es ist nicht möglich, die Wahrheit, auf die in diesen Schriften verwiesen wird, durch Worte adäquat auszudrücken; sie kann aber in höheren Bewusstseinszuständen während tiefer Meditation erfahren werden. Für die meisten Yoga-Aspiranten ist deshalb eine Einweihung in Kontemplations- und Meditationstechniken erforderlich, um die Tür zur Weisheit der Siddha-Schriften zu öffnen.

Wir werden in diesem Kapitel einige dieser rätselhaften Siddha-Gedichte mit den kryptischen Aussprüchen und Parabeln von Jesus vergleichen. Zuerst wollen wir uns aber mit der Geschichte und Bedeutung eines der größten Funde der Christenheit in moderner Zeit befassen.

Die Geschichte und der besondere Charakter des Thomas-Evangeliums

Das Papyrus-Manuskript wurde 1945 am Fuß eines Felshangs nahe Nag Hammadi in der ägyptischen Sinai-Wüste entdeckt, wo es in einem Tongefäß verborgen war. Es ist in koptischer Sprache geschrieben und wird auf das frühe 2. Jahrhundert zurückdatiert. Bruchstücke dieses Evangeliums fand man bereits im 19. Jahrhundert bei Oxyrhynchus in Ägypten; sie waren in Griechisch verfasst, und wurden 1897 und 1904 veröffentlicht. Diese Fragmente wiesen viele Verse auf, die auch in der koptischen Fassung enthalten sind. Die 114 Sprüche im Thomas-Evangelium treten anscheinend in einer mehr oder weniger zufälligen Anordnung auf. Sie wurden etwa gegen Ende des 1. Jahrhunderts oder Anfang des 2. Jahrhunderts zusammengestellt, obgleich eine frühere Fassung vermutlich zwischen 50 und 60 n. Chr. geschrieben worden sein muss.[3]

Als eine Sammlung von Jesus-Aussprüchen liegt das Thomas-Evangelium näher bei anderen alten Spruchsammlungen als bei den vier Evangelien des Neuen Testaments. In der Antike kursierten ab dem 3. Jahrtausend v. Chr. jüdische, griechisch-römische und später dann auch christliche Spruchsammlungen als eine Art Weisheitsliteratur. Die alttestamentarischen „Sprüche Salomons", der „Prediger", und die „Weisheit Salomons", wurden von jüdischen Weisen in dieser Form zusammengestellt. Einprägsame weise Sprichworte, oft zynisch und geistreich, die man als *chreia* bezeichnet („nützliche" Geschichtchen), wurden von griechischen und römischen Philosophen formuliert. Die bekannteste christliche Spruchsammlung war das von Burton Mack so benannte „verlorene Evangelium" Q („Quelle"). Aus Sicht der neutestamentlichen Bibelhistoriker muss Q neben Markus die gemeinsame Hauptquelle zahlreicher Passagen bei Matthäus und Lukas gewesen sein. Das Thomas-Evangelium ist dagegen von Q völlig unabhängig.

Das Thomas-Evangelium verkündet als ein Evangelium der Weisheit eine unverwechselbare Botschaft. Anders als in den kanonischen Evangelien „bewirkt Jesus im Thomas-Evangelium keine physischen Wunder, offenbart keine Erfüllung von Prophezeiungen, kündigt kein apokalyptisches Königreich an,

3. Das Thomas-Evangelium – eine gnostische Schrift?

das die weltliche Ordnung zerschlägt, und stirbt niemlas für Sünden".[4] Es enthält vielmehr eine Gegenkultur-Weisheit und bezweckt, die Zuhörer aus ihrer selbstgefälligen Weltanschauung aufzurütteln. Es kritisiert Weltuntergangs-Prophezeiungen (Sprüche 51, 52, 113) und bietet einen Erlösungsweg durch die innere Kommunion mit seinen Sprüchen an. Es ist ein Buch voll mystischer Weisheit, das die Welt dem Königreich des Himmels und die Dunkelheit dem Licht gegenüberstellt. Es mutet an wie ein Echo der mystischen Weisheitsliteratur, die von Gnostikern, jüdischen Essenern und indischen Yogis verfasst wurde. Es enthält keine Kommentare, unterscheidet sich also auch darin von den kanonischen Evangelien, deren Verfasser die Jesus-Aussprüche für die Leser geschickt interpretierten.

Ist das Thomas-Evangelium ein gnostischer Text?

Der Begriff „Gnostiker" (vom griechischen *gnosis*, „Wissen") ist eine moderne Bezeichnung für bestimmte religiöse Bewegungen in den ersten Jahrhunderten nach Christus. Bis zur Entdeckung der zwölf Original-Kodizes bei Nag Hammadi beschränkte sich unsere Kenntnis der Gnostiker auf die Widerlegungen in den frühen Schriften der Kirche. Abgesehen von wenigen Fragmenten wurden alle gnostischen Schriften systematisch vernichtet, nachdem sie als häretisches oder „falsches Wissen" verbannt worden waren. Ein falsches Wissen impliziert jedoch die Existenz eines wahren Wissens. Tatsache ist, dass Clemens von Alexandrien den Begriff „Gnostiker" auf Christen anwendete, die das Wissen der Wahrheit tiefer als gewöhnliche Gläubige durchdrungen hatten. (Stromata 7.1-2). Die meisten seiner vierzig Werke zeigen gnostische Attribute.

Die Hauptmerkmale des Gnostizismus sind:

> Ein radikaler kosmischer Dualismus, der die Welt und alles, was zu ihr gehört, zurückweist: Der Körper ist ein Gefängnis, und die Seele sehnt sich danach, daraus zu entkommen.

> Die Unterscheidung zwischen dem unbekannten, transzendenten, wahren Gott und dem Schöpfergott oder *Demiurgen*, der gewöhnlich mit dem Gott der jüdischen Bibel gleichgesetzt wird.

> Der Glaube, dass die Menschheit mit dem Göttlichen essenziell verwandt ist – ein Funke des himmlischen Lichts, eingesperrt in einen physischen Körper.

> Der Mythos, der häufig von einem prämundanen „Fall" berichtet, und damit die schwierige Lage der Menschheit beschreibt.

Ein erlösendes Wissen, das Befreiung bewirkt und den Gnostiker zur Erkenntnis seiner wahren Natur und himmlischen Abstammung erweckt.

Die Nag-Hammadi-Dokumente lassen vermuten, dass die Mehrheit der Gnostiker ein asketisches Leben führte. Die klassische Periode der Gnostik lag im 2. Jahrhundert n. Chr., „als Höhepunkt einer langen Entwicklung, brachte sie Persönlichkeiten wie Basilides und Valentinus sowie dessen Schüler Ptolemäus und Harakleon hervor."

Der Gnostizismus war eine spirituelle Bewegung in der Antike, die mehrere religiöse Traditionen wie das Judentum oder das Christentum stark beeinflusste. Der britische Gelehrte E. R. Dodds charakterisierte die Gnostik als eine Bewegung, deren Schriften aus mystischen Erfahrungen entsprangen. Gershom Scholem, Professor für jüdische Mystik an der Hebräischen Universität Jerusalem, stimmt mit Dodds darin überein, dass die Gnostik mystische Spekulationen und Praktiken beinhaltet.[5] Die gnostische Anschauung basiert auf der fundamentalen Überzeugung, dass die Welt böse ist. In ihrem weiteren Reifeprozess stellten die Gnostiker Spekulationen über die verschiedensten Probleme an. Sie vertraten die Ansicht, dass die Welt von einem bösen Schöpfergott, einem Engel, der sich von dem Einen Wahren Gott abgewandt hatte, erschaffen worden sei. In der jüdischen Gnostik wurde dieser böse Schöpfergott Yahweh genannt; er war es, der die Wahrheit vor Adam und Eva verbarg. Die Schlange wurde als gut betrachtet, weil sie versuchte, die ersten Menschen über die himmlische Wirklichkeit jenseits der bösen Schöpfung Yahwehs aufzuklären. Die Schlange galt daher als Erlöser. In der christlichen Gnostik wurde Jesus Christus zu dieser Erlöserfigur.

Vielleicht lässt sich das Thomas-Evangelium am besten als Widerspiegelung eines aufkeimenden Gnostizismus beschreiben. Es zeigt eindeutig den Einfluss gnostischer Theologie. In anderer Hinsicht ist es jedoch keineswegs gnostisch: Es enthält keine Schöpfungslehre, keine Erwähnung des prämundanen „Falls" (s. oben) und nichts über einen bösen Schöpfergott. Dagegen weisen seine Sprüche und Gleichnisse durchaus gnostische Tendenzen auf. Die Gelehrten stimmen darin überein, dass das Thomas-Evangelium eine frühe Entwicklungsstufe der christlichen Evangelienschriften und theologischen Spekulation darstellt. Es ist durchaus vergleichbar mit dem, was wir im Neuen Testament, insbesondere in den Paulusbriefen und im Johannesevangelium, vorfinden. Auch dort weisen die Sprüche auf einen gnostischen Einfluss hin.

In seinem Kommentar zum Thomas-Evangelium stellt der anerkannte jüdische Gelehrte Harold Bloom fest:

„Die tiefgehendste Lehre dieses gnostischen Jesus wird nie explizit dargelegt, doch immer unausgesprochen vorausgesetzt, und zwar in fast jedem Ausspruch. Es ist Licht in dir, und dieses Licht ist kein Teil der erschaffenen Welt. Es ist nicht Adamisch. Mir sind nur zwei essenzielle Überzeugungen der Gnosis bekannt: Die Schöpfung und der Fall [des Engels] waren Aspekte desselben Ereignisses; und das, was das Beste in uns ist, wurde nie erschaffen, kann also auch nicht fallen. Die amerikanische Religion, die Gnosis unseres Abendlandes, fügt ein

3. Das Thomas-Evangelium – eine gnostische Schrift?

drittes Element hinzu, wenn unsere Freiheit vollendet ist. Jener höchste Funke des vor-erschaffenen Lichts muss alleine sein, oder zumindest allein mit Jesus."[6]

Dieser Kommentar klingt wie ein Echo des indischen *Samkhya*, der dualistischen Philosophie, die dem Klassischen Yoga zugrunde liegt: Dort wird der Seher, *purusha* (die individuelle Seele), symbolisiert durch das Licht des individualisierten Bewusstseins, klar unterschieden vom Gesehenen, also von allem anderen, *prakriti* (Natur).[7] Blooms Worte erinnern auch an Patanjalis *kaivalyam*, absolute Freiheit oder Alleinsein („All-Eins-Sein"), das Ziel des Yoga.[8] In den meisten religiösen und vielen spirituellen Traditionen existiert ein merkwürdiger Gegensatz zwischen „dem Geist und dem Fleisch", ein Vorurteil gegenüber der Natur, insbesondere gegenüber der menschlichen. Diese Voreingenommenheit hat viele Kommentatoren und religiöse Lehrer daran gehindert, das große Potenzial für Selbstverwirklichung und Gottesverwirklichung zu erkennen, das in einer Transformation der (menschlichen) Natur liegt. Größtenteils kamen sie zu dem Schluss, dass der letztendliche Zustand der Selbstverwirklichung notwendigerweise das Verlassen der physischen Ebene erfordert. Auch die Gnostiker waren mit Sicherheit dieser Ansicht. Wie wir aber sehen werden, wurde diese Sichtweise von den Yoga Siddhas nicht geteilt. Sri Aurobindo nannte den höchsten Zustand der Verwirklichung *kaivulyam*, „Absolute Einheit".[9] Der Siddha Thirumular bezeichnete die wahre Form oder Gestalt des Menschen als *svarupa*, „selbstleuchtende Manifestiertheit". Eine Scheidung zwischen Geist und Fleisch mag unseren gewöhnlichen Zustand kennzeichnen, aber sie markiert nicht den letzten Zustand und auch nicht das Ziel. Jesus und die Siddhas zeigen uns, wie wir beide miteinander „verheiraten" können.

Im Folgenden wollen wir uns mit den wichtigsten Botschaften und Themen des Thomas-Evangeliums befassen. Der deutschen Übersetzung liegt die Textausgabe von Bentley Layton zugrunde, zitiert nach Katharina Ceming und Jürgen Werlitz: Die verbotenen Evangelien. Apokryphe Schriften. Wiesbaden 2004.

Das Himmelsreich ist bereits hier

Spruch 3:
Jesus sagte: „Wenn die, die euch führen, zu euch sagen, ,Seht, das Königreich ist im Himmel', dann werden die Vögel im Himmel vor euch da sein. Wenn sie aber zu euch sagen: ,Es ist im Meer', werden die Fische vor euch da sein. Denn das Königreich ist in eurem Inneren und in eurem Äußeren. Wenn ihr euch selbst erkennt, dann wird man euch erkennen, und ihr werdet wissen, dass ihr die Kinder des lebendigen Vaters seid. Wenn ihr aber nicht zu einem Verständnis eurer selbst gelangt, dann lebt ihr in Armut, und ihr werdet die Armut selbst sein."

Spruch 113:
Seine Jünger fragten Ihn: „Wann wird das Königreich kommen?"
Jesus sagte: „Es wird nicht kommen, während man darauf wartet. Man wird (auch) nicht sagen: ,Siehe, hier ist es', oder ,Siehe, dort ist es'. Sondern das Königreich des Vaters ist auf der Erde ausgebreitet, und die Menschen sehen es nicht."

Spruch 51:
Seine Jünger fragten Ihn: „Wann wird die Ruhe der Toten eintreten, und wann wird die neue Welt anbrechen?"
Jesus sagte: „Was ihr erwartet, ist schon gekommen, aber ihr erkennt es nicht."

Jesus tritt nicht als Prophet hervor, der mit apokalyptischen Bildern das Ende der Welt und die Ankunft von Gottes Reich ankündigt, sondern er bringt die „Frohe Botschaft", dass dieses Reich bereits jetzt wirklich existiert. Jesus verkündete diese Botschaft, während er von Ort zu Ort wanderte und in Gleichnissen und klugen Spruchweisheiten predigte, die seine Zuhörer mit einer neuen, überzeugenden Lebensvision konfrontierten.

Spruch 42:
Jesus sagte: „Werdet Vorübergehende!"

Ein „Vorübergehender" oder „Passant" zu sein, ist im Grunde eine Aufforderung zur Losgelöstheit, zur Betrachtung der Dinge aus einer neuen Perspektive. Eine solche Loslösung kann zwar die äußere Form der Weltentsagung annehmen, muss dies aber nicht. Ein notwendiges Muss dagegen, so scheint Jesus zu sagen, ist die innere Loslösung, wenn man in das immer gegenwärtige „Königreich des Himmels" eintreten will. Warum? - Wie Patanjali in seinen *Yoga-Sutras* feststellt, ist es solange nicht möglich in den Zustand des *samadhi* (kognitive Absorption) einzutreten, wie man sich mit den Bewegungen des Geistes (*mind*) identifiziert. Es ist dieser Samadhi-Zustand, den Jesus als „Königreich des Himmels" bezeichnet.[10] Auch im Yoga sagen wir: Sei ein Vorübergehender; sei wie ein Passagier in einer Transit-Lounge, der lediglich dem nächsten Ereignis auf seiner Reise entgegensieht. Nur in dieser Weise ist man darauf vorbereitet, in das Königreich des Himmels einzutreten. Der menschliche Geist muss rein, weit, ruhig und unpersönlich werden, um einen gleichermaßen beruhigenden Einfluss auf alle Bereiche des Lebens auszuüben. Ein mentaler Wandel soll nicht nur zu einer inneren, sondern auch zu einer äußeren Gelassenheit führen. Man muss den Geist selbst spiritualisieren, damit man das himmlische Reich betreten kann. Diese Spiritualisierung erfordert, dass Verstand und Gemüt unpersönlich werden und somit die Sinne ihren Halt an der Welt der Namen und Formen verlieren. Gefordert ist also eine bewusste Kontrolle über die Energien unserer niederen Natur. Ein spiritualisiertes Bewusstsein wird nur dann erreicht, wenn das Leben ruhevoll geworden ist, der Körper keine Bedürfnisse mehr hat und der Verstand aufhört, sich mit seinem emotionalen Wesen und begrenzten Ich-Bewusstsein zu identifizieren. Das individuelle Selbst eines „Passanten" erkennt sich dann als etwas, das viel größer ist als Verstand, Emotionen und Ego. Der „Passant" oder „Vorübergehende" ist der stille Beobachter, der sich nicht mit den Dingen identifiziert, sondern aus dem Hintergrund heraus alles betrachtet. Dieser Zeugenzustand des Bewusstseins öffnet für uns den weiten Raum des Lichts und des Wissens. So lange man an der Geschäftigkeit der Welt und des Lebens anhaftet, bleibt man blind für das, was dahinter steht: reine Bewusstheit. Es ist diese Bewusstheit des Zeugenzustandes, von der Jesus wünscht, dass wir sie erlangen.

3. Das Thomas-Evangelium – eine gnostische Schrift?

Wie im nächsten Kapitel über das frühe Christentum gezeigt wird, traten die gnostischen und orthodoxen Formen des Christentums als verschiedene Interpretationen der Lehre und Bedeutung von Jesus hervor. Für diejenigen, die es in die Einsamkeit zog, war Jesus sicherlich ein Vorbild – ein Mann ohne festen Wohnsitz, der seine Familie zurückwies und auf Ehe und Kinder verzichtete, ein geheimnisvoller Wanderer, der um jeden Preis auf der Wahrheit beharrte, sogar um den Preis seines eigenen Lebens. Er forderte auch andere, die ihm folgten, dazu auf, alles aufzugeben, um sich ihm anzuschließen: ihre Familie, ihr Heim, ihre Kinder, ihre normale Arbeit und ihren Besitz.[11]

Im Buch „Der historische Jesus" geht John Dominic Crossan über diese grundlegende Einschätzung von Jesus hinaus: „Seine Strategie, die er ausdrücklich seinen Jüngern empfahl, war es, die Botschaft vom Reich Gottes durch kostenloses Heilen und gemeinsames Essen zu verbreiten, und dieser religiöse und ökonomische Egalitarismus negiert die hierarchische und patronale Normalität der jüdischen Religion und der römischen Macht und setzte sie außer Kraft ... Wunder und Gleichnis, Heilen und Essen sollten die Einzelnen in unvermittelte leibliche und geistliche Berühung mit Gott bringen und in unvermittelte geistliche und leibliche Berührung miteinander. Er verkündetet, mit einem Wort, das keines Vermittlers bedürftige Reich Gottes".[12] Die Yoga Siddhas kritisierten gleichfalls den Einfluss, den die Priester, das Kastenwesen und die Tempelrituale auf das Leben der Menschen hatten. Sie lehrten, dass man Gott direkt, ohne gesellschaftliche Vermittler, als *satchidananda* (Sein, Bewusstsein und Seligkeit) erfahren kann, wenn man nach innen geht, in den Zustand der kognitiven Absorption (*samadhi*).

Das verborgene gnostische Herz des Thomas-Evangeliums: Jesus, der seine fortgeschrittensten Jünger in esoterisches Wissen einweiht

Spruch 13:
Jesus sprach zu seinen Jüngern: „Vergleicht mich mit jemandem und sagt mir, wem ich gleiche." Da sagte Simon Petrus zu ihm: „Du gleichst einem gerechten Engel." Matthäus sagte zu ihm: „Du gleichst einem klugen Philosophen." Da sagte Thomas zu ihm: „Meister, völlig unfähig bin ich, in Worte zu fassen, wem du gleichst." Jesus sprach: „Ich bin nicht dein Meister. Denn du hast getrunken und wurdest trunken von der sprudelnden Quelle, die ich ausgemessen habe." Und Er nahm ihn beiseite, zog sich mit ihm zurück und sagte ihm drei Worte.
Als Thomas zu seinen Freunden zurückkam, fragten sie ihn: „Was hat Jesus zu dir gesagt?" Thomas erwiderte: „Wenn ich euch eines der Worte sage, die er mir sagte, werdet ihr Steine nehmen und sie nach mir werfen, und ein Feuer wird aus den Steinen herauskommen und euch verbrennen."

Zu diesem Spruch schrieb Harold Bloom:„Der lebendige Jesus des Thomas-Evangeliums spricht zu all seinen Jüngern, aber im entscheidenden dreizehnten Spruch spricht er allein zu Thomas, und jene drei geheimen Aussprüche wurden uns nie enthüllt. Hier müssen wir mutmaßen, denn diese drei solitären Aussprüche stellen das verborgene Herz des Thomas-Evangeliums dar.

Thomas hat sich das Wissen der Sprüche (oder Worte) verdient, weil er jede Vergleichbarkeit von Jesu verneinte. Sein Zwillingsbruder ist nicht wie ein gerechter Botschafter oder Prophet, auch nicht wie ein weiser Philosoph oder Lehrer griechischer Weisheit. Die Sprüche wenden sich dann dem Wesen von Jesus zu: Was ist er? Er ist so sehr vom Licht, dass er das Licht selbst ist, doch nicht das Licht vom Himmel oder dem Himmel darüber. Es muss eine Identität mit dem fremden oder unbekannten Gott geben, nicht mit dem Gott von Moses und Adam, sondern mit dem Gott-Menschen des Weltenabgrunds vor der Schöpfung. Zwar ist das nur eine Wahrheit von dreien; immerhin reicht sie aus, um dafür gesteinigt und dann durch göttliches Feuer gerächt zu werden. Der zweite Spruch muss wohl die Berufung von Thomas durch jenen unbekannten Gott, und der dritte die Antwort von Thomas beinhalten – seine Erkenntnis, dass er bereits am Ort der Ruhe ist, allein mit seinem Zwillingsbruder."[13]

Als Thomas zu Jesus sagte: „Meister, völlig unfähig bin ich, in Worte zu fassen, wem du gleichst" und Jesus darauf antwortete „ich bin nicht dein Meister. Denn du hast getrunken und wurdest trunken von der sprudelnden Quelle, die ich ausgemessen habe", weist Jesus Thomas darauf hin, dass dieser in sich selbst die Quelle göttlicher Weisheit gefunden hat, die ihn befreien wird, so wie ein durstiger Mensch eine Quelle findet und davon trinkt. Es ist bedeutsam, dass Jesus sagt: „Ich bin nicht dein Meister." Damit drückt er aus, Gott selbst sei der Meister oder Lehrer, und Thomas habe für sich die Wahrheit erfasst, die ihn zu Gott führen würde. Jesus misst sich dabei keinen besonderen Status zu; er übernimmt keine Rolle, weil er weiß, dass es nichts gibt, was ihn von irgendjemandem oder irgendetwas trennt. Jesus ist weder der Lehrer noch die Lehre. Die Weisheit, die er mit anderen teilt, *ist*. Das erinnert mich an Ramana Maharshi, diesen Weisen des 20. Jahrhunderts, der von seinen Besuchern oft gefragt wurde: „Bist Du mein Guru?" Er pflegte darauf zu sagen: „Finde heraus, wer die Frage stellt, und du wirst die Antwort haben." Seine Erwiderung wies nicht auf ein „da draußen" hin, sondern auf etwas, das nicht in Worte gefasst werden kann: die Verwirklichung des wahren Selbst, das, was wir bereits waren, noch ehe wir geboren wurden!

Dass es geheime, esoterische Lehren gab, die Jesus nur den fortgeschrittensten seiner Schüler offenbarte, wird zusätzlich durch Spruch 62 unterstützt:

Spruch 62:
Jesus sprach: „Ich sage meine Geheimnisse denen, die meiner Geheimnisse würdig sind. Was immer deine rechte Hand tut, lass deine linke Hand nicht wissen, was sie tut."

Jesus weihte also ebenfalls in die mystische Gnosis, in das innere Wissen ein. Solche Initiationen konnten nicht nur auf bloße Worte beschränkt gewesen sein; daher sind sie auch nicht aufgezeichnet worden wie Aussprüche oder schriftliche Lehren. Allein die Übertragung von Bewusstsein und Energie durch Jesus während dieser Initiationen vermochte dem empfangenden Jünger das „Wis-

3. Das Thomas-Evangelium – eine gnostische Schrift?

sen" seines Einsseins mit dem Höchsten Wesen enthüllen, das jenseits von Namen und Schöpfung existiert. Hier zeigen sich enge Parallelen zu den Einweihungen, die den Schülern in die esoterischen Methoden des Yoga durch die Yoga Siddhas ermöglichen, Gott als das eigene höchste Selbst zu erkennen.

Man vergleiche dies mit Vers 2697 aus dem *Tirumandiram*, worin unsere wahre Identität enthüllt wird:

> *Er Selbst als Gott*
> *In allen Dingen, Er allein ist;*
> *Er Selbst ist Du Selbst*
> *Deshalb suchst du Ihn;*
> *Der wahre Himmel ist Er*
> *auf dieser großen Erde,*
> *Und süß ist Er;*
> *Mögest du ihn verehren.*

Und zur Rolle des Guru sagt Vers 2670 (*Tirumandiram*):

> *Wie ein leuchtender Strahl von roten Juwelen,*
> *Auf einen grünen Stein gesetzt,*
> *Ist des heiligen Gurus Weisheitslehre (jnana).*
> *Dieser Strahl im Augenbrauen-Zentrum*
> *Er ist das Licht im Strahlenden Licht.*

Markus erzählt, dass Jesus seine Lehre vor der Menge verbarg und nur den Wenigen anvertraute, die er als ihrer würdig betrachtete: Markus 4.11, 7.17-23, 9.28-29 und 13.1-37.

Für unsere Freiheit sind Prophezeiungen und ihre Erfüllung nicht von Bedeutung

Spruch 52:
Seine Jünger sagten zu Ihm: „Vierundzwanzig Propheten haben in Israel gesprochen, und sie haben alle von dir gesprochen."
Er sprach zu ihnen: „Ihr habt den in eurer Gegenwart Lebendigen Einen links liegen lassen und von Toten gesprochen."

Jesus sagt uns damit, dass wir die Wahrheit der Welt nicht durch Prophezeiung finden, sondern indem wir das „Lebendige Eine" im Hier und Jetzt erkennen.

Das „Lebendige Eine" ist weder ein Ding noch eine Person. Es ist *Das*, was immer existiert, durchgängig in allen Wechselfällen des Lebens, inmitten all seiner Formen und Verkörperungen. Licht ist eine Metapher für *Das*. Es handelt sich um das Mysterium des Bewusstseins, klar unterschieden von Körper und Verstand. Es erleuchtet alles. Doch ebenso, wie wir das Licht in einem Raum ignorieren und unsere Aufmerksamkeit lieber auf die trivialen, vergänglichen Dinge der Welt richten, die durch die fünf Sinne erfahrbar sind, so ignorieren wir auch die Gegenwart, die Wahrheit unserer wirklichen Identität: *sat chit ananda* – Absolutes Sein, Bewusstsein und Seligkeit. Es ist dieses „Lebendige Eine", das uns von der Dunkelheit spirituellen Unwissens und der irrtümlichen Identifizierung mit Körper, Verstand und Gefühlen befreit.

Jesus rühmt nicht die Propheten. Nur Johannes den Täufer und seinen eigenen Bruder, Jakob den Gerechten, würdigt er. Keiner der Jesus-Sprüche enthält nostalgische Erinnerungen an die Tugenden der Väter Israels. Vielmehr warnt Er uns davor, in einer bedeutungslosen Wiederholung vergangener Traditionen gefangen zu sein. Er hat wenig Verwendung für Institutionen, Titel, Organisationen oder einen Ehrenstatus.

Wer bin ich?

Im Thomas-Evangelium enthüllt Jesus seine wahre Identität, die der von Adam ebenso wie unserer eigenen vorausging.

Spruch 77:
Jesus sagte: „Ich bin das Licht, das über ihnen allen ist. Ich bin das All: Aus mir ist das All hervorgegangen, und zu mir ist das All gelangt. Spaltet ein Holz, ich bin dort, hebt den Stein hoch, und ihr werdet mich dort finden."

Und er teilt uns mit, wer wir in Wahrheit sind:

Spruch 50:
Jesus sagte: „Wenn sie euch fragen: ‚Woher seid ihr gekommen?', dann antwortet ihnen: ‚Wir sind aus dem Licht gekommen, von dem Ort, wo das Licht aus sich selbst geworden ist. Es hat sich hingestellt und in ihrem Bild offenbart.' Wenn sie euch fragen: ‚Seid ihr es?', dann sagt: ‚Wir sind Seine Kinder und die Erwählten des lebendigen Vaters.' Wenn sie euch fragen: ‚Was ist das Zeichen eures Vaters, das in euch ist?', so antwortet ihnen: ‚Bewegung ist es und Ruhe.'"

„Licht" ist in allen spirituellen Traditionen eine Metapher für „Bewusstsein". „Bewegung und Ruhe" verweisen auf die grundlegenden Eigenschaften der Natur – Aktivität und Trägheit – worin unser Verstand und Körper ständig verwickelt sind. Wenn wir diese Eigenschaften aber zu ihrem Ursprung zurückverfolgen, entdecken wir bewusste Energie, die Erste Ursache, die Jesus als „Vater" bezeichnete.

Lesen wir zum Vergleich das *Yoga-Sutra* IV.34: „So manifestiert sich die höchste Stufe der Absoluten Freiheit, indem die grundlegenden Kräfte der Natur wieder in dieser aufgehen, da ihre Aufgabe, dem Selbst zu dienen, erfüllt ist. Oder (anders ausgedrückt) die Kraft des reinen Bewusstseins kommt in ihrem eigenen wahren Wesen zur Ruhe."[14]

3. Das Thomas-Evangelium – eine gnostische Schrift?

Dazu ein anderes Beispiel:

> *„Die Lichtträger Feuer, Sonne, Mond*
> *Empfingen ihr Leuchten durch die Gnade göttlichen Lichts.*
> *Das Licht, das dieses Licht gab,*
> *Ein mächtiges Licht von unermesslichem Glanz.*
> *Dies Licht vertrieb die Dunkelheit in mir,*
> *Durchtränkt war ich von Ihm und eins mit Ihm."*
> (Tirumandiram, Vers 2683)

> *„Ich kannte Gott seit längst vergangnen Tagen,*
> *Doch die Himmelsbewohner kannten Ihn nicht.*
> *Von Zweifeln sind sie hin- und hergeworfen;*
> *Gott ist das Licht,*
> *In meinem fleischlichen Leib pulsiert es als Prana.*
> *Wenn ich Ihn nicht kenne, wer sollte es sonst?"*
> (Tirumandiram, Vers 1797)

Jesus drängte seine Zuhörer, mit dem eins zu werden, das sie in Wahrheit sind, indem sie die Lehren aus seinem Mund tief in sich aufnehmen:

Spruch 108:
Jesus sagte: „Wer von meinem Mund trinkt, wird werden wie ich. Ich selbst werde er werden, und das Verborgene sich ihm offenbaren."

Wenn wir dies tun, gelangen wir in einen Bereich jenseits von Worten und erkennen deren Quelle, unsere wahre Identität; sie ist, wie die Identität Jesu, von göttlicher Natur. Sie treffen Unterscheidungen zwischen diesem und jenem, diesem Glauben versus jenem Glauben. Infolgedessen wird die Religion selbst zum Instrument einer Spaltung, die zu Konflikten führt. Spiritualität ist dagegen von keinerlei Abgrenzung beeinträchtigt. Spirituell zu werden bedeutet, die Aufteilung in Begriffe, Formen und Glaubensüberzeugungen zu transzendieren. Solange wir uns aber selbst durch den Glauben an Worte begrenzen, werden wir die lebendige Gegenwart, die allem innewohnt, im Inneren und im Äußeren, nicht wahrnehmen.

Der Eintritt ins himmlische Koenigreich

Das „Königreich des Himmels" ist der Bewusstseinszustand, den man im Yoga als *samadhi* bezeichnet, was manchmal mit „kognitiver Absorption" oder als „der atemlose Zustand der Kommunion mit Gott" übersetzt wird.[15] Der Eintritt in den *samadhi* erfordert, dass man zuerst das Weisheitswissen (*jnana*) darüber erwirbt, wer man wirklich ist, und dann durch einen Läuterungsprozess geht, in dessen Verlauf man allmählich damit aufhört, sich mit dem Körper, dem Verstand oder den Gefühlen zu identifizieren. Die Unkenntnis der eigenen wahren Identität – des ewigen Selbst, der Seele – kann aber nicht durch einen bloßen Wechsel der Einstellung oder der Lebensphilosophie beseitigt werden. Sie löst sich nur schrittweise auf, während man sein Bewusstsein erweitert und wiederholt in den *samadhi*-Zustand eintritt. Im *samadhi* werden wir uns dessen bewusst, was in uns bewusst ist. „Das höchste Selbst erstrahlt in ungestörter Ruhe." *Yoga-Sutra* I.47.[16] Es ist ein Zustand der Unschuld, worin man jenes Antlitz erblickt, das man hatte, bevor man geboren wurde.

Spruch 22:
Jesus sah Kinder, die gestillt wurden. Er sagte zu Seinen Jüngern: „Diese Kleinen sind wie die, die in das Königreich eingehen."
Sie fragten Ihn: „Wenn wir also wie Kinder werden, treten wir dann in das Königreich ein?"
Jesus antwortete: „Wenn ihr die zwei zu einem macht und wenn ihr das Innere wie das Äußere macht und das Äußere wie das Innere, und das, was oben ist, wie das, was unten ist, und wenn ihr das Männliche und das Weibliche zu einem Einzigen macht, damit das Männliche nicht männlich und das Weibliche nicht weiblich sei, wenn ihr ein Auge durch ein Auge ersetzt, eine Hand durch eine Hand, einen Fuß durch einen Fuß und ein Bild durch ein Bild, dann werdet ihr in das Königreich eingehen."

Mit anderen Worten: Wir können das „Königreich des Himmels" betreten, wenn wir über die verstandesmäßigen Aufteilungen und Unterscheidungen hinausgehen, wenn wir die Gegensatzpaare transzendieren, wenn wir das erkennen, was hinter dem Gedanken von „Ich" existiert oder hinter dem Gedanken von „Auge", wie Jesus es formuliert, das, was der Zeuge unseres Sehens und Gehens ist. Jesus bezieht sich auf das Erkennen des „Sehers" als klar unterschieden vom „Gesehenen". Dieses reine, eigenschaftslose Bewusstsein wird im Yoga und der dem Yoga zugrunde liegenden *Samkhya*-Philosophie als das Selbst bezeichnet. Seine Verwirklichung ist *samadhi* – Jesus bezeichnete es als Eintreten in das „Königreich des Himmels".

Das Thomas-Evangelium stellt Jesus sowohl als wandernden Weisen dar, der gnostische Weisheit spendet und seine Zuhörer aus ihren gewohnten Anschauungen aufrüttelt, wie auch als initiierenden *Guru*, der seinen würdigsten Jüngern ihre wahre Identität mit dem Allerhöchsten enthüllt.

„Der Jesus der Kirchen beruht auf dem literarischen Jesus, wie ihn Markus zeichnet. Der lebende Jesus, wie er von Thomas portraitiert wird – niemals aber der Mann, der gekreuzigt wurde, noch der Gott, der auferstand – verkörpert in sich jene Fülle, aus der wir einst kamen. Mit Sicherheit besteht eine der Auswirkungen des Thomas-Evangeliums darin, dass der Jesus des Neuen Testaments annulliert wird und wir zu einem früheren Jesus zurückkehren."[17] Dieser Jesus erinnert uns daran, dass wir durch sorgfältige Anwendung seiner Weisheit jenes Antlitz finden werden, das wir vor der Erschaffung der Welt hatten.

3. Das Thomas-Evangelium – eine gnostische Schrift?

War Jesus ein Gnostiker?

Wenn wir davon ausgehen, dass die wirklichen Worte Jesu durch den Konsens unter den modernen kritischen Gelehrten authentifiziert sind, und wenn wir zudem berücksichtigen, welches Licht das Thomasevangelium auf diese Frage wirft, kann kaum ein Zweifel daran bestehen, dass Jesus vielfach die Sprache der Gnostiker verwendete. Dennoch gibt es nur wenige oder gar keine Belege dafür, dass er mit irgendeiner gnostischen Gemeinschaft verbunden war. Die als authentisch betrachteten Gleichnisse, Aphorismen und weisen Repliken Jesu korrespondieren zwar nicht mit allen, aber doch mit einigen der oben angeführten Merkmale der Gnostiker:

EIN RADIKALER KOSMISCHER DUALISMUS, DER DIESE WELT UND ALLES, WAS ZU IHR GEHÖRT, ZURÜCKWEIST: Der Körper ist ein Gefängnis, und die Seele sehnt sich danach, daraus zu entkommen. Während Jesus keinen festen Wohnsitz hatte, nicht verheiratet war, seine Familie zurückwies und viel Zeit in der Einsamkeit der Wildnis verbrachte, hieß er Kinder immer willkommen, reagierte mitfühlend auf die gewöhnlichsten Formen menschlichen Leidens (z. B. Fieber, Blindheit, Lähmung und Geisteskrankheit) und weinte, als er begriffen hatte, dass sein Volk ihn ablehnte.[18] Doch bezeichnete Jesus die Welt niemals als böse, noch ermutigte er andere dazu, sie zu verlassen.

EINE UNTERSCHEIDUNG ZWISCHEN DEM UNBEKANNTEN, TRANSZENDENTEN WAHREN GOTT UND DEM WELTENSCHÖPFER ODER DEMIURGEN, DER ALLGEMEIN MIT DEM GOTT DES ALTEN TESTAMENTS GLEICHGESETZT WIRD: Sowohl im Thomas-Evangelium als auch im jüngst entdeckten *Judas-Evangelium* nehmen die Autoren, die Jesus zitieren, eine solche Unterscheidung vor. Doch wird der Schöpfergott nicht als böse beschrieben.

DER GLAUBE, DASS DIE MENSCHHEIT WESENSGEMÄSS MIT DEM GÖTTLICHEN VERWANDT IST; EIN FUNKE DES HIMMLISCHEN LICHTS, EINGEKERKERT IN EINEM PHYSISCHEN KÖRPER: Einige Aussagen Jesu im Thomas-Evangelium spiegeln diese gnostische Anschauung bis zu einem gewissen Grad wider. Zum Beispiel spricht Jesus als der Befreier, der von Gott kommt. Er macht seine Anhänger auf ihre Vergesslichkeit und Zerstreutheit aufmerksam und sagt ihnen, dass sie der Erleuchtung bedürfen (Thomas 28). Er mißbilligt die Welt (Thomas 21.6, 27.1, 56.1, 80.1-2, 110, 111.3). Er erinnert die Menschen an ihren Ursprung (Thomas 49) und zeigt ihnen, wie sie dieser Welt entkommen können (Thomas 50). Er spricht auch von seiner eigenen Rückkehr zu jenem Ort, von dem er gekommen war.

DER MYTHOS, OFT ALS PRÄMUNDANER „FALL" GESCHILDERT, DER FÜR DIE MISSLICHE LAGE DER MENSCHHEIT VERANTWORTLICH IST: Jesus bezog sich weder auf irgendwelche Mythen, die den Ursprung der Welt oder ihre gegenwärtige Situation erklären, noch sprach er über seine eigenen persönlichen Visionen.

DAS RETTENDE WISSEN, DAS ERLÖSUNG BEWIRKT UND DEN GNOSTIKER ZUR ERKENNTNIS SEINER WAHREN NATUR UND SEINES HIMMLISCHEN URSPRUNGS ERWACHEN LÄSST: Die primäre Botschaft Jesu besteht darin, wie man das Reich Gottes *finden* kann, das sowohl immanent als auch transzendent ist. Jesus bezieht sich durchgängig in allen authentifizierten Sprüchen auf diese Suche (siehe z. B. Thomas 26 und 94).

WIE KANN MAN DIE GNOSIS, DAS ERLOESENDE WISSEN, VERWIRKLICHEN?

Viele Aphorismen und Gleichnisse Jesu und der Gnostiker lenken den Zuhörer zur Suche nach jenem errettenden Wissen, aber sie sagen nichts darüber aus, wie es zu *suchen* sei. Offenkundig besteht der erste Schritt zur Selbst-Erkenntnis darin, dieses „Wie" für sich selbst zu entdecken.

Spruch 6:
Seine Jünger fragten und sprachen zu ihm: „Willst Du, dass wir fasten? Wie sollen wir beten? Sollen wir Almosen geben? Welche Speisevorschriften sollen wir beachten?" Jesus sagte: „Ihr sollt nicht lügen und nichts tun, was ihr hasst, weil sich alles vor dem Himmel offenbart. Denn es gibt nichts Verborgenes, das nicht offenbar wird und nichts Verdecktes, das nicht enthüllt wird."

Diese ironische Entgegnung verweist die Jünger auf sich selbst zurück. Wer, außer einem selbst, kann beurteilen, wann man lügt oder was man hasst? Wenn wir uns z. B. Sorgen machen, meditieren wir über etwas, das wir nicht wollen – etwas „das wir hassen". Wie können wir damit aufhören? Der erste Schritt besteht darin, sich dessen bewusst zu werden. Der nächste Schritt ist, den Willen einzusetzen. Bewusst zu werden heißt, die Reaktionen von Geist und Körper zu bezeugen. Es bedeutet auch, eine neue Perspektive einzunehmen und zu erkennen, dass man nicht der Körper, der Verstand oder die Gemütsregung ist, sondern dass diese Fahrzeuge sind, mit denen man durch Raum und Zeit reist. Dann kann man als Zeuge zurücktreten und ihre gewohnheitsmäßigen Bewegungen losgelöst beobachten. Verfolgt man ihre Bewegungsmuster, so kann man damit beginnen, die Willenskraft und Reflektionsvermögen einzusetzen, um nur das zu denken, zu sprechen und zu tun, was aufbauend, förderlich und notwendig ist.

Mehrere Dokumente, die zusammen mit dem Thomas-Evangelium bei Nag Hammadi gefunden wurden, beschreiben Methoden spiritueller Disziplinen, die zu der errettenden Gnosis führen sollen. *Zostrianos*, der längste dieser Texte, schildert, wie ein spiritueller Meister Erleuchtung erlangte, und umreißt damit indirekt ein Programm, dem andere Menschen folgen können. Zuerst sei es nötig, sich von körperlichen Wünschen zu reinigen, danach das „Chaos des Geistes" durch Meditation zu beruhigen. Als Resultat würde man dann eine Vision des „vollkommenen Kindes", einer „göttlichen Gegenwart", und schließlich die Schau „des Ewigen Lichts" empfangen.

Ein anderer gnostischer Text ist der Diskurs „Über die *Achtheit* und die *Neunheit*", der genauere Anweisungen gibt. Dazu zählt das Intonieren heiliger

3. Das Thomas-Evangelium – eine gnostische Schrift?

Worte und Vokale, das zu ekstatischen Zuständen führt, und die Kultivierung geistiger Stille, in der alles Wissen gewonnen wird. In *Allogenes* (griech.: „eine andere Rasse" oder „ein Fremder") wird der spirituell gereifte Mensch zu einem Fremden für die Welt. Dies geschieht durch Gebet, Chanten, Meditation und Zurückgezogenheit, während man durch die einzelnen Stadien der Gnosis voranschreitet. Letztendlich könne man aber, während man das „Gute im Inneren" gemäß seiner eigenen (begrenzten) Kapazität entdeckt, kein Wissen über den Unbekannten Gott erlangen.[19]

Im 1. Korintherbrief 2.6 erhebt der Apostel Paulus ebenfalls den Anspruch, würdige Schüler in eine geheime Weisheit einzuweihen:

„Und doch verkünden auch wir Weisheit – für jene, die dafür reif sind. Das ist jedoch nicht die Weisheit der heutigen Welt, auch nicht die der Machthaber dieser Welt, die ja irgendwann entmachtet werden, sondern wir predigen das Geheimnis der verborgenen Weisheit Gottes. Dass diese Weisheit für uns sichtbar werde, hat Gott schon vor langer Zeit bestimmt, damit wir an seiner Herrlichkeit Anteil haben."

Anhänger von Valentinus – einem führenden Gnostiker im zweiten Jahrhundert und Schüler von Theudas, der seinerseits Schüler von Paulus war – behaupteten, dass ihre eigenen Evangelien und Offenbarungen jene geheimen Lehren enthüllen würden.[20]

Die meisten gnostischen Lehren zur spirituellen Disziplin blieben jedoch grundsätzlich ungeschrieben, da Geschriebenes von jedem gelesen werden kann. Gnostische Lehrer teilten Ihre Instruktionen nur in verbaler Form und im Rahmen von geheimen Einweihungen mit, um damit sicherzustellen, dass der Kandidat für den Empfang dieser Lehren geeignet war. Solche Instruktionen erforderten von jedem Lehrer, die Verantwortung für eine hochselektive, individuelle Aufmerksamkeit gegenüber jedem Kandidaten zu tragen. Umgekehrt wurde von dem Kandidaten verlangt, dass er seine Zeit und Energie für einen oft jahrelangen Entwicklungsprozess einsetzte. Ein derartiges Programm sprach nur wenige Menschen an; daher eigneten sich die spirituellen Perspektiven und Methoden der Instruktion nicht für eine Massenreligion. Sie waren dem überaus effektiven Organisationssystem der katholischen Kirche hoffnungslos unterlegen. Die Kirche formulierte eine einheitliche religiöse Sichtweise auf der Grundlage des Neuen Testaments. Sie propagierte ein Glaubensbekenntnis, das von ihren Mitgliedern lediglich verlangte, sich zu den einfachsten Glaubenssätzen zu bekennen, und zelebrierte so einfache wie tiefsinnige Rituale wie die Taufe und die Teilnahme am Abendmahl, die *Eucharistie*. Diese Elemente sind allen christlichen Kirchen und Glaubensrichtungen gemeinsam und erklären weitgehend, weshalb das organisierte Christentum bis heute überlebt hat.[21]

Trotzdem bleibt die Frage noch immer offen: Wie soll man die Gnosis, das erlösende Wissen, erlangen? Und wie kann man heute dieses Wissen finden? Ist die Gnosis immer noch zugänglich? Worin besteht die Gnosis, auf die in den Sprüchen des Thomas-Evangeliums verwiesen wird? Bevor wir versuchen, all diese Fragen zu beantworten, wollen wir uns zuerst den Befunden der modernen Forschung über die Lehren Jesu zuwenden.

Kapitel 4
Frühes Christentum: Die Entstehung der Kirche und ihres Dogmas

Zum besseren Verständnis der Weisheitslehren von Jesus Christus wollen wir die Geschichte des Christentums von der Zeit, in der Jesus lebte, bis zu dem Punkt verfolgen, als es zur römischen Staatsreligion wurde und die siebenundzwanzig Bücher des neutestamentlichen Kanons auf der Synode von Hippo, Ende des 4. Jahrhunderts, ratifiziert wurden. Hierzu werden wir die verschiedenen, miteinander konkurrierenden Frühformen des Christentums betrachten und miteinander vergleichen. Dieser Überblick erleichtert es, die Diskussion in den nachfolgenden Kapiteln über das, was Jesus sagte und was er nicht sagte, sowie die Gründe für die Verschleierung seiner Lehren zu fokussieren. Im jetzigen Kapitel sollten wir uns vor Augen halten, dass die besondere Form des Christentums, die sich schließlich gegenüber anderen durchgesetzt hat, größtenteils von politischen und kulturellen Kräften gestaltet wurde, die mit den Lehren von Jesus selbst wenig zu tun hatten. Wir können auch mutmaßen, wie sich das Christentum hätte entwickeln können, wenn eine der anderen frühchristlichen Formen den Sieg davongetragen hätte.

Die Schriftrollen vom Toten Meer und die Essener

Die Schriftrollen vom Toten Meer wurden 1947 entdeckt. Ein beduinischer Hirte, der nach seiner Ziege suchte, stieß in der Nähe von Qumram auf eine Reihe von Höhlen in den Kliffs über dem Toten Meer und fand darin eine Anzahl versiegelter, etwa 60 cm hoher Tonkrüge, von denen einige zerbrochen waren. In den Gefäßen steckten alte Schriftrollen aus Leder. Der Hirte sagte später aus, er habe sieben Rollen gefunden, doch gab es weitere, die er den Behörden nicht ausgehändigt hatte. Einige Jahre danach begannen Wissenschaftler, die Schriftrollen mit der urchristlichen Gemeinschaft in Verbindung zu bringen. Einer der ersten war Professor André Dupont-Sommer von der Sorbonne Universität in Paris. Er zog Parallelen zwischen Jesus und dem Führer der Essener-Gemeinschaft bei Qumram im 1. Jahrhundert v. Chr., dem sog. „Lehrer der Rechtschaffenheit". Letzterer wurde zwar nie mit Namen genannt, doch ist er in der Habbakuk-Schriftrolle beschrieben. Man glaubt, dass er von göttlicher Natur war, von seinen Feinden getötet wurde und von den Toten auferstand, wie dies später auch bei Jesus der Fall war. Das Judentum hatte also bereits lange vor Jesu Geburt eine ganze Theologie entwickelt, die um den leidenden Messias zentriert war.

Im Jahr 1951 analysierte man mit der Karbonmethode Leinenstoffreste aus derselben Höhle, die die Schriftrollen beherbergt hatte, und datierte sie auf 33

n. Chr., plus/minus zweihundert Jahre. Man fand auch Münzen in diesen Höhlen, die alle aus der beginnenden christlichen Ära bis zum Ende des Jüdischen Krieges um 70 n. Chr. stammten.

Archäologische Untersuchungen der Höhlen bei Qumram ergaben, dass die Schriftrollen wahrscheinlich nicht dort geschrieben worden waren, sondern von Jerusalem kamen. Vermutlich war der Fundort einmal ein bäuerliches Gehöft gewesen, und keine Klosteranlage.

1958 wurde in einer der Höhlen eine weitere Schriftrolle entdeckt. Ihr Text sprach von einer Person, die „Sohn Gottes genannt werden wird". Bisher war man davon ausgegangen, dass der Ausdruck „Sohn Gottes" nur im Zusammenhang mit Jesus verwendet worden sei. Diese Entdeckung bildete nun die Verknüpfung zwischen den Schriftrollen und der Entstehung des frühen Christentums. All das sprach dafür, dass die Schriftrollen vom Toten Meer von einer Gruppe messianischer Juden stammten, deren theologische Vorstellungen jenen der frühen Christenheit sehr ähnlich waren. Das Christentum hat sich jedoch vom Judentum und dessen Gesetz abgespalten.

Die Entdeckung und die Analyse der Schriftrollen relativierte unmittelbar die zentralen Glaubenssätze des nicäischen Christentums: Erstens den Glauben an die Einzigartigkeit Jesu Christus, und zweitens den Glauben an seine göttliche Natur, die daher das jüdische Gesetz an Bedeutung übertrifft.

Was den ersten Glaubenssatz anbelangt, so liefern die Schriftrollen ausreichend Belege dafür, dass das Neue Testament und Jesus auf dem Hintergrund eines bereits vorher existierenden jüdisch-messianischen Kontexts hervortraten. Das Christentum basiert also nicht auf einem einzigartigen Ereignis der Geschichte, sondern tauchte aus einer schon vorher existierenden Bewegung auf, die sogar den Begriff „Sohn Gottes" benutzte. Dieser Ausdruck galt bis zur Entdeckung der Schriftrollen im Judentum als unbekannt, war aber von fundamentaler Bedeutung für die Entstehung des Christentums.

Die nicäisch-christliche Lehre wird zweitens dadurch relativiert, dass die Schriftrollen die theologische Einheit der Evangelien fragwürdig erscheinen lassen. Sie berichten über die Auseinandersetzung zwischen Jakobus – der wie die Essener-Gemeinschaft, von der die Schriftrollen stammen, die Befolgung der jüdischen Gesetzesvorschriften betonte – und Paulus, der darauf beharrte, dass man allein durch den Glauben an die Göttlichkeit von Jesus als Erlöser errettet würde, und daher die Befolgung des jüdischen Gesetzes nicht notwendig sei. Wie in der Apostelgeschichte berichtet wird, war Jakobus ein Bruder Jesu und Führer der messianischen Gemeinde in Jerusalem.

Wie wir später sehen werden, traten diese strittigen Punkte in den folgenden Jahrhunderten erneut auf, als die verschiedenen frühchristlichen Sekten nach Antworten auf die essentiellen Fragen suchten: „Wer ist Jesus?" und „Wie kommt man ins Königreich des Himmels?"[1]

4. Frühes Christentum: Die Entstehung der Kirche und ihres Dogmas

Frühchristliche Geschichtsquellen

Während der ersten Jahrzehnte nach der Kreuzigung Jesu vervielfachten sich seine Anhänger durch die Entstehung einer großen Anzahl unterschiedlicher christlicher Kirchen (griech.: *ekklesias*, „Versammlungen"). Das fünfte Buch des Neuen Testaments, die Apostelgeschichte – geschrieben etwa um 80 n. Chr. vom gleichen anonymen Autor, der auch das Lukas-Evangelium verfasste – enthält die einzige fortlaufende Aufzeichnung der Expansion des Christentums während der ersten dreißig Jahre nach der Kreuzigung. Dieser Bericht verfolgt insbesondere die Spur der Reisen und Aktivitäten des Paulus und endet mit seinen Reden und seiner Einkerkerung in Rom, doch sagt er relativ wenig über die anderen Apostel aus. Vielmehr stellt er ein Bindeglied zwischen den vier Evangelien und den Briefen Pauli im Neuen Testament dar.[2] Aus Sicht der modernen Wissenschaft kann dieser Bericht aber nicht unkritisch als historische Basis zum Verständnis der Beziehungen übernommen werden, die zwischen Orthodoxie, Häresie und den konkurrierenden „Christenheiten" bestanden – angeführt von Paulus, Petrus oder anderen frühen Aposteln mit ihren Anhängern. Die textkritische Analyse der Apostelgeschichte und ihr Vergleich mit anderen Büchern des Neuen Testaments zeigt, dass sie ebenso von einem theologischen Programm wie vom Bemühen nach historischer Genauigkeit motiviert war.[3]

Für die nächsten zweieinhalb Jahrhunderte trat kein anderer christlicher Historiker auf. Eusebius, ein Historiker des frühen vierten Jahrhunderts, lieferte mit seiner zehnbändigen „Kirchengeschichte" die beste Materialquelle zur frühchristlichen Kirche, über die wir verfügen. Die Glaubensformen der diversen christlichen Gemeinden waren so unterschiedlich wie die Antworten auf die Fragen: Wer war Jesus? War er Gott? Muss man dem jüdischen Gesetz folgen, um ins Reich Gottes eintreten zu können? Jesus selbst hatte diese aufkommende Debatte vorweggenommen, als er seine Jünger fragte: „Was sagen die Leute, wer ich sei?" (Lukas 9.18) Und sie antworteten: „Einige halten dich für Johannes den Täufer, andere für Elija und wieder andere denken, es sei einer der alten Propheten auferstanden." Darauf sprach er zu ihnen: „Ihr aber, für wen haltet ihr mich?" Petrus antwortete: „Du bist der Christus Gottes." Er aber befahl ihnen, dies niemandem zu sagen. (Lukas 9.19-21)

Was sollte das bedeuten? Es gab viele divergierende Anschauungen innerhalb der frühchristlichen Kirchen; jede Kirche hatte ihre eigenen Lehren, die sich auf die jeweilige Beantwortung der oben gestellten Fragen gründeten. Alle Kirchen stimmten jedoch darin überein, dass die Lehren von Jesus, der ein Jude war, ebenso für Nichtjuden bestimmt seien.

Paulinismus

Paulus war der wichtigste frühchristliche Missionar bei den sog. „Heiden", die viele Götter verehrten. Wenn sie die Erlösung durch Jesus erhalten wollten, so lehrte Paulus, müssten sie ihre Götter aufgeben und allein den Gott Israels und

Seinen Sohn Jesus Christus verehren, dessen Tod und Auferstehung ihnen die Errettung durch Gott brächte. Hieß das nun, sie sollten Juden werden und das mosaische Gesetz befolgen, das Gott Israel auferlegt hatte? Diesem Gesetz entsprechend musste sich Sein Volk von anderen auf eine spezielle Art absondern, indem es z. B. den siebten Tag der Woche heiligte, nur koscheres Essen aß (kein Schweinefleisch, kein Schellfisch etc.) und das Zeichen seines Bundes mit Gott empfing (Beschneidung des männlichen Organs). Musste also ein Nichtjude erst jüdisch werden, um ein Christ zu sein? Petrus sowie einige andere der frühesten Jünger dachten so. Die Erwiderungen in den Briefen Pauli zeigen, dass es sich dabei um aufrichtige, tatkräftige christliche Führer handelte, die kein Blatt vor den Mund nahmen und Paulus in diesem Punkt leidenschaftlich widersprachen, weil sie seine Interpretation als Verfälschung der wahren Botschaft Christi ansahen. Paulus seinerseits glaubte, dass die von Gott durch den Kreuzestod Jesu angebotene Erlösung in Frage gestellt sei, wenn die Heiden jüdische Bräuche und Gesetze annehmen müssten. Allein durch den Glauben an Tod und Auferstehung Jesu würde man rechtgesprochen vor Gott, nicht durch das Ausführen der vom jüdischen Gesetz vorgeschriebenen Handlungen. Im Brief an die Galater 2:11-14, wo Paulus diese christlichen Missionare angreift, weist er sogar darauf hin, dass er mit Petrus wegen dieses Streitpunkts eine öffentliche Auseinandersetzung in Antiochia gehabt habe. In dieser Angelegenheit vertrat er eine völlig andere Meinung als einer der engsten Jünger Jesu. Leider blieb uns die Erwiderung des Petrus nicht erhalten. Paulus vermeldet nichts vom Resultat des öffentlichen Schlagabtausches, was zur Vermutung Anlass gab, dass er diese Debatte verloren habe, zumindest in den Augen der Anwesenden. Die Auseinandersetzung tobte selbst unter den Autoren der kanonischen Evangelien. Nur der Verfasser des Matthäus-Evangeliums, des „jüdischsten" der vier Evangelien, zitiert – in Unterstützung der von Petrus vertretenen Position – Jesus zu diesem Punkt:

„Denkt nicht, dass ich gekommen bin, um das Gesetz oder die Propheten außer Kraft zu setzen. Ich bin nicht gekommen, ihre Forderungen abzuschaffen, sondern um sie zu erfüllen. Denn ich versichere euch: Solange Himmel und Erde bestehen, wird auch nicht ein Punkt oder Strich vom Gesetz vergehen; alles muss sich erfüllen. Wer auch nur eins von den kleinsten Geboten aufhebt und die Menschen in diesem Sinne lehrt, der gilt im Reich, das vom Himmel regiert wird, als der Geringste. Wer aber danach handelt und entsprechend lehrt, der wird in diesem Reich hoch geachtet sein. Ich sage euch: Wenn ihr Gottes Willen nicht besser erfüllt, als die Gesetzeslehrer und Pharisäer, werdet ihr mit Sicherheit nicht in dieses Reich kommen." (Matthäus 5.17-20)

Es fällt schwer sich vorzustellen, dass Paulus dem Verfasser des Matthäus-Evangeliums oder gar Petrus zugestimmt hätte. Nachdem Paulus und Petrus verstorben waren, entwickelten die Befürworter des einen oder des anderen Standpunkts ihre eigenen Sichtweisen über das Gesetz und die Person Jesu weiter. Die Vertreter der paulinischen Position gewannen schließlich die Oberhand und werden heutzutage von Bibelgelehrten als „proto-orthodox" bezeichnet. Nach jahrhundertelangen Auseinandersetzungen legten sie schließlich in einer Reihe von Glaubensbekenntnissen oder Lehrsätzen die christliche Orthodoxie fest. Anschließend unterdrückten sie systematisch die Lehren ihrer Gegner und bezeichneten sie als „häretisch". Tatsächlich entstanden in der Folge viele „verlorene Christenheiten". Durch eine nähere Betrachtung ihres Glaubens und ihrer Geschichte lassen sich jene Themen herausschälen, die schließlich dazu beitrugen, das Christentum so zu definieren, wie wir es heute kennen.

Im Römischen Reich gab es Religionen jeglicher Art. Diese Vielfalt führte zu Respekt und weitgehender Toleranz. Mit Ausnahme vielleicht des Judentums implizierte die Verehrung der Götter niemals, einen Alleinanspruch anzuerkennen oder eine solche Forderung als Dogma zu formulieren. Es wurden keine Glaubensbekenntnisse ausgearbeitet, um die wahre Natur der Götter und ihr Eingreifen in die Welt zu proklamieren; es gab keine „Orthodoxie" (rechter Glaube) oder „Häresie" (irriger Glaube). Was allein zählte, waren die traditionell sanktionierten Verehrungsrituale.[4] Sobald jedoch einige Christen zu verkünden begannen, dass die Erlösung oder das Rechtsein vor Gott davon abhängt, dass man Jesus zu seinem Erretter erklärt, wurde diese neue Religion abgrenzend und ausschließend: Man war errettet, wenn man seinen Glauben an Jesus als Erlöser bekannte, und verdammt, wenn man es nicht tat. Dies erforderte nun, dass die Christen darüber entscheiden mussten, was den Inhalt ihres Glaubens ausmachte, wodurch endlose Fragen und Themen aufgeworfen wurden. Nachdem erst einmal das, was man glaubt, als ausschlaggebend dafür galt, ob man erlöst oder bis in alle Ewigkeit verdammt wird, begannen die Debatten. Es war ein langer, harter und oftmals hässlicher Streit.

Frühe doktrinäre Streitfragen

Zu den wichtigsten Themen, die in dieser Auseinandersetzung auftauchten, zählten folgende Fragen: „Was muss man über Jesus glauben? Dass er ein Mensch war? Ein Engel? Ein göttliches Wesen? War er *ein* Gott? War er *Gott*? Wenn Jesus Gott ist und Gott auch Gott ist, wie können wir dann Monotheisten sein, die an *einen* Gott glauben? Und wenn der Heilige Geist auch Gott ist, haben wir dann nicht drei Götter? Oder ist Jesus der Vatergott selbst, der zur Erde kam, um die Welt zu erretten? Falls ja, sprach dann Jesus, als er zu Gott betete, zu sich selbst? Und was war es an Jesus, das die Erlösung brachte? Seine öffentlichen Lehren, die den Pfad zum ewigen Leben bereiten, wenn man sie befolgt? Seine geheimen Lehren, die nur für die spirituelle Elite vorgesehen waren, und deren richtiges Verständnis den Schlüssel zum Einssein mit Gott darstellte? Seine Lebensführung, die von seinen Anhängern nachzuahmen ist? Müssen sie ebenfalls alles aufgeben zugunsten des himmlischen Reiches? Sein Tod am Kreuz? Starb er am Kreuz? Warum sollte er am Kreuz sterben?"[5]

Zu den bekanntesten frühchristlichen Kirchen, die an dieser Debatte beteiligt waren, zählten die Doketen, Ebioniten, Marcioniten, die Gnostiker und die Proto-Orthodoxen.

Die Doketen

Der Begriff „Doketen" leitet sich ab vom griechischen Wort *doceo* – „erscheinen" oder „scheinen". Zwei Formen dieses Glaubens waren weithin bekannt.[6] Einigen Doketen zufolge war Jesus so vollständig göttlich, dass er unmöglich menschlich sein konnte. Gott konnte nicht einen stofflichen Körper angenommen, konnte nicht Schmerzen erlitten haben und gestorben sein. Daher „schien" Jesus nur ein menschliches Wesen aus Fleisch und Blut gewesen zu sein. Andere Doketen unterschieden zwischen Jesus, einem menschlichen Wesen aus Fleisch und Blut, und Christus, einem göttlichen Wesen, das als Gott weder Schmerz noch Tod erleiden konnte. Aus ihrer Sicht war der göttliche Christus als Taube vom Himmel herabgekommen und während der Taufe in Jesu Körper eingetreten. Dieser göttliche Christus blieb bei Jesus und befähigte ihn, Wunder zu vollbringen und radikale Lehren weiterzugeben – bis kurz vor dessen Tod, als er sich wieder von ihm trennte. Das sei der Grund, weshalb Jesus ausrief: „Mein Gott, mein Gott, warum hast Du mich verlassen?" (Markus 15.34), oder wörtlicher übersetzt: „Warum hast Du mich zurückgelassen?" Aus Sicht dieser Doketen hatte Gott, der göttliche Christus, bei seinem Wiederaufstieg zum Himmel den sterbenden Jesus am Kreuz zurückgelassen.[7]

Die Ebioniten

Diese frühen jüdischen Christen sahen in Jesus einen Menschen aus Fleisch und Blut, geboren aus der sexuellen Vereinigung seiner Eltern, Joseph und Maria. Da er jedoch Gottes Gebote vollkommen einhielt und daher der gerechteste Mensch auf Erden war, adoptierte ihn Gott als Seinen Sohn und gab ihm eine besondere Mission. Er sollte das vollendete Opfer sein, um die Sünden der Menschheit zu sühnen, und so Gottes Versprechen an Sein Volk einlösen, wovon die jüdischen Schriften sprechen. Die Ebioniten hielten sich weiterhin an die jüdischen Bräuche wie Sabbat, Beschneidung oder koschere Ernährung, nahmen aber nicht länger an der rituellen Opferung von Tieren teil. Viele waren Vegetarier wie Johannes der Täufer und offensichtlich auch Jesus, sein Nachfolger. Sie betrachteten Paulus als ihren Erzfeind, weil er lehrte, man könne die Erlösung durch Gott nur durch den Glauben an Jesus als Erlöser, nicht aber durch das Einhalten der jüdischen Gesetze erlangen. Sie nahmen für sich in Anspruch, dass ihre Anschauung von den ersten Jüngern, insbesondere von Petrus und Jakobus (einem Bruder Jesu und Haupt der Jerusalemer Kirche), autorisiert worden sei.[8]

Die Marcioniten

Am entgegengesetzten Ende des theologischen Spektrums befanden sich die Marcioniten, die zur gleichen Zeit (zweites bis drittes Jahrhundert) lebten, aber alles Jüdische ablehnten. Sie waren Anhänger von Marcion, einem der profiliertesten christlichen Theologen und Autoren der frühen nachchristlichen Jahrhunderte. Wir wissen mehr über die Marcioniten, weil sie von den Proto-Orthodoxen (den Anhängern der paulinischen Lehren) ernster genommen wurden. Auf die meisten Nichtjuden übte weder das jüdische Gesetz mit all seinen Restriktionen noch die Idee einer chirurgischen Vorhautbeschneidung irgendeine Anziehungskraft aus. Die Marcioniten dagegen boten den Heiden und Nichtjuden eine überaus attraktive Religion an, da sie sowohl das jüdische Gesetz als auch den jüdischen Gott zurückwiesen. Marcion wurde ca. 100 n. Chr. an der Südküste des Schwarzen Meeres geboren. Sein Vater war der Bischof der dortigen Kirchengemeinde. Marcion wurde ein reicher Händler und ging nach Rom, wo er der Kirche eine enorme Geldsumme spendete. Er berief in Rom das erste Konzil der Kirchenführer ein und unterbreitete dort seine Anschauungen.

Marcion fühlte sich von den paulinischen Schriften angezogen, insbesondere von einer Passage im Galaterbrief, worin Paulus den Unterschied zwischen dem Gesetz der Juden und der Botschaft Jesu herausstellt: Der Glaube an Jesus allein bringe den Menschen zu Gott und nicht die Handlungen, die den jüdischen Gesetzesvorschriften entsprechen. Marcion machte diesen Unterschied zur Grundlage seiner Lehren. Das Evangelium ist die frohe Botschaft der Erlösung; sie umfasst Liebe, Mitgefühl, Gnade, Vergebung, Versöhnung, Tilgung der Sünden und Leben. Das jüdische Gesetz ist die schlechte Botschaft, die das Evangelium notwendig werden ließ; sie beinhaltet strikte Vorschriften sowie Sünde, Schuld, Verurteilung, Verdammung und Tod. Wie konnte derselbe Gott für beides verantwortlich sein? Wie konnte der zornige, rachsüchtige Gott der Juden der liebende und gnadenvolle Gott Jesu sein? Marcion vertrat die Ansicht, dass diese Attribute nicht zu ein und demselben Gott gehören könnten. Es musste also zwei Götter geben: den Gott der Juden, wie er im Alten Testament, und den Gott Jesu, wie er in den Schriften des Paulus dargestellt wird.

Alles andere in Marcions Theologie leitet sich logisch aus dieser Schlussfolgerung ab. Wie die Doketen lehrte er, dass Jesus nicht zur materiellen Welt gehörte, sondern nur *scheinbar* ein Mensch war. Marcion verfasste zwei literarische Werke: Das erste war seine *Antithesis*, ein Kommentar zur Bibel, in dem er den Kontrast zwischen den beiden Gottheiten pointiert beschreibt. Sein zweites Werk stellte den ersten christlichen Kanon dar, der das Evangelium nach Lukas und zehn von zwölf Paulusbriefen (Timotheus 1 und 2 fielen weg) sowie den Brief an Titus umfasste. Dieser Kanon spornte wahrscheinlich spätere Kirchenführer wie Irenäus dazu an, all das Material zu sammeln, das Jahrzehnte später zum „Neuen Testament" wurde. Paulus war für Marcion der einzige Vorgänger, dem er zutraute, die radikalen Forderungen des Evangeliums verstanden zu haben. Die Jünger Jesu, die selbst Anhänger des jüdischen Gottes waren, interpretierten hingegen weiterhin dessen Worte und Handlungen sowie seinen Tod im Licht ihres Verständnisses des Judentums. Um einen neuen Anfang zu machen, offenbarte Jesus daher sich selbst und die Wahrheit seines Evangeliums gegenüber Paulus, der dann auch die Jünger Petrus und Jakobus damit konfrontierte, wie es aus dem Galaterbrief hervorgeht.

Marcions Ansichten wurden von den Kirchenführern in Rom abgelehnt. Er kehrte nach Kleinasien zurück, wo er mit der Gründung von Kirchen und mit der Verbreitung seiner Lehre überaus erfolgreich war. Für viele Jahrhunderte blieb seine Lehre die originale und dominierende Form des Christentums in Kleinasien.[9]

DIE GNOSTIKER

Gnosis ist das griechische Wort für Wissen. Es gab jedoch nicht nur einen „Gnostizismus", sondern viele davon. Ihre Ursprünge lagen wahrscheinlich in den jüdisch-apokalyptischen Überlieferungen bis zum 4. Jahrhundert v. Chr., sowie in Persien, Babylonien und möglicherweise Indien. Ihre Anhänger waren zwar Mitglieder vieler verschiedener christlicher Kirchen, doch sahen sie sich selbst im Besitz eines besonderen Wissens, durch das sie in das Königreich Gottes zurückkehren konnten.

Im zweiten Kapitel des vorliegenden Buches wurden die charakteristischen Merkmale der Gnostiker bereits diskutiert; wir wollen sie an dieser Stelle noch einmal zusammenfassen: die Zurückweisung der materiellen Welt; die Unterscheidung zwischen dem unbekannten, transzendenten, wahren Gott und dem Schöpfergott, der üblicherweise mit dem Gott des Alten Testaments identifiziert wird; der Glaube, dass der Mensch ein Funken des himmlischen Lichts ist, eingesperrt in einen physischen Leib; der Mythos, der häufig von einem ursprünglichen „Fall" erzählt und damit die leidvolle menschliche Situation erklärt; ein befreiendes Wissen (*gnosis*), das den Gnostiker zur Erkenntnis seines wahren Wesens und himmlischen Ursprungs erweckt.[10]

Die klassische Periode des Gnostizismus im zweiten Jahrhundert n. Chr., mit Persönlichkeiten wie Basilides und Valentinus sowie den Schülern des letzteren, Ptolemäus und Herakleon, bildete den Höhepunkt einer langen Entwicklung. Folgen wir den verschiedenen gnostischen Mythen, so brachte der Eine, der unbeschreibliche, unbegreifbare Gott, der in absoluter Vollkommenheit jenseits aller Attribute existiert, aus Sich Selbst ein göttliches Reich hervor. Daraus entstanden andere göttliche Entitäten, sog. *Äonen* (griech. „die Ewig-Seienden"), die wiederum eigene Entitäten (Gedanken, Ewigkeit, Leben etc.) aus sich erzeugten, bis diese ein vollständiges Reich bildeten, das manchmal als das *Pleroma* (griech. „Fülle") bezeichnet wird. Die verschiedenen gnostischen Mythen illustrieren nicht nur, wie dieses Pleroma in die Existenz trat, sondern auch, wie die Welt, in der wir leben, entstand, und wie wir selbst in diese Welt kamen. Ihnen allen ist der Glaube gemeinsam, dass diese materielle Welt das Ergebnis einer Störung im Pleroma ist, einer durch den Schöpfergott verursachten Katastrophe im Kosmos. Die Welt, in der wir leben, war also nicht die Idee oder Schöpfung des Einen Wahren Gottes, sondern die Folge eines kosmischen Desasters. In einigen Menschen aber wohnt ein Funke des Göttlichen, der erlöst werden muss, damit er in sein wirkliches Heim zurückkehren kann. Christus spendet das für die Erlösung notwendige Wissen.

Das erlösende Wissen ist Wissen von uns selbst – „Wissen darüber, wer wir waren, und zu was wir geworden sind; woher wir kamen, und wo wir zu Fall gebracht wurden; wohin wir eilen, und woher uns Erlösung zukommt; was Geburt ist, und was Wiedergeburt." (Theodotus, zitiert von Clemens von Alexandria in *Auszüge von Theodotus*, 78.2)

Dieses Wissen ist geheim und einer Elite vorbehalten, die befähigt ist, seine sublimen Wahrheiten zu durchdringen. Es wurde überbracht von einem, der aus dem göttlichen Reich herabgekommen war, um uns an unsere wahre Identität, unseren wahren Ursprung, unser wahres Schicksal zu erinnern. Dieser göttliche Bote wurde nicht vom Schöpfergott der hebräischen Bibel, sondern vom wahren Gott mit dem Auftrag gesandt, uns den tatsächlichen Stand der Dinge zu enthüllen und die Mittel zu offenbaren, um aus dieser Situation zu entkommen. Diejenigen, die diese Lehren empfangen, verstehen und akzeptieren, werden „Gnostiker" sein, also jene, die „im Stand des Wissens" sind.[11]

Valentinus beansprucht für sich, daß er neben der christlichen Tradition, in der alle Gläubigen stehen, von Theudas, einem Schüler des Paulus, Initiation in eine geheime Lehre von Gott empfangen habe. Paulus selbst lehrte diese geheime Weisheit nicht jedermann und nicht öffentlich, sondern nur wenigen Auserwählten, die er als spirituell entwickelt ansah. Valentinus initiierte gleichfalls nur reife Gläubige in diese Weisheit, da nicht jedermann fähig war, sie zu begreifen.[12]

Einige Gelehrte mutmaßen, dass die gnostischen Christen ihre Mythen nicht als wörtliche Beschreibungen der Vergangenheit behandelten, wie dies etwa bei modernen fundamentalistischen Christen hinsichtlich der Eröffnungskapitel der Genesis der Fall sein mag. Heute betrachten die meisten nicht-fundamentalistischen Christen die Genesis als Sammlung mythischer und legendenhafter Beschreibungen. Man muss nicht an die Welterschaffung in sechs Tagen oder an die Historizität von Adam und Eva glauben, um einer modernen, nicht-fundamentalistischen Kirche anzugehören.

Den Proto-Orthodoxen erschienen die Gnostiker als Feinde innerhalb und nicht außerhalb der Kirchen, denn „die Gnostiker leugneten nicht per se den Wert der proto-orthodoxen Doktrinen; stattdessen interpretierten sie diese in einer Art und Weise, die sie als spiritueller und einsichtsvoller empfanden. Sie konnten den proto-orthodoxen Glauben bekennen, proto-orthodoxe Schriften lesen und ihre Sakramente akzeptieren. Aber all dies wurde von den Gnostikern auf der Basis ihrer tieferen Einsicht in deren wahren Bedeutung anders verstanden. Denn über diesen tieferen Einblick verfügten sie aufgrund ihres höchsten Wissens (*gnosis*) der göttlichen Wahrheit."[13]

Aus der Sicht der Gnostiker ist es nicht Christi Tod am Kreuz, was uns die Erlösung bringt, sondern es ist der lebendige Christus. Der Körper ist nur eine Hülle, die dem Schöpfer dieser Welt gehört. Erlösung erfährt man nicht im Körper, sondern indem man daraus entkommt.

Die Proto-Orthodoxen

Nur eine Form des Christentums ging letztlich als Sieger hervor, doch war sie von all den anderen beeinflusst. Tatsächlich wurden die proto-orthodoxen Christen durch ihre Opposition gegenüber alternativen Perspektiven zu eben jenen Anschauungen getrieben, die sie dann in Glaubensbekenntnissen und Dogmen formulierten. Wir verdanken den Proto-Orthodoxen die meisten vertrauten

Aspekte des heutigen Christentums: nur vier Evangelien und siebenundzwanzig andere Bücher im Neuen Testament, dazu das jüdische Alte Testament; die Kirchenhierarchie; eine Reihe von Glaubensdoktrinen (Christus ist sowohl ganz Gott als auch ganz Mensch; die Heilige Dreifaltigkeit aus Vater, Sohn und Heiligem Geist); die Sakramente, wie die der Taufe, der Kommunion und Eucharistie, der Ehe oder des Sterbens.

Ignatius, Bischof von Antiochia, dessen Schriften am Anfang des 2. Jahrhunderts zu den wichtigsten proto-orthodoxen Werken gezählt werden, betonte, wie wichtig das Märtyrertum sei, um „zu Gott zu gelangen" und zwischen wahren und falschen Gläubigen zu unterscheiden; außerdem unterstrich er nachdrücklich die Autorität des Bischofs, der Kirchenordnung und der kirchlichen Hierarchie.

Der Autor des Buches *1. Brief des Clemens an die Korinther* (wahrscheinlich der dritte Bischof von Rom, etwa 90-100 n. Chr.) argumentierte in einem Brief an die Kirche von Korinth, deren Oberhäupter von einer rivalisierenden Fraktion abgesetzt worden waren, dass diese kraft „apostolischer Nachfolge" wieder ins Amt berufen werden müssten. Gott sandte Christus, der zwölf Apostel auswählte, die zwölf Apostel wählten Kirchenführer aus, und diese Kirchenführer wiederum suchten sich ihre Nachfolger (Kapitel 42, 44). Die abgesetzten Oberhäupter der Kirche von Korinth standen somit in direkter Nachfolge der Apostel; gegen sie vorzugehen bedeutete, sich gegen die Apostel, Christus und Gott zu wenden. In derselben Art benutzten auch Tertullian und Irenäus, frühe proto-orthodoxe Theologen, die „apostolische Nachfolge" als Argument, um dem Wahrheitsanspruch der Gnostiker oder anderer christlicher Gruppierungen entgegenzutreten. „Niemand, außer den durch die Erben Christi nominierten Bischöfen, kann hinsichtlich der kostbaren Wahrheiten des Glaubens beanspruchen, Recht zu haben."[14] Dieses Argument übersieht indes die Tatsache, dass es schon im zweiten Jahrhundert Bischöfe gab, einschließlich des Bischofs von Rom, die von wohlmeinenden proto-orthodoxen Theologen zu Häretikern erklärt wurden. Als Tertullian auf diese Weise argumentierte, nannte er nur zwei Kirchen, die ihre direkte Abstammung auf Apostel zurückführen konnten: Smyrna, dessen Bischof Polycarp vom Apostel Johannes, und Rom, dessen Bischof Clemens von Petrus ernannt worden war. Wir wissen aber auch, dass Valentinus ein Schüler von Theudas und dieser wiederum ein Schüler von Paulus war; der Gnostiker Basilides war ein Schüler von Glaukia und dieser ein Schüler von Petrus.[15] „Gehorcht dem Bischof" war die effiziente Formel der Proto-Orthodoxen; sie gründete auf der Annahme, dass die richtigen Leute in den Führungspositionen schon wissen würden, was sie zu tun hätten.

Eine derartige Betonung der kirchlichen Hierarchie hatte es nicht immer gegeben. Als Paulus seine Briefe an die verschiedenen Kirchen schrieb, richtete er sie nicht an die Kirchenführer, sondern an die ganze Kirchengemeinschaft. Dies hing damit zusammen, dass es keine einzelnen verantwortlichen Personen gab. Die von Paulus gegründeten Kirchengemeinden waren als charismatische Gemeinschaften gedacht, die gelenkt wurden vom Geist Gottes, der jedem Mitglied eine besondere Gabe (griech. *charisma*) gewährte, damit sie alle als kirchliche Gemeinde zusammenleben und funktionieren konnten – z. B. die Gaben des Lehrens, Prophezeiens, Gebens, Führens usw. (1. Kor. 12)

4. Frühes Christentum: Die Entstehung der Kirche und ihres Dogmas

Nach dem Tod von Paulus schrieb ein ambitiöser Autor in einer von dessen Kirchen die Pastoralbriefe (1.Tim. und 2. Tim. sowie Titus) in dessen Namen und richtete sie an die Pastoren bedrängter Gemeinden. Dann erschien das Werk *1. Brief des Clemens* des Bischofs von Rom. Innerhalb eines Jahrhunderts wurde es zum Usus unter den christliche Führern, abweichenden Formen des Christentums mit dem Argument entgegenzutreten, dass die Bischöfe der führenden Kirchen der Welt ihre Abstammungslinie über ihre Vorgänger bis hin zu den Aposteln selbst zurückverfolgen könnten; durch diese Linie sei die Berufung übertragen worden.

Anders als heute gab es in der antiken römischen Welt ein generelles Misstrauen gegenüber jeder neuen Philosophie oder Religion. Nur „das „Alte" wurde geschätzt und respektiert. Etwas „Neues" konnte nicht wahr sein, denn wäre es wahr, weshalb war es dann nicht schon längst bekannt? Warum wussten die Griechen wie Homer, Plato oder Aristoteles nichts davon? In ihrem Bestreben, Nichtjuden und Heiden zum Christentum zu bekehren, entwickelten die Christen eine geeignete Strategie, um diesen Einwand zu entkräften: Auch wenn Jesus erst vor einigen Jahrzehnten oder vor einem Jahrhundert gelebt habe, so ginge das Christentum doch auf eine Religion zurück, die viel älter als die griechische Kultur sei, nämlich auf das Alte Testament. Und sie schoben Aussagen in das Neue Testament ein, die zeigen sollten, dass Gott das Kommen von Jesus bereits in den Texten über Moses und die Propheten vorausgesagt hatte. Indem sie auf diese Weise die jüdischen Schriften übernahmen und zu ihren eigenen machten, entkräfteten die christlichen Evangelisten den wichtigsten Einwand, den die Heiden gegen die neue Religion vorbrachten.[16]

Proto-orthodoxe Autoren folgten ebenfalls der Strategie, ihre Autorität durch die alten heiligen Schriften zu begründen. Wie bereits erwähnt, strebten sie nach religiöser Legitimität in den Augen der Nichtjuden, indem sie auf das jüdische Alte Testament als Ihre Grundlage verwiesen. Dabei erhoben sie den Anspruch, die wahren Erben des Bundes zu sein, den der jüdische Gott mit Moses geschlossen hatte, während sie gleichzeitig das Judentum und die Juden zurückwiesen. Aus ihrer Sicht bestand keine Notwendigkeit, das jüdische Gesetz zu befolgen, da die wahren Christus-Gläubigen durch ihren Glauben gerettet würden. Ignatius vertrat den Standpunkt, dass Christus selbst der Angelpunkt der jüdischen Bibel sei. Diese Anschauung wurde zum Erkennungszeichen der nichtjüdischen Christen. Der Brief des Barnabas, geschrieben um ca. 130 n. Chr., war der bekannteste proto-orthodoxe Text, der diese Strategie demonstrierte. Auch hier wird gegen die Juden polemisiert und die Bühne für andere, zunehmend antisemitische Schriften vorbereitet, die den Juden die Schuld am Kreuzestod Jesu gaben. All das führte zu großen Spannungen mit den jüdischen Nachbarn, als diese begriffen, dass die Christen versuchten, sich ihrer Traditionen zu bemächtigen, während sie nicht einmal deren Gesetze befolgten.

Zuerst bejahte die Proto-Orthodoxie die direkte Offenbarung von Gott wie auch das Buch der Offenbarung, das man nach langen Debatten schließlich in den Kanon des Neuen Testaments aufnahm. Bald aber wurden die damit verbundenen Probleme offensichtlich: Wie kann man feststellen, ob eine „Prophezeiung" von Gott kommt oder nicht? Was ist, wenn sie nicht mit der Heiligen

Schrift übereinstimmt? Wozu braucht man überhaupt Prophezeiungen, wenn die Heilige Schrift doch der Schlüssel zu allem ist? Und wie soll außerdem die entstehende Kirche göttliche Lehren kontrollieren, die allein persönlichen Inspirationen entspringen?

Der Respekt, den die Proto-Orthodoxen den jüdischen heiligen Schriften entgegenbrachten, galt jedoch nicht für die philosophischen Werke. Ihr Postulat lautete: „Die Wahrheit geht dem Irrtum voraus." Irenäus argumentierte, dass es für Gott unsinnig gewesen wäre, Christus in die Welt zu schicken, wenn die Philosophie es vermocht hätte, die Wahrheit über Gott zu offenbaren (*Gegen die Häresien* 2.14.6-7). Hippolytus von Rom widmete die ersten vier Bände seiner zehnbändigen *Zurückweisung aller Häresien* ausschließlich der Beweisführung, dass sich die Häresien von der griechischen Philosophie ableiten. Tertullian lehnte jegliches Einflößen von Philosophie in die Wahrheit des christlichen Evangeliums rundweg ab, als er seine berühmten Fragen stellte: „Was hat denn Athen mit Jerusalem gemeinsam? Welche Übereinstimmung gibt es denn zwischen der Akademie [Athens] und der Kirche? Und welche gibt es zwischen Häretikern und Christen?" (*Vorschriften*, 7).[17]

Die proto-orthodoxe Strategie betonte darüber hinaus die „Einheit" auf allen Ebenen: zwischen Gott und Seiner Schöpfung, zwischen Gott und Jesus, zwischen Jesus und Christus und schließlich die Einheit innerhalb der Kirche. Spaltungen sind daher von Häretikern verursacht. Auch die Wahrheit ist *eine* und kann nicht in sich widersprüchlich sein oder mit sich selbst im Hader liegen. Deshalb, so lautete die Begründung der Proto-Orthodoxen, sprechen all jene, die innerhalb der Kirche Spaltungen hervorrufen, nicht die Wahrheit.

Die deutlichste Markierungslinie, durch die sich Proto-Orthodoxen von anderen christlichen Gruppierungen abgrenzten, bildete jedoch das Dogma von Jesus Christus als wahrhaftigen Menschen und wahrhaftigem Gott. Diese Festsetzung der Wesensgleichheit von Gott und Christus wurde dann zur Trinitätslehre erweitert: Der eine Gott offenbart sich als drei Personen – Vater, Sohn und Heiliger Geist – „an Zahl verschieden, doch von gleicher Substanz". Die Diskussionen, die schließlich zu diesen Glaubenssätzen führten, hatten schon bald nach der Auferstehung Jesu eingesetzt. War Jesus menschlich oder göttlich? Hatte er gelitten? Hatte Gott gelitten? Wenn Jesus göttlich war, dann gibt es nicht nur *einen* Gott. Wie kann jemand sein eigener Vater sein? Zu wem betete Jesus? – Ignatius und später Origenes (184-254 n. Chr.), der gebildetste, profilierteste und bekannteste Theologe der ersten drei Jahrhunderte, versuchten beide das Problem zu lösen. Origenes schrieb mehr als tausend Bücher, unterstützt von Ambrosius aus Alexandria, seinem reichen ägyptischen Mäzen, sowie einem Heer von Schreibern und Schriftgelehrten. Die Theologie des Origenes basierte von Anfang bis Ende auf der Bibel: Gott war der Schöpfer aller Dinge, auch von Christus. Christus ist das Fleisch gewordene Wort Gottes. Christus ist Gott, eins mit dem Vater, unterschieden in der Person, aber gleich in der Substanz. Seine zentrale Schlussfolgerung lautete, dass Christus gleich mit Gott sei, weil Gottes Wesen auf ihn übertragen wurde; letztendlich aber ist er Gott untergeordnet und „geringer als der Vater".[18]

Ironischerweise wurde Origenes aufgrund seiner innovativen Bestimmung des Verhältnisses zwischen Gott und Christus in späteren Jahrhunderten verurteilt, als orthodoxe Denker ihre Kategorien verfeinerten und jeden Gedanken an Christi Unterordnung unter Gott zurückwiesen, die für sie implizierte, dass Christus im Wesen nicht mit Gott gleich sei.

Begünstigung der Proto-Orthodoxen durch kulturelle und politische Faktoren

Wie kam es dazu, dass sich die Proto-Orthodoxie als dominante Form des Christentums etablieren konnten? Weiter oben haben wir bereits mehrere Faktoren angegeben, die den Erfolg der Proto-Orthodoxen begünstigten:

Sie beanspruchten für ihre Religion alte Wurzeln.

Sie lehnten die Gebräuche und Rituale des zeitgenössischen Judentums ab und ebneten damit ihrer Form des Christentums den Weg, um zu einem universellen Glauben zu werden, der für die Mehrheit der Menschen in der antiken Welt attraktiv und anwendbar war.

Sie betonten die Kirchenhierarchie, während die Gnostiker, glaubten, dass jeder in ihrer Gemeinschaft gleichermaßen Zugang zu dem geheimen, befreienden Wissen habe. Die Kirchenhierarchie war mit einer Vollmacht ausgestattet, die sie dazu benutzte, festzulegen, was geglaubt werden soll, wie der Gottesdienst durchzuführen ist, wie kirchliche Angelegenheiten zu regeln sind und welche Bücher als schriftliche Autorität akzeptiert werden.

Die Proto-Orthodoxen standen untereinander in einem kontinuierlichen Austausch und waren entschlossen, ihren Glauben als eine weltweite Verbindung zu etablieren.

Dies alles schlug sich in geschriebenen Texten nieder. Der Kampf um die Vorherrschaft verwandelte sich so in einen Kampf, der über Texte ausgetragen wurde. Die Kanonisierung der 27 Bücher des Neuen Testaments markierte den Sieg der Proto-Orthodoxen.[19]

Dennoch kommt Elaine Pagels in Ihrem Buch *The Gnostic Gospels* zu der Schlussfolgerung: „Doch die meisten Christen, ob gnostisch oder orthodox, befassen sich wie religiöse Menschen aller Traditionen mit Ideen vorrangig als Darstellung von Symbolen der religiösen Erfahrung. Diese Erfahrung bleibt der Prüfstein aller religiösen Ideen (so erfahren zum Beispiel ein Mann und eine Frau die Vostellung, dass Gott männlich ist, wahrscheinlich auf sehr verschiedene Weise). Im Gnostizismus und in der Orthodoxie kommen daher auch sehr verschiedene Weisen der menschlichen Erfahrung zum Ausdruck; meiner Meinung nach haben sie bei verschiedenen Menschentypen Anklang gefunden."[20]

Der Gnostik-Gelehrte Arthur Darby Nock stellte fest: „Gnostizismus beinhaltete keinen Rückzug aus der Gesellschaft, sondern den Wunsch, sich auf inneres Wohlbefinden zu konzentrieren."[21] Die Gnostiker verfolgten einen überwiegend einsamen Pfad. Im Thomas-Evangelium preist Jesus die Einsamkeit: „Selig sind die Einzelgänger und die Erwählten. Denn ihr werdet das Königreich finden; da ihr von dort stammt, werdet ihr wieder dorthin zurückkehren."[22]

Diese Einsamkeit resultiert daraus, dass die Gnostiker auf dem Vorrang unmittelbarer eigener Erfahrung bestehen. Keiner kann einem anderen sagen, welchen Weg er zu gehen, was er zu tun oder wie er zu handeln hat. Die Gnostiker akzeptierten nicht, das zu glauben, was andere sagten, es sei denn, als eine provisorische Richtschnur, bis man selbst seinen eigenen Weg gefunden hatte. Anfänglich mochten sie noch auf die Aussagen anderer vertrauen, doch mit zunehmender spiritueller Reife entdeckten sie ihre eigene unmittelbare Beziehung zur Wahrheit selbst. Nur auf der Grundlage direkter Erfahrung konnten die Gedichte, Berichte über Visionen, Mythen und Hymnen entstehen, die von den Gnostikern als Beweis dafür, dass jemand die *Gnosis* erlangt hatte, hoch geschätzt wurden.[23] *Das geheime Buch von Johannes*, ein gnostischer Text, der bei Nag Hammadi entdeckt worden war, spricht von *epinoia*, einer höheren Bewusstseinsform, in der spirituelle Einsichten offenbart werden. Das Buch verwendet eine Gruppe von Worten, die mit dem griechischen Verb *neoin* zusammenhängen, was „wahrnehmen", „denken" oder „gewahr sein" bedeutet. Gott ist zwar jenseits des menschlichen Verstehens, doch verfügen wir über Bewusstseinskräfte, durch die wir einen kurzes Aufleuchten von ihm erhaschen können: *pronoia* (antizipierendes Bewußtsein), *ennoia* (innere Reflektion) und *prognosis* (Vorwissen oder Intuition).[24] Diese Potenziale sind vergleichbar mit dem, was Patanjali als *siddhis* oder außergewöhnliche Fähigkeiten bezeichnet, sowie mit *Prajna*, der inspirierten Begleiterscheinung des Zustandes von *samprajnata samadhi*, also der Fusion von Subjekt und Objekt. In *Yoga-Sutra* I.17 sagt Patanjali: „Die objekt-orientierte (*samprajnata*) kognitive Versenkung (*samadhi*) wird begleitet von Beobachtung, Reflexion, Freude und Bewusstheit des Selbst."[25] In I.48 charakterisiert er diese Phänomene als „Erkenntnisse, die die Wahrheit enthalten". In *Yoga-Sutra* III.5 merkt er an: „Durch Beherrschung (des Eins-Werdens) geht das Licht der Erkenntnis auf." Diese intuitive Erkenntnis ist nicht das Produkt der üblichen intellektuellen oder mentalen Funktionsweisen des Verstandes.

Das orthodoxe Christentum drückte eine andere Art der Erfahrung aus. Seinen Mitgliedern ging es weit mehr um die Beziehung zu anderen Menschen. Während die Gnostiker darauf insistierten, dass die ursprüngliche Erfahrung des Bösen die Menschheit in inneres emotionales Leid verwickelte hätte, glaubten die Orthodoxen, dass das Böse in der Welt durch Verletzung der grundsätzlich „guten", natürlichen Ordnung entstanden sei, vor allem in der Form von Gewalt gegen andere. Sie erweiterten den mosaischen Moralkodex, der die physische Schädigung und Verletzung anderer (Mord, Diebstahl und Ehebruch) verbietet, indem sie das Verbot hinzufügten, das Jesus auch gegen geistige und emotionale Gewalt (Zorn, Lüsternheit und Hass) ausgesprochen hatte. A. D. Nock erklärt die große Popularität des orthodoxen Christentums aus der „perfekten, weil unbewussten Übereinstimmung mit den Bedürfnissen und Hoffnungen der gewöhnlichen Menschen."[26]

4. Frühes Christentum: Die Entstehung der Kirche und ihres Dogmas

Die Gnostiker betrachteten die Welt als böse; die Erlösung bestand darin, sie zu verlassen. Aus Sicht der Orthodoxen war die Welt „gut". Sie sahen in Christus nicht jemanden, der die Seelen aus ihr heraus zur Erleuchtung führt, sondern als die „Fülle Gottes", die herabgestiegen ist in eine menschliche, körperliche Existenz, um sie zu heiligen. Die Orthodoxen heiligten dieses gewöhnliche Leben mit den „Sakramenten" der Taufe, des gemeinsamen Abendmahls (Kommunion), der Ehe und des Sterbens. Während der Gnostiker sich selbst als „einen unter tausend" betrachtete, sah sich der Orthodoxe als Mitglied einer gemeinsamen menschlichen Familie.[27]

Der institutionelle Rahmen der proto-orthodoxen Kirchen gab der großen Mehrheit der Menschen die religiöse und ethische Orientierung, die sie für ihr tägliches Leben brauchte. Das orthodoxe Christentum adaptierte das Modell der politischen und militärischen Organisation Roms (mit Bischöfen, Priestern und Diakonen in jeder Kirche) für seine eigenen Zwecke. Im vierten Jahrhundert gewann es die Unterstützung des römischen Kaisers und entwickelte sich zunehmend stabil und dauerhaft. Für die orthodoxe Glaubensgemeinschaft war das gnostische Christentum weder im Hinblick auf ihre hohe Popularität noch auf ihre effiziente Organisation ein ernsthafter Gegner. Diese beiden Faktoren sicherten das Überleben der orthodoxen Kirche.[28]

Die Glaubensregeln und Glaubensbekenntnisse

Der Anspruch der Proto-Orthodoxen, die Lehren der zwölf Apostel zu repräsentieren, führte zu einer Reihe von Doktrinen, die für sie das wahre Wesen des Christentums ausdrückten. Im Laufe des zweiten Jahrhunderts, lange bevor es zum nicäischen und apostolischen Glaubensbekenntnis kam, formulierten Kirchenschriftsteller wie Irenäus, Bischof von Lyon, und Tertullian die sog. *„regula fidei"* (lat. „Glaubensregeln"). Diese Regeln umfassten die elementaren und grundlegenden Glaubenssätze, auf die sich, laut den Orthodoxen, jeder wahre Christ, den Aposteln entsprechend, zu verpflichten hatte. Sie beinhalteten den Glauben an einen Gott, den Schöpfer der Welt, der alles aus dem Nichts erschaffen hatte; den Glauben an Seinen Sohn, Jesus Christus, geweissagt von Propheten und geboren von der Jungfrau Maria; den Glauben an den mirakulösen Charakter seines Lebens, seines Todes, seiner Auferstehung und seines Aufstiegs zum Himmel und den Glauben an den Heiligen Geist, der auf Erden gegenwärtig ist bis zum Ende der Welt, wo es dann ein Jüngstes Gericht geben wird, das die Gläubigen belohnt und die Ungläubigen zu ewigen Qualen verdammt. Diese Glaubensregeln nahmen schließlich die Form von Glaubensbekenntnissen an, die u. a. von christlich Bekehrten im Anschluss an die Taufe und die christliche Unterrichtung (*catechisis*) rezitiert werden mussten.

Die Glaubensbekenntnisse wurden von den Othodoxen formuliert, um sich damit gegen spezifische häretische Anschauungen und Lehrbehauptungen abweichender christlicher Gruppen abzugrenzen. Aufgrund des Kontextes ihrer Entstehung waren sie zutiefst paradox: Es gibt nur einen Gott und er ist der

Schöpfer aller Dinge, nicht aber des Bösen und des Leidens, obwohl beides in seiner Schöpfung existiert. Ist Christus Gott oder Mensch? Er ist beides. Wenn Christus Gott ist und Sein Vater Gott ist, gibt es dann zwei Gottheiten? Nein, „Wir glauben an *einen* Gott".[29] Der Grund für diese paradoxe Lehre lag darin, dass die Proto-Orthodoxen sich dazu gezwungen sahen, mehrere Gegner gleichzeitig zu bekämpfen – die Marcioniten einerseits, und die Doketen, Ebioniten sowie verschiedene gnostische Gruppen andererseits. Wenn man gegenüber den Ebioniten behauptete, Jesus sei göttlich, so erschien man als Doket. Darum musste man gegenüber den Doketen bestätigen, dass er menschlich sei. Die einzige Lösung schien darin zu bestehen, beide Anschauungen gleichzeitig zu verkünden: Jesus ist göttlich, und Jesus ist menschlich; Vater, Sohn und Heiliger Geist sind drei getrennte Personen, und dennoch der eine und einzige Gott.

DAS JOHANNES-EVANGELIUM IM VERGLEICH ZU DEN EVANGELIEN NACH THOMAS, MATTHÄUS, MARKUS UND LUKAS

Elaine Pagels zeigte in ihrem Buch *Beyond Belief. The Secret Gospel of Thomas* (Deutscher Titel: „Das Geheimnis des 5. Evangeliums"), dass das Johannes-Evangelium gegen Ende des ersten Jahrhunderts von einem unbekannten jüdischen Gelehrten, der wahrscheinlich aus Ephesus in Kleinasien stammte, mit der besonderen Absicht geschrieben wurde, das Thomas-Evangelium samt seiner gnostischen Lehren zu widerlegen. „Damit wendet er sich ... nicht zuletzt gegen das, was das Thomasevangelium lehrt, nämlich dass Gottes Licht nicht nur in Jesus, sondern – zumindest potenziell – in jedermann leuchtet. Das Evangelium nach Thomas spornt den Hörer nicht so sehr an, an Jesus zu glauben, wie Johannes fordert, sondern ermutigt ihn vielmehr, da ja alle Menschen nach dem Bild Gottes erschaffen sind, mit seinem gottgegebenen inneren Potenzial nach Gotterkenntnis zu streben. Den Christen späterer Generationen liefert das Evangelium nach Johannes ein substanzielles Teilstück zum Fundament einer Einheitskirche, etwas, was das Thomas-Evangelium mit seiner Betonung der individuellen Gottsuche nicht zu bieten hatte."[30]

Das Johannes-Evangelium unterscheidet sich von den Evangelien nach Matthäus, Markus und Lukas unter mehreren relevanten Gesichtspunkten. Erstens unterscheidet es sich beträchtlich in seinem Bericht über die letzten Tage Jesu. Zweitens, und weitaus wichtiger, verweist Johannes auf Jesus als „Herrn und Gott" (Johannes 20.28), offenbart in menschlicher Form[31], während die drei anderen Evangelien Jesus als Gottes menschlichen Diener oder Messias („Gesalbten") darstellen. Erst nachdem das Johannes-Evangelium den synoptischen Evangelien hinzugefügt worden war, begannen die Christen damit, Jesus nicht als ein menschliches Wesen zu betrachten, sondern als Gott Selbst. Jesus ist nicht bloß ein Bote Gottes; Jesus ist die Botschaft. Drittens: Nur das Johannes-Evangelium präsentiert ein kritisches und herausforderndes Bild des Jüngers Thomas. Johannes erfand den Charaktertypus des „zweifelnden Thomas", wie Gregory Riley herausstrich, „vielleicht um auf diesem Wege Menschen zu karikieren, welche einen Lehrer und eine Auffassung von Jesu Lehre in Ehren hielten, die er beide für abtrünnig und im Irrtum befangen ansah."[32] Viertens erklärt Johannes zu Beginn seines Textes dreimal, dass das göttliche Licht die Dunkelheit der Welt nicht durchdringen konnte und Gott Seinen einzigen Sohn senden musste, damit die Menschen den unsichtbaren Gott sehen konnten. Damit weist Johannes die Behauptung von Thomas zurück, wir hätten durch das göttliche Ebenbild in uns einen direkten Zugang zu Gott. Er vertritt den Standpunkt, dass der Mensch nicht von Natur aus die Fähigkeit besitzt, Gott zu erkennen. Originär am Johannes-Evangelium ist, dass es sich auf den Grundsatz festlegt, allein durch den Glauben an Jesus könnten wir zu wahrer Gotteserkenntnis gelangen – und es hat erreicht, dass sich ihm von Anbeginn bis heute die Mehrheit der Christen ihm darin anschließt."[33] Fünftens: Da für Johannes eben dieser Ausschließlichkeitsanspruch an erster Stelle steht, bietet er keine ethischen oder apokalyptischen Lehren an und zitiert keine der Jesus-Parabeln, wie es die anderen Evangelien tun. Allein dieses Evangelium verkündet in Form der sogenannten *„Ich-Bin"*-Aussprüche die göttliche Identität Jesu. Johannes verlangt damit von seinen Jüngern, dass sie ausschließlich an Jesus als ihren Herrn und Erlöser glauben.

Während Thomas jeden darauf verweist, das Licht im eigenen Inneren zu entdecken, erklärt Johannes, dass nur Jesus das Licht sei und man nur durch Jesus zu Gott komme. In drei Anekdoten charakterisiert Johannes allein den Jünger Thomas als jemanden, der an Jesus zweifelt (Johannes 11.16, 14.3-4 und 14.6). Anders als Lukas, weigert sich Johannes sogar anzuerkennen, dass Thomas anwesend war, als der auferstandene Jesus die elf verbliebenen Jünger besuchte (Johannes 20.24). Bei diesem entscheidenden Zusammentreffen habe Jesus, so behauptet Johannes, die Jünger (aber nicht Thomas) ermächtigt, anderen die Sünden zu vergeben (Johannes 20.19-23). Und schließlich, indem er Thomas der Ungläubigkeit bezichtigt, redet Johannes uns ein, dass Jesus die Menschen ermahne und warne – sie müssten an ihn als ihren Herrgott und Erlöser glauben oder Gottes Zorn gewärtigen.[34]

Einhundert Jahre später, als Irenäus begann, den Evangelienkanon des Neuen Testaments zusammenzustellen, sprach er sich für das Evangelium nach Johannes aus und verwarf das von Thomas. Wäre damals das Thomas-Evangelium in den Kanon mit aufgenommen worden oder an die Stelle des Johannes-Evangeliums getreten, so sähe das Christentum, wie wir es heute kennen, sehr viel anders aus. Anstatt die eigene Erlösung durch die simple Rezitation und Beteuerung „Jesus ist unser Herr und Erretter" zu erhoffen, wäre man von christlichen, mit spiritueller Praxis vertrauten Mystikern initiiert worden, um den unmittelbaren Zugang zu Gott durch jenes inneren Wissen und Licht zu erlangen, das in den „Jesus-Sprüchen" beschrieben ist.

Die Entstehung des proto-orthodoxen Neuen Testaments

Die oben angesprochenen Kontroversen entstanden größtenteils, nachdem die siebenundzwanzig Texte, die schließlich das Neue Testament bildeten, geschrieben waren – also in der Zeit zwischen 120 und etwa 325 n. Chr. Die meisten Christen mag es überraschen oder sogar schockieren, dass die Kirche nicht immer das Neue Testament besaß. Die Bücher der Heiligen Schrift kamen nicht während der ersten Jahre, nicht einmal während der ersten Jahrzehnte nach Jesu Kreuzigung „vom Himmel herab". Sie wurden über einen Zeitraum von sechzig oder siebzig Jahren von verschiedenen Autoren an unterschiedlichen Orten und für ein jeweils anderes Publikum verfasst. Das begann mit den Paulusbriefen zwischen 50 und 60 n. Chr., dann folgte Markus um etwa 65 n. Chr. und es endete mit dem 2. Petrusbrief etwa um 120 n. Chr. In dieser Periode wurden auch andere Bücher geschrieben, einige von denselben Autoren. Die vier Evangelien selbst wurden nicht von den vier Aposteln Matthäus, Markus, Lukas und Johannes verfasst, sondern von anonymen proto-orthodoxen Autoren. Etwas später tauchte eine Flut von Büchern auf, angeblich verfasst von den frühesten Jesus-Anhängern, tatsächlich aber Fälschungen unter den Namen der Apostel, nach dem diese bereits Jahrzehnte, ja Jahrhunderte zuvor gestorben waren.

Viele Gläubige bekräftigen, dass die Auswahl der siebenundzwanzig Texte, die schließlich in den Kanon des NT aufgenommen wurden, göttlich inspiriert war. Dabei übersieht man im allgemeinen, dass der Kanonisierung ein langer Prozess der Beweisführungen und der Debatten voranging, welche Texte in den Kanon aufgenommen und welche verworfen werden sollten – ein Prozess, der sich über fast 300 Jahre erstreckte. Als diese Phase vorüber war, bestand noch immer keine Einstimmigkeit.

Der erste christliche Autor, der sich für den neutestamentlichen Kanon aus siebenundzwanzig Büchern aussprach, war Athanasius, Bischof von Alexandria im 4. Jahrhundert, in einem Brief, den er im Jahre 367 n. Chr. verfasste. Es handelte sich dabei um ein jährliches Rundschreiben an die Kirchengemeinden seiner Diözese in Ägypten. Die Mutterkirche hat diese siebenundzwanzig Bücher jedoch bis zum Trientiner Konzil, Mitte des 16. Jahrhunderts, nicht offiziell ratifiziert, und auch danach war der Beschluss nur für römische Katholiken bindend. Zum Kanon des Neuen Testaments kam es erst durch einen weitgehenden Konsens am Ende eines sehr langen Prozesses.

Dieser Prozess kam durch den starken Nachdruck ingang, den die christliche Religion auf den richtigen Glauben legte. Richtiger Glaube verlangte nach Autoritäten, auf die er sich beziehen konnte. Die Apostel galten als glaubwürdige Augenzeugen der Worte und Handlungen Jesu. Da sie aber nicht immer bei allen christlichen Versammlungen anwesend sein konnten, wurden schriftliche Texte bald zu einem entscheidenden Kriterium der Legitimität religiöser Vollmacht. Die meisten der frühen Jesus-Anhänger waren Juden, die in Jesus nicht den Stifter einer neuen Religion sahen, sondern ihn als Erfüllung der alten jüdischen Religion betrachteten, deren Gesetzesvorschriften sie nach wie vor befolgten. Die Lehren Jesu stellten ja größenteils auch eine Interpretation der alten jüdischen Schriften dar. Jesus betonte aber ausdrücklich, dass die tieferen Absichten und Ziele dieser jüdischen Gesetze zu beachten seien, und nicht nur ihre oberflächliche Bedeutung. Als die große Mehrheit der Juden die Vorstellung zurückwies, dass Jesus die Erfüllung alter Prophezeiungen sei, fühlten sich die frühen Christen dazu aufgerufen, ihre eigenen verbindlichen heiligen Schriften zu erarbeiten, um sich damit von jenen Juden absetzen zu können, die sich weigerten, die Interpretation der jüdischen Schriften durch Jesus zu akzeptieren. Jesus selbst hatte seine Auslegungen als verbindlich präsentiert. Sie bildeten die Richtschnur für seine Anhänger, die sie als wahre, göttlich inspirierte Normen betrachteten. Bald wurden nicht nur die Lehren Jesu, sondern auch die Berichte über seine Handlungen und die Ereignisse seines Lebens zur Heiligen Schrift.[35]

Die Proto-Orthodoxen reklamierten alle Apostel als ihre Autoritäten, doch die vier Evangelien und die meisten anderen Bücher im späteren Kanon des Neuen Testaments waren nicht von Aposteln verfasst. Die Bibelexperten sind sich nahezu einig, dass die Evangelien aus der Erzählperspektive in der dritten Person und in griechischer Sprache über Jesus und seine Begleiter geschrieben wurden – von namentlich unbekannten, gebildeten Christen während der zweiten Hälfte des ersten Jahrhunderts. Keine einzige Evangeliumspassage ist in der ersten Person formuliert, etwa wie: „Eines Tages gingen Jesus und ich nach Kapernaum ..." Proto-orthodoxe Autoren, die den Bedarf nach apostolischen Quellen erkannten, schrieben ihre Bücher einzelnen Aposteln (Matthäus und Johannes) und engen Begleitern von Aposteln zu (Markus, Sekretär des Petrus, und Lukas, Reisegefährte des Paulus). Andere Bücher, wie der Brief des Jakobus, wurden von einem Autor geschrieben, der den gleichen Namen wie der Apostel trug. Selbst der Verfasser des Johannes-Evangeliums behauptet weder, den Namen „Johannes" zu tragen, noch der Apostel Johannes zu sein, und wahrscheinlich war er es auch nicht. Andere Bücher des Neuen Testaments wurden von Personen geschrieben, die beanspruchten, jemand zu sein, der sie nicht waren. Dazu zählen z. B. 2. Brief des Petrus, 1. und 2. Brief an Timotheus sowie der Brief an Titus, vermutlich auch Thessalonicher 2, Brief an die Kolosser und an die Epheser, 1. Petrusbrief und der Brief des Judas.[36]

Der Verfasser der „Offenbarung" sagt, sein Name sei „Johannes" (Off. 1.9); doch „Johannes" war zu dieser Zeit ein sehr gebräuchlicher Name. Er behauptet nicht, Johannes, Sohn des Zebedäus, also einer der zwölf Apostel zu sein. Tatsächlich berichtet ein Textabschnitt darüber, dass „Johannes" eine Vision vom Thron Gottes hatte, umgeben von vierundzwanzig Älteren, die Gott auf ewig anbeten. (Off. 4:4, 9-10). Diese vierundzwanzig Älteren werden gewöhnlich als die zwölf Apostel und die zwölf Patriarchen von Israel interpretiert. Doch der Autor gibt keinen Hinweis darauf, dass er sich selbst als einen der vierundzwanzig Älteren sieht.[37] Sogar der frühe Kirchenhistoriker Eusebius, ein proto-orthodoxer Christ im 4. Jahrhundert, der in einer zehnbändigen Zusammenfassung der neutestamentlichen Schriften zwischen vier Glaubwürdigkeitskategorien unterschied (anerkannt, zweifelhaft, unecht-gefälscht, häretisch), ordnete die „Offenbarung" der Kategorie der unechten bzw. gefälschten Dokumente zu.[38]

Obgleich bis zum Jahr 120 alle siebenundzwanzig Bücher in geschriebener Form vorlagen, enthalten die Briefe der Kirchenoberhäupter selten Zitate daraus, zumindest nicht bis etwa 150 n. Chr. Doch in der zweiten Jahrhunderthälfte verlangten prophetische Bewegungen wie der Montanismus innerhalb der proto-orthodoxen Zirkel und die Opposition gegen häretische Kräfte außerhalb dieser

Kreise nach einem autorisierten Kanon der Hl. Schrift. So konnten z. B. Montanus und andere gerade wegen des Fehlens eines disziplinierenden, verlässlichen und festgelegten Schriftenkanons behaupten, direkte Offenbarungen von Gott empfangen zu haben, die das bevorstehende Weltenende verkündeten.

Vor allem aber spornte Marcion gegen Mitte des 2. Jahrhunderts mit seiner Zusammenstellung eines vorläufigen Neuen Testaments aus elf Büchern die Proto-Orthodoxen dazu an, ihren eigenen Kanon zu konzipieren. Als erster wählte Irenäus, Bischof von Lyon, die vier Evangelien aus einer Sammlung von fast dreißig Evangelien aus und fügte die Briefe Pauli hinzu. Dabei handelte es sich wahrscheinlich um einen Versuch, Paulus von den Häretikern zurückzugewinnen, denn Paulus wurde von den Marcioniten und Gnostikern oft zitiert und war bei ihnen sehr beliebt. Das würde auch die Auswahl des 1. und 2. Timothäusbriefs sowie des Titusbriefs erklären: alle drei waren Fälschungen unter dem Namen des Paulus, aber sie sprachen sich nachdrücklich für die Wahl von würdigen Männern zu Bischöfen und gegen die irrige „Gnosis" aus. In den nachfolgenden Debatten trafen die Orthodoxen ihre Wahl, was in den Kanon aufgenommen werden sollte, anhand von vier Hauptkriterien:[39]

Alter: etwa um die Zeit von Jesus geschrieben.

Apostolische Vollmacht: mutmaßlich von einem Apostel oder wenigstens von einem Apostelgefährten geschrieben. (Es gab eine lange Diskussion über den Brief an die Hebräer und die Offenbarung des Johannes, da große Zweifel an deren Autorenschaft bestanden.)

Die „katholische" Qualität: weit verbreiteter Gebrauch des Textes unter den etablierten Kirchengemeinden.

Das weitaus wichtigste Kriterium: Stand der Text mit proto-orthodoxen Anschauungen im Einklang (z. B. die Briefe des Petrus)? Wenn nicht, dann konnte er nicht von einem Apostel geschrieben worden sein. Daher wurde das Thomas-Evangelium, das wahrscheinlich älter als die vier Evangelien ist und unter dem Namen von Jesu Zwillingsbruder Thomas verfasst wurde, aufgrund seiner gnostischen Aussprüche nicht ausgewählt.

393 n. Chr. wurde der von Athanasius vorgeschlagene Kanon auf der Synode von Hippo, Nordafrika, angenommen. Obwohl Rom den Kanon formal nicht ratifiziert hatte, wurde er seit dieser Zeit von den orthodoxen Kirchen als Grundlage akzeptiert.

Konstantin und das oekumenische Konzil von Nicäa

Wahrscheinlich war keine andere Dekade für die Entwicklung des Christentums so ausschlaggebend wie jene zwischen 303 und 313 n. Chr., nachdem die geschilderten Konflikte längst zugunsten der Proto-Orthodoxen entschieden waren. Heiden, die glaubten, ihre Götter fühlten sich beleidigt, weil sich die Christen weigerten, ihnen mit den vorgeschriebenen Opferritualen zu huldigen, hatten in einigen Gegenden zu Christen-Progromen aufgerufen. Weithin war man der Meinung, die Beleidigung der Götter wäre die Ursache von Katastrophen. Der heidnische Kaiser Diokletian im östlichen und Maximian im westlichen Römischen Reich ordneten 303 n. Chr. offiziell die Verfolgung von Christen an. Diese sog. „Große Verfolgung" erstreckte sich über ein ganzes Jahrzehnt.

Im Jahr 312 begann der ältere Kaiser Konstantin seinen militärischen und politischen Aufstieg dem Gott der Christen zuzuschreiben und sich selbst als Christ zu bezeichnen. Als seine Machtbasis gesichert war, wurde er in kirchlichen Angelegenheiten sehr aktiv, schlichtete Kontroversen, gewährte christlichen Kirchen seine Unterstützung und berief das Konzil zu Nicäa ein. Dieses Konzil war die erste ökumenische (lat.: *oecumenicus* – „zur ganzen bewohnten Welt gehörend") Konferenz, bei der Kirchenführer aus dem ganzen Römischen Reich zusammenkamen, um einen Konsens zu strittigen Glaubens- und Ritualfragen zu erarbeiten. Man nimmt allgemein an, dass Konstantin in der christlichen Kirche ein zweckdienliches Mittel sah, dem Römischen Reich zu einer neuen Einheit zu verhelfen. Der proto-orthodoxe christliche Glaube an Einen Gott, einen Bischof und eine autorisierte Heilige Schrift kam den politischen Erfordernissen des Römischen Imperiums sehr entgegen. Bis auf eine Ausnahme bekannte sich jeder römische Kaiser nach Konstantin zum Christentum.

Theodosius I. (Kaiser von 379-95) sprach dem Bischof von Rom die höchste religiöse Vollmacht zu, setzte das Römische Christentum als offizielle Staatsreligion ein und verbot alle heidnischen Opferriten. Während des vierten Jahrhunderts dehnte sich auf diese Weise der Anteil der Christen, der zunächst nur bei fünf bis sieben Prozent gelegen hatte, auf die Hälfte der Bevölkerung des Römischen Reiches aus, worauf weitere Bekehrungen erfolgten. Ohne Konstantins Glaubensbekehrung wäre dies alles jedoch nicht geschehen. Es ist kaum vorstellbar, dass irgendeine andere christliche Sekte als die Proto-Orthodoxen für den römischen Kaiser so vorteilhaft gewesen wäre oder eine so einigende Wirkung auf das Römische Imperium gehabt hätte. Weder die Unterordnung unter das jüdische Gesetz noch eine „neue" Religion, wie die von Marcion, und schon gar nicht eine elitäre Religion für die Wenigen, die über „Gnosis" verfügten, besaß ein derartiges Potenzial. Denn wenn man aufgrund der inneren „Gnosis" in eine direkte Verbindung mit Gott treten kann, braucht man keinen Priester, geschweige denn einen Bischof oder Papst, der als Vermittler agiert oder einem sagt, was man zu glauben und zu befolgen hat.

Konstantins Bekehrung zur proto-orthodoxen Form des Christentums stellte zweifellos die Weichen für den folgenden Aufstieg der christlichen Kirche bis in die moderne Zeit. Dieses Ereignis ließ das Christentum über viele Jahrhunderte zur dominierenden religiösen, gesellschaftlichen, politischen und kulturellen Institution des Westens und zur mitgliederstärksten Glaubensgemeinschaft in der Welt werden.[40]

Kapitel 5
Was sagte Jesus wirklich?

Wie in der Einleitung bereits erwähnt, wurden in der Sinai-Wüste zahlreiche neue Quellendokumente entdeckt und unter Anwendung moderner Methoden der Textanalyse von unabhängigen Wissenschaftlern ausgewertet. Vor diesem Hintergrund stimmen die meisten der heutigen Gelehrten darin überein, dass sich die Bücher des Neuen Testaments drei verschiedenen Ebenen der Authentizität zuordnen lassen:

> Was waren vermutlich die wirklichen Worte Jesu, zitiert in den Evangelien von Matthäus, Markus und Lukas, deren Aufzeichnung aber erst mehrere Jahrzehnte nach Jesu Tod stattfand?

> Was sind wahrscheinliche Interpolationen, also Worte, die von unbekannten Quellen Jesus zugeschrieben wurden?

> Was wurde von anderen über Jesus und seine Lehren gesagt, z. B. in den Briefen von Paulus, die den größten Teil des restlichen Neuen Testaments ausmachen und dem frühen Kirchendogma als Basis dienten?

Was offenbaren die Aussprüche der ersten Authentizitätsebene von Jesus und seinen Lehren? Wie stark haben innerhalb des Christentums und im allgemeinen Verständnis die Aussprüche der zweiten und dritten Authentizitätsebene die erste Ebene entstellt oder verschleiert? In diesem Kapitel werden wir jene Aphorismen behandeln, die nach der Beurteilung durch die Mitglieder des Jesus-Seminars von Jesus selbst stammen. Daraus ergibt sich auch eine klare Antwort auf der erste der oben gestellten Fragen. Mit der Beantwortung der zweiten Frage befassen wir uns im nächsten Kapitel.

Die hier erörterten Aphorismen gehören zu den authentischsten Jesus-Sprüchen, die von den Mitgliedern des Jesus-Seminars entweder als unzweifelhaft (Abstimmungsmehrheit: rot) oder als wahrscheinlich (Abstimmungsmehrheit: rosa) Jesus zugeordnet wurden. (Siehe hierzu Anhang A.) Diese Sprüche vergleichen wir auch mit Aphorismen aus den Schriften der Yoga Siddhas, um so ihre gemeinsame Inspirationsquelle besser zu verstehen.

UMKEHRUNG DER NATÜRLICHEN MENSCHLICHEN NEIGUNGEN

Die Gelehrten des Jesus-Seminars wählten eine Gruppe von Parodien als die authentischsten Verse im Neuen Testament aus.[1] Eine Parodie ist die Imitation des Stils oder der Form eines Diskurses, wobei bestimmte Charakterzüge oder Eigenschaften übertrieben werden, um einen komischen Effekt zu erzielen. Eine

Situationsparodie ist die Übertreibung eines Gesetzes, indem man bestimmte Charakteristika zugunsten einer komisch-satirischen Wirkung überzeichnet. Unter den Gelehrten herrscht ein Konsens, dass die folgenden drei Situationsparodien mit hoher Wahrscheinlichkeit von Jesus selbst stammen:

"Verzichtet auf Gegenwehr, wenn euch jemand Böses antut! Mehr noch: Wenn dich jemand auf die rechte Wange schlägt, dann halt ihm auch die linke hin. Und wenn dich einer vor Gericht bringen will, um dir das Hemd wegzunehmen, dann lass ihm auch den Umhang. Und wenn dich jemand zwingt, eine Meile* mitzugehen, dann gehe mit ihm zwei." (Matthäus 5:39-41, mit Parallelen in Lukas 6.29)

"Gib dem, der dich bittet und weise den nicht ab, der etwas von dir borgen will. (Matthäus 5:42, mit Parallelen in Lukas 6.29)
"Ihr wisst, dass es heißt: Du sollst deinen Nächsten lieben und deinen Feind hassen. Ich aber sage euch: Liebt eure Feinde."
(Matthäus 5.43, mit Parallelen in Lukas 6:27-28)

Jesus verlangt von uns, das Gegenteil von dem zu tun, wozu uns die menschliche Natur normalerweise drängt. Gerade weil seine Gebote so extrem, ja absurd sind – wir wären alle in kurzer Zeit nackt und verarmt, wenn wir sie wörtlich umsetzen würden – , gewähren sie uns eine Art der Einsicht, wie wir sie nur dann erhalten, wenn wir uns der gewöhnlichen Neigungen des Egos bewusst werden. Die Gebote verlangen von uns Reaktionsweisen, die gerade noch eben als möglich erscheinen. Auf diese Weise fordern sie uns dazu auf, bis an die Grenze der menschlichen Natur und darüber hinaus zu gehen. Die Ermahnung „liebt eure Feinde" rangiert hinsichtlich ihrer Authentizität nach Urteil des Jesus-Seminars an dritter Stelle, hinter dem zuvor angeführten Parodien-Cluster. Sie ist sehr bemerkenswert, da sie der gesellschaftlichen Grundüberzeugung zuwider läuft und ein Paradox konstituiert: Wer seine Feinde liebt, hat keine Feinde. Diese Methode findet sich auch im Yoga und Tantra wieder. Als Sri Aurobindo von seinen Kameraden, die für Indiens Unabhängigkeit von den Briten kämpften, dazu gedrängt wurde, den politischen Kampf wieder aufzunehmen, entgegnete er humorvoll, dass „nicht ein Aufstand gegen die britische Regierung, den jedermann leicht bewerkstelligen kann ... (sondern) ein Aufstand gegen die gesamte universelle Natur" notwendig ist.[2]

Die „äußerste Grenze" des Möglichen bei einer Yogahaltung ist eine Metapher für die äußerste Grenze, an die wir durch unsere menschliche Erfahrung gelangen, wenn wir z.B. Ärger, Angst oder Depression empfinden. Indem wir lernen, unser Gleichgewicht und unsere Bewusstheit beizubehalten, ruhig zu bleiben, zuzuhören und nur nach Überlegung zu handeln, vergrößern wir den Umfang dessen, wozu wir fähig sind. Wir dehnen also unsere menschliche Natur etwas weiter aus. Im Yoga dreht es sich meist darum, das Gegenteil zu tun von

---

* Römische Soldaten konnten einen Juden jederzeit zu einer wegkundigen Begleitung oder zum Lastentragen zwingen, allerdings nur für eine Meile = 1478,5 m. Anm. d. Übs.

5. Was sagte Jesus wirklich?

dem, wozu uns die menschliche Natur gewöhnlich drängt. Wir lernen ruhig und zufrieden zu bleiben gegenüber Widerspruch und Disharmonie; still zu sitzen, anstatt uns zu bewegen; wach zu bleiben, wenn die Augen während der Meditation geschlossen sind; der Atmung zu erlauben, sich bis zum Stillstand zu verlangsamen; zu schweigen, anstatt zu sprechen; zu fasten, anstatt zu feiern; das Zeugenbewusstsein zu kultivieren, anstatt von einem inneren Dialog absorbiert zu werden.

„Seid vollkommen, wie euer Vater im Himmel vollkommen ist."
(Matthäus 5.48, mit Parallele bei Lukas 6:36)

Eine der Bedeutungen des Wortes *Siddha*, mit dem man einen yogischen Heiligen bezeichnet, lautet: „Jemand, der vollkommen wurde". Jesus forderte seine Zuhörer auf, sich zu vervollkommnen, ihre niedrigere menschliche Natur zu überwinden und göttlich zu werden. Wie die größten Yoga-Meister, machte auch Jesus selbst sein Leben zum Yoga. Er überwand die gewöhnlichen Beschränkungen der menschlichen Existenz und offenbarte seine wahre Natur. Noch wichtiger: Er ermahnte seine Zuhörer, das gleiche zu tun.

Das Koenigreich des Himmels

Während die Gelehrten sich einig darüber sind, dass Jesus häufig über das „Königreich des Himmels" oder das „Reich Gottes" sprach, so erhebt sich doch die Frage, ob diese Worte sich auf Gottes persönliches Eingreifen in der Zukunft beziehen, einschließlich des Endes der Welt und des Jüngsten Gerichts, oder ob Jesus damit etwas meinte, das bereits gegenwärtig, aber schwer zu fassen ist. Die Fachgelehrten des Jesus-Seminars neigten zu letzterer Auslegung. Sie glaubten nicht, dass Jesus auf jene apokalyptische Vision anspielte, die unter den früheren jüdischen Propheten und Autoren sowie den späteren Kirchenvätern – etwa bei Paulus und dem Autor der Offenbarung – verbreitet war. Sie sahen ihre Auslegung in den großen Jesus-Parabeln bestätigt, denn diese zeigen keinerlei apokalyptische Elemente. Zu diesen wichtigsten Parabeln zählen der gute Samariter, der verlorene Sohn, das Festmahl, die Arbeiter im Weinberg, der Sauerteig im Mehl, das Senfkorn, die kostbare Perle und der verborgene Schatz.

Das Senfkorn-Gleichnis drückt Jesu Vision vom himmlischen Königreich aus, und die Mitglieder des Jesus-Seminars stimmten mehrheitlich dafür, dass es eines jener Gleichnisse ist, die mit höchster Wahrscheinlichkeit von Jesus ausgesprochen wurden.

Die Jünger sagten zu Jesus: „Sag uns doch, womit das Königreich des Himmels zu vergleichen ist." Er antwortete Ihnen: „Es ist zu vergleichen mit einem Senfkorn, dem kleinsten aller Samenkörner. Wenn es aber auf die beackerte Erde fällt, bringt es einen großen Zweig hervor, der den Vögeln des Himmels zum Schutz dient."
(Thomas-Evangelium, Spruch 20, mit parallelen Versen bei Markus 4.30-32, Lukas 13.

18-19 und Matthäus 13. 31-32).
Diese Metapher des Senfkorns (wegen seiner Kleinheit sprichwörtlich) wird von den Bibelwissenschaftlern als ein gutes Beispiel dafür angesehen, wie Jesus Gottes Reich betrachtete: eher als bescheiden, gewöhnlich, ausgebreitet, denn als Imperium. Die Gelehrten weisen darauf hin, dass die mächtige Libanon-Zeder (Ezekiel 17:22-23) und der apokalyptische Baum des Daniel (Daniel 4:12, 20-22) als traditionelle Symbole benutzt wurden, um Gottes Reich zu beschreiben. Die Wahl der Senfpflanze karikiert diese alte Tradition auf eine amüsante Weise; sie verspottet die etablierten Gepflogenheiten und unterstützt gesellschaftliche Gegenbewegungen. Die Mitglieder des Jesus-Seminars gehen davon aus, dass die Version von Thomas dem ursprünglichen Wortlaut näher kommt, als die Parallelversionen in den synoptischen Evangelien. In den letzteren wird die Senfpflanze als ein Baum oder als „die größte aller Gartenpflanzen" beschrieben. Indem sie auf diese Weise das althebräische Leitmotiv des apokalyptischen Baumes unterbringen, tragen sie zu einer Fehlinterpretation der ursprünglichen Botschaft Jesu bei.[3]

Auch das Gleichnis vom Sauerteig im Mehl belehrt uns über das himmlische Königreich – und wie wir es durch eine Umkehr unserer menschlichen Natur – erkennen können.

„Mit dem Reich des Himmels ist es wie mit dem Sauerteig, den eine Frau nimmt und unter drei Scheffel* Mehl verbirgt. Am Ende ist die ganze Masse durchsäuert."
(Matthäus 13.33, Parallelen in Lukas 13.20-21 und Thomas 96).

Aus Sicht der Wissenschaftler des Jesus-Seminars lässt diese kurze Parabel die Stimme Jesu so klar vernehmen, wie es bei einer alten Aufzeichnung nur irgend möglich ist. Jesus verwendet drei Bilder auf eine Weise, die für seine Zuhörer höchst überraschend war. Sauerteig im Mehl zu „verbergen", ist eine ungewöhnliche Formulierung um auszudrücken, dass jemand ein Treibmittel mit Mehl vermengt. Sie deutet darauf hin, dass Gott absichtlich Sein Reich vor uns verborgen hält. Die Verwunderung wächst, wenn Jesus über drei Scheffel Mehl spricht. In 1. Moses 18 erscheinen Abraham drei Männer als Repräsentanten Gottes. Sie versprechen seiner Frau Sarah, dass sie, obwohl sie schon älter ist, bald ein Kind empfangen wird. Bei diesem Anlass soll Sarah aus drei Scheffeln Mehl einige Kuchen zubereiten und sie den himmlischen Besuchern geben. Drei Scheffeln* Mehl waren offenbar die passende Menge, um eine Epiphanie (griech. „wunderbare Erscheinung"), eine sichtbare, wenn auch indirekte Erscheinung Gottes zu feiern. Das dritte Bild ist die Verwendung von Sauerteig, der bei den Juden als ein Symbol für Korruption galt. Zum Passah-Fest wird Brot ohne Sauerteig zubereitet. In einer überraschenden Umkehrung der konventionellen Assoziationen repräsentiert der Sauerteig nicht das, was korrupt und unheilig ist, sondern das Königreich Gottes. Die Mitglieder des Jesus-Seminars sehen darin eine der typischen Strategien Jesu.[4] Dass Gott Sein Reich vor uns absichtlich verbirgt,

---

* Wörtlich: drei Sata. Ein Saton war ein Hohlmaß und fasste etwa 13 Liter. 3 Scheffel Mehl entsprechen etwa 25 kg. Anm. d. Übs.

5. WAS SAGTE JESUS WIRKLICH?

ist nach dem *Saiva Siddhanta* einer der „fünf Funktionen des Herrn", nämlich die Funktion der Verschleierung. Sie verpflichtet uns dazu, Ihn zu suchen, um die illusionäre Erscheinung der Welt zu überwinden.

> *In Seiner Gnade wurde ich geboren;*
> *In Seiner Gnade wuchs ich auf;*
> *In Seiner Gnade ruhte ich im Tod;*
> *In Seiner Gnade war ich in Verwirrung;*
> *In Seiner Gnade kostete ich ambrosische Seligkeit;*
> *In Seiner Gnade trat Nandi (der Herr) in mein Herz ein.*
> *(Thirumandiram, Vers 1800)*

In Thomas 113 heißt es, dass das Reich Gottes bereits hier und jetzt vorhanden sei, doch würden wir es nicht erkennen.

Seine Jünger fragten ihn: „Wann wird das Königreich kommen?"
Jesus sagte: „Es wird nicht kommen, während man darauf wartet. Man wird (auch) nicht sagen: ‚Siehe, hier ist es!' oder ‚Siehe, dort ist es!'. Sondern das Königreich des Vaters ist auf der Erde ausgebreitet, und die Menschen sehen es nicht." [5]

Der Yoga Siddha Thirumular, ein Zeitgenosse von Jesus, bestätigt die gleiche Wahrheit: Das Reich Gottes ist hier, aber gewöhnliche Menschen sehen es nicht.

> *Sie sehen nicht den Schatz, der alles übertrifft,*
> *Und suchen nach vergänglichen Schätzen.*
> *Suchten sie im Inneren, in ihren schmelzenden Herzen*
> *So fänden sie den Schatz, der todlos ist.*
> *-Thirumandiram, Vers 762*

ÜBER DEN EINTRITT INS HIMMLISCHE KOENIGREICH

„Eher geht ein Kamel durch ein Nadelöhr, als ein reicher Mann in das Reich Gottes."
(Markus 10.25, mit Parallelen bei Matthäus 19.24 und Lukas 18.25)

Dieser Aphorismus ist bildkräftig und humorvoll; er zeigt, wie Jesus Übertreibungen verwendet. „Es kann nicht wörtlich genommen werden. Dies weist darauf hin, dass die ganze Diskussion über die Beziehung zwischen Reichtum und dem Reich Gottes mit Vorsicht betrachtet werden muss: meint Jesus denn buchstäblich, dass jeder Armut als Lebensweise annehmen sollte? Armut und Zölibat sind Aspekte des asketischen Leben, die in der frühen christlichen Bewegung populär wurden. Die Mitglieder des Jesus-Seminars glauben, dass die Impulse dazu nicht von Jesus stammten."[6]

Der eben zitierte Ausspruch gehört zu einem ganzen Komplex von Sprüchen, die alle illustrieren, wie schwierig es für Menschen ist, in Gottes Reich zu gelangen, wenn sie über viel Geld verfügen. Je mehr materiellen Besitz man hat, desto höher ist das Risiko, sich daran zu binden, und folglich „das Königreich des Himmels" zu übersehen. Jesus segnete die Armen in den Seligpreisungen und sagte, Gottes Reich gehöre ihnen; vermutlich glaubte er, dass man durch ein einfaches Leben der lebendigen Gegenwart Gottes näher sei. Darin spiegelt sich die Sichtweise wider, dass Anhaftung an materiellen Dingen ein tieferes Verständnis der spirituellen Dimension verhindert.[7] Problematisch sind jedoch nicht die materiellen Dinge an sich, sondern der Wunsch danach und das Anhaften an ihnen. Dadurch bleiben wir in unserer Unwissenheit gefangen und verlieren den Blick auf die Wirklichkeit des göttlichen Reiches um uns herum. Der Verstand hat die irreführende Tendenz, sich Dinge vorzustellen, sich zu sorgen und durch die Beschäftigung mit diesen Phantasien von ihnen absorbiert zu werden, anstatt sich als selbststrahlendes Bewusstsein zu erkennen und frei „im Licht" zu leben. Jesus ermutigte seiner Hörer dazu, über die Dualität von arm-reich, hungrig-satt, weinen-getröstet werden hinauszugehen, also die Krankheit des Verstandes, sich mit Körper, Gedanken und Emotionen zu identifizieren, hinter sich zu lassen. Man muss sich von Wünschen reinigen, um die „Ich-bin-der-Körper"-Perspektive des Egos und seine Anhaftung an körperliche Vergnügen zu transzendieren.

„Selig sind die Armen, denn ihnen gehört das Himmelreich,
Selig sind die Hungernden, denn sie werden gesättigt,
Selig sind die Weinenden, denn sie werden getröstet."
(Lukas 6.21, mit Parallelen bei Thomas 54, 69.2, 58 und Matthäus 5.3, 5.6)

Bei den sog. „Seligpreisungen" ergab die Analyse der Gelehrten, dass die drei genannten Sprüche mit hoher Wahrscheinlichkeit von Jesus gesagt wurden; sie zirkulierten aber auch unabhängig von einander in mündlichen Überlieferungen. Die Gelehrten fanden jedoch keine „Bergpredigt", bei der Jesus vor einer großen Menschenmenge die ganze Kollektion der Seligpreisungen ausgesprochen hätte. Tatsächlich war es die mündliche Wiederholung dieser oder jener Seligpreisung unter verschiedenen Umständen und zu verschiedenen Anlässen, die bei ihrer Aufzeichnung zu individuellen Variationen führte. Vier von ihnen wurden schließlich vom Verfasser des Q-Textes in einem Cluster zusammengefasst, wahrscheinlich aufgrund ihrer formalen Gemeinsamkeiten. Matthäus und Lukas übernahmen dieses Cluster, modifizierten und erweiterten es.

„Selig seid ihr, wenn euch die Menschen hassen und wenn sie euch verfolgen und schmähen und euren Namen als einen bösen ächten um des Menschensohnes willen."
(Lukas 6.22-23, mit Parallelen bei Matthäus 5.10-12 und Thomas 68.1-2, 69.1)

Diese vierte Seligpreisung mag in irgendeiner früheren Form auf Jesus zurückgehen, als er sich an Menschen wandte, die Leid ertragen mussten. In der uns überlieferten Form spiegelt sie jedoch die Lebensbedingungen der christlichen Gemeinschaft wieder, nachdem die Christenverfolgung eingesetzt hatte.
Die Armen selig zu preisen, sie ohne Einschränkung zu „beglückwünschen", ist

zumindest unerwartet und sogar paradox, da Glückwünsche normalerweise nur jenen übermittelt werden, die Wohlstand, Glück oder Macht genießen. Die Glückwünsche für die Weinenden und Hungernden sind in lebhafter und übertriebener Sprache ausgedrückt, was eine dramatische Transformation ankündigt."[8]

(Die Version bei Matthäus fügte weitere vier Seligpreisungen hinzu, die eher Belohnung für Tugendhaftigkeit als Linderung der Not anbieten. Sie enthalten weder Überraschungsmomente, noch Umkehrungen oder Paradoxa, also keine der charakteristischen Merkmale der Jesus-Sprüche.)

Das ironisch-paradoxe Element in den Seligpreisungen erinnert an die Lehrweise der Yoga Siddhas. Ihre Lehren sollen uns zur Einsicht verhelfen, dass der einzige Ort, an dem wirklich etwas geschieht, unsere Vorstellung, unser Verstand ist, ungeachtet dessen, was uns im Leben scheinbar widerfährt. Jeder Einzelne von uns ist als „Menschensohn" oder „Menschentochter" gesegnet, unabhängig von den mentalen Reaktionen und Einschränkungen, die wir gegenwärtig erfahren mögen. Denn unser wahres Wesen hat seinen Sitz jenseits der Sinne, über die wir das Geschehen um uns herum wahrnehmen und darauf reagieren. Es befindet sich jenseits der Konditionierungen von Verstand und Intellekt, die das interpretieren, was wir sehen, hören, schmecken, berühren und fühlen. Unser wahres Wesen, unsere wahre Natur ist gesegnet und weilt insgeheim in grenzenloser, lichtvoller Seligkeit. Mit einem solchem Verständnis können wir das normale menschliche Bewusstsein, die Sichtweise des Egos, transzendieren und die Seelenperspektive einnehmen, die voller Frieden und bedingungsloser Freude, kurz: Seligkeit, ist.

In den *Yoga-Sutras* sagt uns Patanjali: „Durch Selbstzucht werden die Unreinheiten des Körpers und der Sinne beseitigt und Vollkommenheit erreicht." (*Yoga-Sutra* II.43)[9] Der von Patanjali dargelegte Klassische Yoga erklärt uns, dass wir mit offenen Augen träumen, da wir uns nicht mit dem identifizieren, was wir sind, mit reinem Bewusstsein, sondern vielmehr mit dem, was wir nicht sind, mit unseren Träumen und den Bewegungen von Gemüt und Verstand. Diese offensichtliche, irrtümliche Identifikation des Selbst (des „Sehenden") mit den Manifestationen der Natur (dem „Gesehenen") ist die fundamentale Ursache menschlichen Leids und das grundlegende Problem menschlichen Bewusstseins. Das Selbst ist das reine, absolute Subjekt und wird als „Ich Bin" erfahren. Doch im gewöhnlichen menschlichen Bewusstsein ist das Selbst zum Objekt geworden: Ein „Ich selbst", eine Persönlichkeit, ein vom Ego getriebenes Potpourri aus Gedanken, Gefühlen und Empfindungen, das die Rolle des Subjekts übernimmt. „Egoismus" ist die nahezu universelle Krankheit des gewöhnlichen menschlichen Bewusstseins; er ist Gewohnheit, sich mit den eigenen Gedanken, Gefühlen und Empfindungen zu identifizieren. Nur wenn man diese irrtümliche Identifikation über einen inneren Loslösungs- und Reinigungsprozess aufgibt, kann man das Selbst als die eigene wahre Identität erkennen. Nach Patanjali und den Siddhas haben das Selbst und Gott ein wesentliches gemeinsames Element: Bewusstsein. Erkennen wir also unser wahres Selbst, dann können wir auch Gott erkennen und in Sein Reich eintreten.[10]

WESHALB SOLLTEN DIE ARMEN, HUNGERNDEN, LEIDENDEN UND VERFOLGTEN SELIG SEIN?

Der Ausspruch verheißt großen religiösen Segen und stellt auch eine Lehre dar, die dem gewöhnlichen Menschen hilft, an den Grundprinzipien der Lebensführung festzuhalten, selbst wenn er unter den Gegebenheiten der Welt zu leiden hat.

Yoga Siddhas würden sagen, dass das reine Zeugenbewusstsein der Seele nicht bereits ausgereift, stark und leuchtend in der Welt auftaucht, sondern sich erst aus einem verkümmerten, schwachen Zustand heraus entwickeln muss. Die Seele steckt im Sumpf der Unwissenheit und Unbewusstheit weltlicher Manifestation fest. Sie muß sich entwickeln, indem sie verschiedene Prüfungen und Leidensprozesse durchläuft, um schließlich unversehrt von Leid und Verfolgung aus der Natur hervorzutreten. Sie muss immer vollkommener werden, um dem, was sie über das äußere Instrumentarium von Körper, Verstand und Emotionen empfängt, ihre eigene Prägung geben zu können. Zusätzlich werden wir daran erinnert, dass das äußere Instrument, sofern es nicht leidet, die Aufmerksamkeit der Seele weder sucht noch empfängt.

Die Seligpreisungen sind paradoxe Aussagen, die nach einer tiefgehenden Reflektion ihrer Bedeutung verlangen. In Anbetracht der wiederholten Versicherung Jesu, dass das Reich Gottes bereits gegenwärtig ist, können wir die Seligpreisungen nicht als Verheißung zukünftiger Belohnung in einem himmlischen Leben nach dem Tod verstehen, wie jene es tun, die glauben, Jesus habe das Ende der Welt angekündigt. Fordern die Seligpreisungen nicht vielmehr die Hörer dazu auf, ihre Lebensumstände in ein Mittel der Läuterung zu verwandeln? Sie laden direkt dazu ein, das Gefühl „ich leide", „ich bin arm", „ich bin hungrig", loszulassen und stattdessen zu erkennen: „Ich bin nicht der Körper, meine Gefühle, mein Leiden oder mein Verstand. Das „Ich bin" liegt näher an der Wahrheit. Es fordert uns dazu heraus, der Zeuge des eigenen Lebens zu sein, der Sehende, nicht das Gesehene.

Yoga lehrt, dass das Leben aufgrund der Unwissenheit über unsere wahre Identität gewöhnlich viel Leid mit sich bringt. Patanjali nennt uns im *Yoga-Sutra* II.3 die Ursachen des Leidens: „Unwissenheit, Egoismus, Anhänglichkeit, Abneigung und Anklammerung an das Leben sind die fünf Belastungen." Wenn wir leiden, beginnen wir, Fragen zu stellen. Wir suchen nach Weisheit, um die fundamentalen Fragen des Lebens zu beantworten: „Wer bin ich?" „Woher komme ich?" „Warum bin ich hier?" „Warum leide ich?" Wir brauchen das Licht der Weisheit, um über unser Leid hinauszublicken. Weisheit vertreibt die Unwissenheit. Patanjali formulierte es so: „Unwissenheit heißt, das Vergängliche als unvergänglich, das Unreine als rein, das Leidvolle als freudvoll und das Nicht-Selbst als Selbst zu sehen."[11] Wenn wir damit beginnen, Unwissenheit aufzulösen und Weisheit zu verwirklichen, können wir auch die Gnade Gottes erkennen, die durch unser Leid hindurch wirkt und uns hilft, uns Ihm zuzuwenden. Setzen wir die weisen Lehren Jesu in die Praxis um, so können wir bereits in diesem Leben unseren Weg zu Gott finden. Wir erfahren die Freude Gottes jeden Tag, in jedem Augenblick und müssen nicht auf den Himmel warten. Das ist es, was die Mystiker entdecken.

5. Was sagte Jesus wirklich?

Über die Reinheit

„Hört mir alle zu und versteht, was ich euch sage! Nicht, was von außen in den Menschen hineinkommt, kann ihn unrein machen. Unrein macht ihn nur, was aus ihm herauskommt."
(Markus 7.14-15, mit parallelen Versionen bei Matthäus 15.10-11 und Thomas 14.5)

„Dieser Spruch stellt eine ausdrückliche Provokation der (jüdischen) Gesetze über Unreinheit und Reinheit dar. Da er nicht unbedingt wörtlich zu nehmen ist – obwohl er hinsichtlich der Nahrung sicher eine wörtliche Dimension besitzt – lässt er sich auch auf andere Arten der Unreinheit anwenden, wie Markus erklärte. Es ist charakteristisch für Jesus, dass er das Alltägliche, Ererbte, Etablierte herausfordert und gesellschaftliche Grenzen, die als sakrosankt gelten, einfach ausradiert. Wenn Jesus lehrte, dass nichts von dem, was in den Mund genommen wird, verunreinigen kann, dann unterminierte er damit eine ganze Lebensart."[12]

Als ein Mittel, das Königreich Gottes zu betreten, besteht Jesus hier auf wahrer Reinheit, innerer Reinheit, unterschieden von äußeren Regeln, wie sie die Pharisäer betonen. Die innere Reinheit des Herzens beginnt mit der Unterscheidung im Hinblick auf Gedanken, Worte und Handlungen, die verunreinigen: Verurteilung, Habgier, Wollust, Ärger, Hass, Leidenschaft. Sie alle verursachen Leid, sowohl für andere, als auch für die Person, die sie kultiviert. Worten und Handlungen gehen Gedanken voraus; daher muss man Bewusstheit gegenüber negativen mentalen Tendenzen entwickeln und sie loslassen, sobald sie sich zu manifestieren beginnen.

Siddhas wie Patanjali gehen solche negativen Gedanken und Neigungen auf direkte Weise an: *„Wenn man von negativen Gedanken behindert wird, soll man sich gegenteiliger Gedanken befleißigen."* (Yoga-Sutra II.33)[13] Doch Patanjalis hauptsächliche Yogamethode bestand darin, ihnen gegenüber eine losgelöste Distanz zu entwickeln und die Identifizierung mit den mentalen Fluktuationen fallenzulassen. Der Läuterungsprozess des Klassischen Yoga lässt sich in zwei Akten spiritueller Disziplin zusammenfassen: „Yoga ist das Erinnern daran, *Wer Ich Bin*, und das Loslassen dessen, was ich nicht bin." Wie die zwei Schwingen eines Vogels heben sie den Aspiranten empor zum Himmel. (Fast könnte man hier an das neue christliche Motto denken: „Was würde *Jesus* jetzt tun?")

Über die Sorge und das Leben im Jetzt

„Deshalb sage ich euch: Sorgt euch nicht um Essen und Trinken zum Leben und um die Kleidung für den Körper. Das Leben ist doch wichtiger als die Nahrung und der Körper wichtiger als die Kleidung. Schaut euch die Vögel an! Sie säen nicht, sie ernten nicht und haben auch keine Vorratsräume, und euer himmlischer Vater ernährt sie doch. Ihr seid doch viel mehr wert, als diese Vögel! Wer von euch kann sich denn durch Sorgen das Leben auch nur um einen Tag verlängern? Und warum macht ihr euch Sorgen um

die Kleidung? Seht euch an, wie die Lilien wachsen. Sie strengen sich dabei nicht an und sie spinnen auch nichts. Doch ich sage euch: Selbst Salomo war in all seiner Pracht nicht so schön gekleidet wie eine von ihnen. Wenn Gott die Feldblumen, die heute blühen und morgen ins Feuer geworfen werden, so schön kleidet, wie viel mehr wird er sich um euch kümmern, ihr Kleingläubigen! Macht euch also keine Sorgen. Fragt nicht: Was sollen wir essen? Was sollen wir trinken? Was sollen wir anziehen?"
(Matthäus 6.25-31, Parallelen bei Lukas 12.22-31 und Thomas 36)

Hier handelt es sich um eine der wichtigsten Aussagen Jesu. Nach den Wissenschaftlern des Jesus-Seminars ist es wahrscheinlich auch die längste zusammenhängende Folge von Aussprüchen, die Jesus direkt zugeordnet werden kann (mit Ausnahme einiger längerer Parabeln). Das meiste davon stammt aus der Quelle Q. Diese Rede wendet sich an Menschen, die eher mit dem täglichen Überleben als mit politischen oder endzeitlichen Krisen beschäftigt sind. Jesus glaubte, dass Gott sich um die menschlichen Bedürfnisse kümmern würde. Die Aussprüche stehen auch in Verbindung mit der Seligpreisung *„Gesegnet sind die Hungrigen"* (Lukas 6.21), mit der Bitte um das tägliche Brot (Matthäus 6.11) und mit der Gewissheit, dass jene, die bitten, auch empfangen werden. (Lukas 11.10). Mit Übertreibungen sowie Bildern und Redewendungen aus der Alltagswelt stellen diese Aussprüche eine Herausforderung für die übliche Lebenseinstellung dar: Menschen werden nicht gefüttert wie Vögel und auch nicht bekleidet wie die Blumen auf dem Feld.[14]

Indem Jesus seinen Zuhörern Mut macht, in der Gegenwart zu leben, erinnert er sie daran, dass das Reich Gottes nur im Hier und Jetzt zu finden ist. Lässt man die Sorgen los und würdigt den gegenwärtigen Augenblick, so kann sich die mystische Vision vom universalen Wirken der Absoluten Intelligenz einstellen. Man erkennt dann, wie Gott uns durch die Natur mit allem versorgt, was wir benötigen, um uns weiter zu entwickeln und in Sein Ebenbild hinein zu wachsen.

Ein Widerhall davon findet sich in Patanjalis bekanntem Aphorismus: *„Yoga ist das Aufhören der Identifikation mit den Fluktuationen, die im Bewusstsein entstehen. Dann ruht der Sehende in seinem wahren Wesen."*[15] Im gewöhnlichen menschlichen Bewusstseinszustand verdecken Sorgen die Vision, so dass man nicht dazu in der Lage ist, das ewig-gegenwärtige Sein wahrzunehmen. Alle spirituellen Traditionen, auch die des Yoga und jene, der Jesus angehörte, lehrten den Wert geistiger Stille und Gelassenheit. Indem wir beides entwickeln, reinigen wir uns von den falschen Identifikationen des Egos.

ÜBER DAS HOEHERE STREBEN

„Bittet, so wird euch gegeben werden; sucht, so werdet ihr finden; klopft an, so wird euch aufgetan! Denn jeder, der bittet, empfängt; und wer sucht, der findet; und wer anklopft, dem wird geöffnet. Oder würde einer unter euch seinem Sohn einen Stein geben, wenn er ihn um ein Stück Brot bittet? Würde er ihm denn eine Schlange geben, wenn er um einen Fisch bittet? Natürlich würde das niemand! So unvollkommen wie

5. WAS SAGTE JESUS WIRKLICH?

ihr seid, wisst ihr doch, was gute Gaben für euere Kinder sind und gebt sie ihnen auch. Um wie viel mehr wird euer Vater im Himmel denen Gutes geben, die ihn darum bitten!"
(Matthäus 7.7-11)[16]

Jesus bezieht sich hier nicht auf gewöhnliche Gebete, also die üblichen Bitten um Dinge, von denen das Ego glaubt, es müsse sie haben, um glücklich zu sein. Er spricht vielmehr das an, was in der Yoga-Literatur als „Aspiration", als höheres Streben nach Selbsterkenntnis bezeichnet wird. Sri Aurobindo definiert dieses Streben als den „spirituellen Enthusiasmus, die hohe, glühende Begeisterung der suchenden Seele".[17] Aspiration ist der Ruf der Seele nach Gott selbst. Der Wunsch ist der Ruf des Egos nach etwas, das es vermeintlich benötigt, um glücklich zu sein. Aspiration ist das Gegenteil von Wünschen. Man ist sich zutiefst der Begrenztheit der ego-gebundenen Existenz bewusst und strebt danach, aus diesem Gefängnis zu entkommen, indem man seine Energien aus dem Ego-Zentrum abzieht. Aspiration manifestiert sich zunächst als Durst nach spirituellem Wissen, und später als ein stilles, beständiges Suchen nach dem Göttlichen selbst. Es ist ein spiritueller Enthusiasmus unserer Seele, die sich nach Vollkommenheit, bedingungsloser Liebe, Wahrheit und Schönheit sehnt. Gnade ist die Antwort Gottes auf den Ruf der Seele. Die weit verbreitete Erfahrung bestätigt, dass Gebete von einer Quelle der Güte erhört werden, unabhängig davon, ob wir es verdienen oder nicht. In Beantwortung unseres Rufes empfangen wir aufgrund der göttlichen Gnade, was für unsere Seele erhebend und förderlich ist.

In der Yoga-Praxis kann Aspiration die Form einer intensiven Übungsphase oder Askese annehmen, die als *tapas* bezeichnet wird. Der Zweck besteht in der Übergabe des Egos und seiner Wünsche und Ängste an Gott. Wenn man *tapas* über einen längeren Zeitraum in hingebungsvoller Weise praktiziert, führt die starke innere und äußere spirituelle Energie zu spirituellen Erfahrungen und einer Fülle von Gnade.

Von Ende 1972 bis Anfang 1973 verbrachte ich 48 Tage mit Gebeten und Yoga-Übungen (*Tapas*) im Brahmanoor Kali-Tempel bei einem kleinen Dorf namens Kanadukathan, im indischen Bundesstaat Tamil Nadu. Zu Mitternacht ging ich regelmäßig dorthin, führte ein kurzes Ritual durch und saß dann mehrere Stunden lang in tiefer Meditation. Der winzige Tempel bestand aus einem großen Steinblock, einem Wellblechdach und Lehmziegelmauern. Vor fünfzig Jahren war dieser „Tempel" von einem amerikanischen Eisenbahningenieur errichtet worden, der mit der Leitung des Baus der Bahntrasse knapp fünfzig Meter hinter dem jetzigen Tempel betraut war. Eines Nachts erschien ihm im Traum eine indische Göttin und bat ihn, das Bahngleis von einer speziellen Stelle fernzuhalten und dort ein unter der Erde liegendes Bildnis von ihr auszugraben. Gleich nach dem Aufwachen schickte er einige Arbeiter des Bautrupps zu dem Ort und ließ sie danach suchen. Sie fanden eine Statue der Göttlichen Mutter, die aus einem großen, runden Stein bestand, und einer steinzeitlichen Erdmutter glich. Der Ingenieur war davon so berührt, dass er an diesem Platz einen kleinen Tempel zu Ehren der Göttlichen Mutter bauen ließ. 1948 wurde die Gegend von einer schlimmen Dürreperiode heimgesucht; mehr als drei Jahre lang fiel kein

Regen. Ein berühmter Yoga Siddha, Prasananda Guru, den man zu Hilfe gerufen hatte, führte bei dem Tempel achtundvierzig Tage lang ununterbrochen yogisches *tapas* durch. Am achtundvierzigsten Tag regnete es, und seither gab es dort keine Dürren mehr. Prasananda Guru war einer der ersten Lehrer von Yogi Ramaiah, der später mein Lehrer wurde.

Der Tempel stand an einem kargen, wüstenartigen Ort. Er war völlig schmucklos, besaß aber eine starke spirituelle Kraft. Nachts kamen viele Kobras aus ihren Löchern und bewegten sich um den Tempel herum. Ich überwand meine Furcht. In der Dunkelheit, eingehüllt von intensiver spiritueller Energie, wurden meine Meditationen außerordentlich tief, und häufig trat ich in jenen atmungslosen Zustand ein, der als *samadhi* bezeichnet wird. Die Wirkung dieser nächtlichen Meditationen hielt den ganzen darauffolgenden Tag an. Sogar während der alltäglichen Aktivitäten blieb ich in einem Zustand bezeugender Transzendenz, in dem „ich" mich selbst als eins mit allem und jedem erfuhr. Eine so tiefe Zufriedenheit erfüllte mich: Gott war überall.

Tapas bedeutet wörtlich „erhitzen" oder „durch Feuer begradigen". Man kann *tapas* als eine freiwillige Selbst-Herausforderung praktizieren, um etwas in seiner eigenen Natur zu bezwingen, oder als Buße zur Sühnung unrechter, in der Vergangenheit begangener Taten. Doch im Yoga wird es in erster Linie dazu benutzt, das Feuer der Aspiration anzufachen, die Perspektive des Egos aufzugeben und Gott zu verwirklichen.

Yogis würden die vierzig Tage, die Jesus in der Wildnis verbrachte, als yogisches *tapas* betrachten. Sein hohes Bestreben, alle Wünsche hinzugeben, allen Versuchungen zu widerstehen und nur den himmlischen Vater zu wollen – all dies sind charakteristische Verhaltensweisen fortgeschrittener Yogis, um sich innerlich zu reinigen und in einen Zustand der Kommunion mit Gott zu treten.

Anderen den Pfad zeigen

„Bringt man denn eine Lampe herbei, um sie unter einen Scheffel oder unter einen Tisch zu stellen? Natürlich nicht! Man stellt sie in den Lampenständer. So wird auch alles, was jetzt noch verborgen ist, ans Licht kommen, und was jetzt noch geheim ist, soll bekannt gemacht werden."
(Markus 4.21-22, mit Parallelen in Lukas 8.16; Matthäus 5.15,
Lukas 11:33 und Thomas 33.2-3)

Derselbe Ausspruch erscheint in drei verschiedenen Quellen – bei Markus, Thomas und Q – und an fünf verschiedenen Stellen in den Evangelien, bei jeweils leicht geändertem Kontext. Diese Kontextänderungen illustrieren die Evidenz-Regel, dass sich die Anhänger von Jesus an das Wesentliche seiner Aussprüche, nicht aber an den genauen Wortlaut erinnerten. Die Varianten zeigen auch, dass die Evangelisten öfters neue Rahmenhandlungen für die Jesus-Aussprüche erfanden.

„Das Leitmotiv des Ausspruchs ist das ‚Licht'; er steht in Verbindung mit anderen Sprüchen, in denen ‚Licht' oder ‚Sicht' oder ‚Enthüllung' als Motiv auftritt.

5. WAS SAGTE JESUS WIRKLICH?

Es dreht sich dabei immer darum, dass Licht nicht dazu gedacht ist, versteckt zu werden. Bei Matthäus deshalb, weil die Jünger die Gemeinschaft für die Seligpreisungen bilden (5.3-12); sie sind das ‚Licht der Welt'. Bei Markus 4.21 und Lukas 8.16, weil den Jüngern Einsicht gegeben wurde; sie erkennen die Bedeutung der Gleichnisse und sollen ihre Einsicht mit anderen teilen. Lukas gruppiert diesen Ausspruch mit anderen Aussprüchen über das Licht, das den Körper erleuchtet (11:33-36). Bei Thomas 33.2-3 ist es die verborgene Wahrheit, die durch das Ohr ans ‚Licht' kommt."[18] In all diesen Kontexten steht das „Licht" als eine Metapher für höheres Bewusstsein oder höhere Einsicht.

Damit vergleichbar ist das *Arrupadai*-Konzept („anderen den Pfad zeigen") in der Siddha-Literatur, wie es in Thirumulars berühmtem Ausruf zum Ausdruck kommt: „Möge diese Welt an der Seligkeit teilhaben, die ich genoss!" Das soziale Engagement der Siddhas galt nicht nur dem körperlichen Wohlbefinden der Menschen, sondern beinhaltete auch, ihre Weisheit und ihre Methoden zur Beseitigung der Leidensursachen mit ihnen zu teilen.

Der folgende Vers des Siddha Boganathar verdeutlicht sein Anliegen, anderen zu zeigen, wo das „Licht" zu finden ist, aber auch, wo es nicht zu finden ist, nämlich in zweifelhaften religiösen Praktiken und Bußübungen:

> *Verzichte auf die zwölf dubiosen Religionen,*
> *Zieh' dich zurück von besitzergreifender Verehrung und Meditation:*
> *Denn all dies ist illusorisch, und nichtig das Ergebnis.*
> *Drei Nadis* der strahlenden Kundalini** gibt es,*
> *kreisend umschließt sie das Manipura (Chakra) in des Leibes Mitte;*
> *vereint ist sie mit dem herrlichen Höchsten Wesen.*
> *Nichts anderes vermag ich zu sehen als Dich, den ewig Beständigen.*
> *- Astanga Yoga 24, Vers 13* [19]

Die einfachste Version des oben zitierten Jesus-Ausspruchs findet sich bei Thomas 5.2, in nur einer einzigen Zeile: „Es gibt nichts Verborgenes, das nicht enthüllt werden wird." Aus vergleichend interpretativer Sicht kann dieser Jesus-Spruch nur besagen, dass die geheimen Bedeutungen der Gleichnisse enthüllt werden sollen. Wenn dem so ist, bleibt allerdings rätselhaft, weshalb die tiefen Bedeutungen überhaupt verborgen wurden. Die Antwort der Evangelisten lautet: damit „sie (die Außenstehenden) sehen können, aber nicht erkennen, hören können, aber nicht verstehen".[20]

Der Aphorismus über die Notwendigkeit, das Versteckte ans Licht zu bringen, und die Erklärung der Evangelisten dazu, warum alle Lehren Jesu in Gleichnisform auftreten, scheinen sich zu widersprechen. Die Verwirrung entstand unzweifelhaft aufgrund des Versuchs früher Interpreten, zwei völlig gegensätzliche Themen in der Jesus-Überlieferung miteinander zu versöhnen: (1) Jesus lehrte in Gleichnissen, die schwer zu verstehen waren. (2) Jesus bestand darauf, dass seine Lehren dazu da sind, Licht zu spenden, verstanden zu werden und zu offenbaren. Lukas versucht, indem er Markus darin imitiert, diesen Widerspruch mit zusätzlichen Spruchzeilen zu glätten.

---

*   Energiekanäle
** Zusammengerollt wie eine Schlange; Schlangen-Kraft

All das zeigt große Ähnlichkeit mit der absichtlich verschleiernden Zwielicht-Sprache der Siddha-Gedichte. Ist es so verwunderlich, dass diese Geheimnisse überhaupt erst verborgen wurden? Die Sprache bezweckte, gewisse Wahrheiten vor jenen zu verbergen, die noch nicht bereit sind, die absolute Wahrheit zu erfahren. Doch wer ist wirklich bereit, Gott zu erfahren?

Die Sprache der Siddhas wie auch die Sprache, die Jesus verwendete, enthält mehrere Bedeutungsschichten – sowohl auf dem Niveau der gewöhnlichen Erfahrung als auch auf der transzendenten Ebene. Die Sprache selbst ist ebenso suggestiv wie paradox, hat mystischen Charakter und kleidet dabei das Höchste ins Gewand des Niedrigsten. Die Siddhas machten großzügigen Gebrauch von Typologien, Wortspielen, Paradoxa, Wiederholungen und Metaphern, um dem Hörer den Reichtum jener Wirklichkeit zu vermitteln, die in den erkennbaren Begriffen und Symbolen verborgen ist. Die wahre Bedeutung dieser sprachlichen Ausdrücke erschließt sich nur dem Eingeweihten. Wahrscheinlich fungierten die Siddha-Gedichte selbst als eine Art Einweihung. Sie sind in einer Sprache verfasst, in der esoterische, mystische Lehren vermittelt werden.[21]

Der Jesus-Ausspruch: *„Wenn dein Auge klar ist, so ist dein ganzer Leib licht"* *(Lukas 11.34)*, steht in Verbindung mit den mystischen Lehren, die Jesus im Rahmen geheimer Einweihungen an seine fortgeschrittensten Jünger weitergegeben hat. Schüler des Kundalini Yoga würden erkennen, dass sich der Ausspruch auf die Öffnung des *Ajna Chakra* bezieht, des sog. „dritten Auges" zwischen den Augenbrauen. Wie aus der Siddha-Literatur hervorgeht, kommt das Licht des höheren Bewusstseins zu jenen, die dieses *Ajna Chakra* geöffnet haben.

Die Botschaft, unser Licht nicht zu verbergen, ist nicht so klar und eindeutig, wie man vielleicht annimmt. Wann soll man das Licht zeigen? Und wie? Wem gegenüber? Wer ist bereit, es zu sehen? 1976, während einer Pilgerfahrt quer durchs Land mit Yogi Ramaiah, erlebte ich eine denkwürdige Begebenheit, die dieses Problem illustriert: Eines Nachts hielten wir in der Nähe des Pike's Peak an, um dort unser Zeltlager aufzubauen. Yogi Ramaiah erklärte, er würde jetzt alleine in den Wald gehen, um dort *sadhana* (Meditation) zu praktizieren, keiner von uns dürfe ihm nachkommen. Diese letzte Bemerkung erweckte in mir eine starke Neugierde, und nach vielen inneren Debatten mit mir selbst beschloss ich, ihm leise und unbemerkt zu folgen. Tief im Wald setzte er sich nieder, lehnte sich gegen einen Baum und trat in das Stadium der Meditation ein. Ich versteckte mich hinter einem anderen Baum, etwa fünfzehn oder zwanzig Meter von ihm entfernt. Seine Augen waren geöffnet, aber ganz nach oben gedreht, nur das Augenweiß war sichtbar, was auf einen tiefen Meditationszustandes hinwies. Zu meiner Überraschung begann sein Körper zu leuchten. Das Leuchten wurde so stark, dass ich seine menschliche Form nicht mehr erkennen konnte. Dort, wo ich vorher seinen physischen Körper wahrgenommen hatte, schwebte nur noch ein Lichtball. Ich rieb mir die Augen und kniff mich in den Arm, um sicher zu sein, dass ich nicht träumte. Der Lichtball verharrte über eine halbe Stunde. Voller Freude betrachtete ich ihn. Allmählich wurde das Licht schwächer, und ich konnte wieder seine vertraute Gestalt erkennen. Er schloss die Augen, öffnete sie wieder, stand auf und begann zu unserem Camp zurückzugehen. Dann fiel sein Blick aus den Augenwinkeln auf mich, der ich hinter einem

Baum kauerte. Als er sprach, lag in seiner Stimme ein sanfter Tadel: „Ich sagte doch, dass mir niemand folgen soll."

Später fragte ich ihn, was er denn eigentlich machte, wenn er an verschiedenen Plätzen anhielt und in diese Zustände eintrat. Er gab mir zur Antwort, dass er „Samen säte"; die spirituelle Energie, die er an jedem Platz zurückließ, würde letztendlich die spirituelle Entwicklung der Menschen in Amerika stimulieren. Die nordamerikanischen Indianer hätten viele solcher spirituellen Samen hinterlassen, und eines Tages würden sie Früchte bringen, fügte er hinzu.

DAS VATERUNSER

Das Gebet, wie es wahrscheinlich im Q-Evangelium enthalten war:

Abba (Vater)
Dein Name sei verehrt
Dein Königreich komme
Versorge uns mit dem Brot, das wir täglich brauchen
Vergib unsere Schuld in dem Maße, wie wir denen vergeben haben, die in unserer
Schuld stehen
Und bitte unterwirf uns nicht Prüfung um Prüfung.[22]

Die Mitglieder des Jesus-Seminars waren mehrheitlich der Ansicht, dass Lukas 11:2-4 und Matthäus 6.9-13, wo sie wörtlich übereinstimmen, sich auf den Q-Text bezogen. Die Gelehrten halten es für unwahrscheinlich, dass Jesus seinen Jüngern das Gebet als Ganzes übermittelte, selbst in seiner rekonstruierten Form. Angesichts der Bedingungen, unter denen mündliche Lehren damals weitergegeben wurden, ist eher davon auszugehen, dass er die vier Bitten von Zeit zu Zeit jeweils als einzelne Gebete verwendete. Natürlich benutzte er das Wort *Abba* häufig als Anrede Gottes. Ein Mitglied der Q-Gemeinde stellte wahrscheinlich erstmals die vier Bitten zu einem einzigen Gebet zusammen. Matthäus und Lukas kopierten dann die Q-Version, während sie diese gleichzeitig redigierten und modifizierten.

Abba ist das aramäische Wort für Vater. Die Gelehrten sind sich darin einig, dass Jesus sich mit dieser Anrede auf Gott bezog. In Judäa galt der Name Gottes als heilig, und es war verboten, ihn laut auszusprechen. Bei den jüdischen Essenern wurde jemand aus der Gemeinschaft ausgeschlossen, wenn er den Namen Gottes aussprach, selbst wenn es nur versehentlich geschah. Jesus aber benutzte eine familiäre Anredeform und verlangte dann, den Namen als heilig zu betrachten – ein Paradox, dass für seine Lehren charakteristisch zu sein scheint. [23]

In der tamilischen Sprache, wie sie von den südindischen Siddhas benutzt wird, ist das Wort für „Vater" *Appa*. Da der Buchstabe „b" im Tamil nicht existiert, bezogen sich die Siddhas also mit dem gleichen familiären Ausdruck auf Gott, den auch Jesus verwendete. Weshalb sie dies taten, bleibt rätselhaft.

Gottes bedingungslose Liebe

Das Gleichnis vom verlorenen Sohn (Lukas 15. 11-32) wird den etwa zwei Dutzend Aussprüchen in den Evangelien zugerechnet, die wahrscheinlich von Jesus stammen. Es ist das längste Gleichnis, und seine Botschaft von Gottes bedingungsloser Liebe für alle Seelen ist – neben dem Hinweis auf die Gegenwart des himmlischen Königreichs – von höchster Bedeutung.

„Ein Mann hatte zwei Söhne. Und der jüngere sagte zum Vater: ‚Vater, gib mir den Teil der Erbschaft, der mir zusteht!' Da teilte der Vater seinen Besitz unter seinen Söhnen auf. Wenige Tage später hatte der jüngere Sohn seinen ganzen Anteil zu Geld gemacht und reiste in ein fernes Land. Dort führte er ein zügelloses Leben und vergeudete sein ganzes Vermögen. Als er alles ausgegeben hatte, brach in jenem Land eine große Hungersnot aus, und es ging ihm schlecht. Da verdingte er sich einem Bürger jenes Landes, der er ihn zum Schweinehüten auf das Feld schickte. Gerne hätte er seinen Hunger mit den Johannisbrotschoten für die Schweine gestillt, doch er bekam nichts davon. Jetzt kam er zur Besinnung. ‚Alle Tagelöhner meines Vaters haben mehr als genug zu essen', sagte er sich, ‚aber ich komme hier vor Hunger um. Ich werde zu meinem Vater gehen und ihm sagen: Vater, ich habe mich gegen den Himmel versündigt und auch gegen dich. Ich bin es nicht mehr wert, dein Sohn genannt zu werden. Mach mich doch zu einem deiner Tagelöhner!' So machte er sich auf den Weg zu seinem Vater. Er war noch weit entfernt, als der Vater ihn kommen sah. Voller Mitleid lief er ihm entgegen, fiel ihm um den Hals und küsste ihn. ‚Vater', sagte der Sohn, ‚ich habe mich gegen den Himmel versündigt und auch gegen dich; ich bin es nicht mehr wert, dein Sohn genannt zu werden.' Doch der Vater befahl seinen Sklaven: ‚Bringt schnell das beste Gewand heraus und zieht es ihm an! Steckt ihm einen Ring an den Finger und bringt ihm ein Paar Sandalen! Holt das Mastkalb und schlachtet es! Wir wollen ein Fest feiern und uns freuen. Denn mein Sohn war tot und ist ins Leben zurückgekehrt. Er war verloren und ist dann wiedergefunden worden.' Dann begannen sie zu feiern. Der ältere Sohn war noch auf dem Feld. Als er zurückkam, hörte er schon von weitem Musik und Reigentanz. Er rief einen Sklaven herbei und erkundigte sich, was das sei. ‚Dein Bruder ist zurückgekommen', sagte dieser, ‚und dein Vater hat das gemästete Kalb schlachten lassen, weil er ihn gesund wiederhat.' Da wurde der ältere Sohn zornig, und wollte nicht hineingehen. Sein Vater kam heraus und redete ihm zu. Er aber machte seinem Vater Vorhaltungen: ‚So viele Jahre habe ich für dich wie ein Sklave geschuftet und mich nie deinen Anordnungen widersetzt. Aber mir hast du nie auch nur einen Ziegenbock gegeben, dass ich mit meinen Freunden hätte feiern können. Und nun kommt der da zurück, dein Sohn, der sein Geld mit Huren durchgebracht hat, und du schlachtest ihm gleich ein Mastkalb.' ‚Aber Kind', sagte der Vater zu ihm, ‚du bist doch immer bei mir, und alles was mir gehört, ist auch dein! Jetzt müssen wir doch feiern und uns freuen! Denn dein Bruder war tot und ist ins Leben zurückgekommen, er war verloren und ist nun wiedergefunden.'"[24]

5. WAS SAGTE JESUS WIRKLICH?

Jesus beabsichtigte mit diesem Gleichnis vor allem, eine Lektion über Vergebung und bedingungsloser Liebe zu erteilen: Diejenigen, die immer bei Gott geblieben sind, sollten jenen „Verlorenen" vergeben, die wirklich bereuen und zurückkehren; sie sollten sie mit Liebe empfangen und sich über ihre Heimkehr freuen.

Die christliche Lehre deutet hier den Vater als Jesus; aber in einer Parabel, ebenso wie in einem Traum oder Gedicht, lebt der Erzähler in allen Bildern, Szenen und Charakteren. Ich möchte hier Stephen Mitchells einsichtsvollen Kommentar zu diesem wunderbaren Gleichnis zitieren: „... jede Trennung von Gott ist für einen jungen Mann mit den Gaben Jesu schmerzlich, und der kleinste Fehler erscheint riesig unter dem Mikroskop seines moralischen Gewissens. Selbst den größten Meistern bleibt der Prozess des spirituellen Sterbens und Wiedergeborenwerdens nicht erspart. Für Jesus muss diese Wiedergeburt besonders erstaunlich gewesen sein, denn sie beinhaltete und bezwang auch die Erniedrigungen, die er während seiner Kindheit erlitten hatte ... Ich will damit nicht sagen, dass Jesus nur mit dem jüngeren Sohn identifiziert war. Es ist ebenso wahr, dass er der Vater ist, diese wunderbare Figur, deren feinsinniges, liebevolles Eingehen auf den älteren Sohn ebenso bewundernswert ist wie die bedingungslose Akzeptanz des jüngeren Sohns. Und er ist auch der ältere Sohn, dessen Kummer sich harsch, aber fair ausdrückt, und den die Parabel mit einer Toleranz und einem Respekt behandelt, wie sie unglücklicherweise in den nicht-authentischen Evangelien-Aussprüchen über die ‚Gerechten' fehlen. Doch wenn wir den Schwerpunkt der Parabel betrachten, können wir feststellen, dass Jesus mindestens ebenso sehr der jüngere Sohn wie auch der Vater ist. Und wenn der Sohn zum Vater zurückkehrt, löst sich all seine Scham, sein Kummer und seine Unwürdigkeit in der rückhaltlosen Freude des Vaters auf. Genau an diesem Punkt tritt die Geschichte aus dem Bewusstsein des Sohns heraus in das des Vaters; in gewisser Weise wird der Sohn zum Vater. Es gibt nun keinen Unterschied mehr zwischen der Freude der Vergebung und der Freude des Vergebens."[25]

Dieses besonders machtvolle Gleichnis macht eindrücklich klar, wie notwendig es ist, im Streben nach Gott nicht nachzulassen. Es geht darum, uns selbst in seinem Ebenbild zu erschaffen und wiederzuerschaffen, und diesen Prozess so lange fortzusetzen, bis wir ganz in den Eigenschaften Gottes ruhen. Während unseres ganzen Daseins bewegen wir uns in einem unaufhörlich wechselnden Rhythmus. Entweder bewegen wir uns von Gott weg, oder wir werden näher zu Ihm gebracht, durch Freude, Schmerz und neutrale Gleichgültigkeit. Die meisten Bewegungen weg von Gott und hin zu Gott sind disharmonisch – verwirrte Reaktionen eines unvollkommenen und noch nicht ganz bewussten Wesens. Sowohl der ältere als auch der jüngere Bruder oszillieren in dieser Bewegung um das perfekte Zentrum, den bewussten Zustand des Seins.

Gottes Vergebung und bedingungslose Liebe spielen auch in den Lehren der Siddhas eine zentrale Rolle. Die Siddhas lehrten, dass Gottes Liebe und Macht uns durch alle Lebensphasen, durch Leid, Höhen und Tiefen trägt, und das in all Seinen Göttlichen Funktionen. Warum ist das so? Das *Saiva Siddhanta*, die Philosophie der südindischen Siddhas, erklärt es auf folgende Weise: Gott, *pati* genannt (wörtlich: „Herr"), *pasu* (individuelle Seele) und *pasas* (Fesseln des Egoismus), dazu *karma* (Ursache und Wirkung) und *maya* (Manifestation der Welt der Erscheinungen) sind die ewig währenden Realitäten. Gott hat fünf Funktionen: Erschaffung, Erhaltung, Zerstörung, Verschleierung und Gnade. Nur Er verfügt über diese Funktionen und sie unterscheiden Ihn von den gottverwirklichten Seelen. Durch Gott gewinnen die Seelen die Erfahrungen, die sie benötigen, um den Weg zurück zu ihrer göttlichen Natur zu finden.

Im *Tirumandiram*, Vers 2418, sagte Tirumular, ein Zeitgenosse von Jesus: „Schöpfung, Erhaltung und Auflösung (um den Seelen eine Ruhepause nach dem Wirbel von Geburt und Tod zu gewähren), Verwirrung und Gnade (um die Seelen nach dem Leben hier unten zu erlösen). „Welcher Zweck ist es, den der Herr mit Seinen jeweiligen Tätigkeiten verfolgt?" „Es ist eben Sein Spiel." Mit „Spiel" ist hier nicht Amüsement gemeint. Es bedeutet vielmehr, dass der Herr aus der reinen Seligkeit des Erschaffens und Wiedererschaffens Seiner Selbst in Sich Selbst seine Betätigungen der Selbst-Schöpfung und Selbst-Darstellung ausführt. Er Selbst ist das Spiel; Er Selbst ist der Spieler; Er Selbst ist das Spielfeld. Gott wirkt in all diesen Handlungen mit Leichtigkeit und verändert sich dabei in keiner Weise. Er handelt aus Liebe zu den Seelen. Es ist Seine Gnade, die Seine Aktivitäten antreibt. Der Sinn besteht darin, den Seelen zu helfen, sich aus ihren Fesseln oder *pasas* zu lösen (ihrer Versklavung an die Welt).[26] Auch im Gleichnis vom verlorenen Sohn kommt diese Absicht zum Ausdruck: beide Söhne verlieren ihren Weg im täuschenden Trug der Welt. Um sich von der Täuschung zu befreien, müssen sie sich erinnern, wessen Söhne sie sind und weshalb sie hier sind. Der jüngere Sohn wird dank der bedingungslosen Liebe seines Vaters vollständig von seinem Leid befreit. Der ältere wird ermahnt, sich zu erinnern, wessen Sohn er ist; er soll den wahren Grund dafür erkennen, ein Leben in der Welt zu leben.

Der folgende Vers stellt dies klar:

> *„Seine Gnade war's, die mich in Pasa (Gebundenheit) führte;*
> *Seine Gnade war's, die mich von Pasa befreite;*
> *Seine Gnade war's, die in göttlicher Liebe Mukti (Befreiung) gewährte;*
> *Seine Gnade war's, die mir die Liebe schenkte*
> *Für den Zustand jenseits von Mukti."*
> *(Thirumandiram, Vers 1802)*

Wie kann man von Akten der Gnade sprechen, wenn durch die meisten dieser Akte die Seelen in den leidvollen Prozess von Geburt und Tod gestoßen werden? Das Thirumandiram antwortet:

> *„In Seiner Gnade wurde ich geboren;*
> *In Seiner Gnade wuchs ich auf;*
> *In Seiner Gnade ruhte ich im Tod;*
> *In Seiner Gnade war ich in Verwirrung;*
> *In Seiner Gnade kostete ich ambrosische Seligkeit;*
> *In Seiner Gnade trat Nandi (der Herr) in mein Herz ein."*
> *(Thirumandiram, Vers 1800)*

5. Was sagte Jesus wirklich?

„Das bedeutet, der Akt der „Erschaffung" wird von Ihm ausgeführt, um die Seelen, indem sie einen Körper etc. erhalten, in die Lage zu versetzen, ihr jeweiliges Karma auszuarbeiten. „Erhaltung" dient dazu, die Seelen die Frucht ihrer Handlungen erfahren zu lassen. „Zerstörung" soll den Seelen eine Ruhepause schenken. „Verschleierung" verhüllt die Natur der Seelen als Bewusstsein und bringt Indifferenz gegenüber den Früchten ihrer guten und schlechten Handlungen mit sich, indem die Seelen zuerst zum Handeln gebracht werden. „Gnade" ist das Geschenk der Befreiung. All diese Aktivitäten sind daher Ausdruck Seiner Gnade."[27]

Vergebung der Sünden und die karmischen Folgen unserer Handlungen

Eng verknüpft mit dem Thema der „bedingungslosen Liebe" ist bei Jesus die Vergebung der Sünden. Dieser Zusammenhang wird durch das Gleichnis vom klugen Verwalter verdeutlicht (Lukas 16.1-8):

„Ein reicher Mann hatte einen Verwalter. Der wurde bei ihm angeklagt, er würde sein Vermögen veruntreuen. Sein Herr stellte Ihn zur Rede: ‚Was muss ich von dir hören? Leg die Abrechnung über Deine Arbeit vor! Du wirst nicht länger mein Verwalter sein.'
Der Verwalter sagte sich: ‚Was soll ich machen, wenn mein Herr mir die Verwaltung abnimmt? Für schwere Arbeit tauge ich nicht und zu betteln schäme ich mich. Doch! Jetzt weiß ich, was ich tun muss, damit sie mich in ihre Häuser aufnehmen, wenn ich entlassen werde.'
Er rief nacheinander alle zu sich, die bei seinem Herrn Schulden hatten. ‚Wieviel schuldest Du meinem Herrn?', fragte er den Ersten. ‚Hundert Fass Olivenöl' sagte dieser. ‚Hier ist dein Schuldschein', sagte der Verwalter, ‚setz dich hin und schreib fünfzig!'
Dann fragte er den Nächsten: ‚Und du, wie viel Schulden hast du?' ‚Fünfhundert Sack Weizen', antwortete der. ‚Hier ist dein Schuldschein', sagte der Verwalter, ‚setz dich hin und schreib vierhundert!'
Und der Herr lobte den unehrlichen Verwalter, da er klug gehandelt hatte."

Diese Parabel bereitete den frühen christlichen Interpreten großes Kopfzerbrechen. Die weiteren Sprüche, die Lukas hinzufügte, sind Versuche, die Parabel abzuschwächen und moralisch einzufärben (Lukas 16.8b-13). Einige Mitglieder des Jesus-Seminars betrachteten den Passus: „Der Herr lobte den unehrlichen Verwalter, da er klug gehandelt hatte", als Anhängsel, das kein integrales Parabelelement darstellt, und in Jesu Gleichnissen auch nicht üblich ist. Doch die Mehrheit der Gelehrten sieht darin einen Bestandteil der Parabel, der ihr eine überraschende Wendung verleiht, wie sie für viele sinnbildliche Geschichten von Jesus charakteristisch ist. Diese Geschichte moralisiert nicht und empfiehlt auch keine krummen Geschäftspraktiken oder unehrliche Abrechnungen.[28] Worin besteht also ihre Botschaft?

Der Herr vergab dem unehrlichen Verwalter seine Schuld, denn dieser hatte anderen die Schulden teilweise erlassen. Gott vergibt uns, wenn wir anderen vergeben. Diese Botschaft erinnert uns an den Satz des „Vaterunser": „Vergib uns unsere Schuld, so wie wir unseren Schuldnern vergeben haben." Beides betont die Qualität bedingungsloser Liebe.

Die Propheten des Alten Testaments und ihre Anhänger, die Pharisäer, legten Nachdruck auf ein eher juristisches Verständnis unserer Beziehung zu Gott: Gott erlässt die Gesetze. Wenn du diese Gesetze brichst, wirst du von Gott verurteilt und bestraft. Jesus aber brachte eine neue Botschaft: Gott liebt dich. Und deine Sünden vor dem Gesetz werden dir vergeben, wenn du sie erkennst und korrigierst. Statt Gott zu fürchten, solltest du lernen, Ihn zu lieben. Gott ist dir nahe. Bei dieser Parabel ist zu beachten, dass jeder zur Rechenschaft gezogen und aufgefordert wird, den größeren Teil seiner Schuld zu begleichen. Dies reflektiert die metaphysische *Karma*-Lehre, wonach alle Handlungen, Worte und Gedanken Folgen haben. Doch gibt es ein höheres metaphysisches Gesetz, das Prinzip der Gnade. Aufgrund der göttlichen Gnade werden karmische Konsequenzen gemildert, wenn wir Gott selbst suchen. Schlechtem *karma*, das Leiden verursacht, kann mit gutem *karma* begegnet werden, indem man anderen ihre Übertretungen vergibt oder ihnen Freude bereitet. Anders als *karma*, wird Gnade gewährt, wenn man zu Gott strebt. Dies stimmt überein mit den Lehren Jesu über das Reich Gottes, das nah ist: Wenn wir Ihn suchen, werden wir Ihn finden und Seinen Segen dazu. Die Parabel über den Verwalter lehrt uns, dass wir alle dafür anfällig sind, Fehler zu machen. Doch wenn wir erkennen, dass diese Fehler immer entsprechende Folgen nach sich ziehen, und Gott uns trotzdem liebt, sind wir befreit von unserer Angst vor Gott und lernen, ihn so bedingungslos zu lieben, wie auch Er uns liebt.

Ein bekannter Vers des Siddha Tirumular bringt zum Ausdruck, dass Gott (Siva) Liebe ist. Wenn wir wirklich realisieren, was Liebe bedeutet, erkennen wir auch Gott (Siva):

> *„Die Unwissenden plappern, dass Liebe und Siva zwei sind,*
> *Doch keiner weiß, dass Liebe allein Siva ist*
> *Wenn der Mensch aber erkennt, dass Liebe und Siva dasselbe sind,*
> *Dann bleiben Liebe wie Siva für immer."*
> (Thirumandiram, Vers 270)

Der verborgene Schatz

Es gibt keinen unüberbrückbaren Abgrund zwischen Gott und Mensch. Sowohl die Gleichnisse, die Jesus erzählte, als auch die Parabeln der Siddhas besitzen eine Brückenfunktion. Der gewöhnliche Verstand tendiert dazu, misstrauisch zu sein, zu separieren und dieses von jenem zu unterscheiden. Diese Neigungen machen es äußerst schwierig, die Einheit zu erkennen, die Wahrheit, die hinter allem existiert. Die Macht dieser Parabeln liegt in ihren verborgenen Schätzen.

5. Was sagte Jesus wirklich?

Sie sind von einer Schwingung durchdrungen, die die Kraft besitzt, sich im Bewusstsein des Lesers oder Hörers weiter zu entwickeln.

Das Gleichnis vom verborgenen Schatz lässt an den schlauen Verwalter denken, der seinen Herrn betrügt, um für seine Zukunft vorzusorgen.

„Mit dem Reich, das vom Himmel regiert wird, verhält es sich wie mit einem im Acker vergrabenen Schatz, der von einem Mann entdeckt und wieder verborgen wird. Voller Freude geht er los, verkauft alles, was er hat, und kauft jenen Acker.
Mit dem Reich, das vom Himmel regiert wird, ist es auch wie mit einem Kaufmann, der schöne Perlen sucht. Als er eine besonders wertvolle findet, geht er los, verkauft er alles, was er hat, und kauft sie." (Matthäus 13.44-46, Thomas 109: 1-3 und 76: 1-2)[29]

Überraschende Geschichten wie diese, in der ein moralisch zweifelhaftes Beispiel verwendet wird, sind charakteristisch für die Parabeltechnik, die Jesus gebraucht. Tatsächlich sagt er in beiden Parabeln, dass es wichtiger sei, Gott zu lieben und sein Reich zu finden, als einer konventionellen Moral anzuhängen. Liebe übersteigt alle Begrenzungen des Gesetzes. Jesus bringt schockierende, extreme Beispiele, um seine Zuhörer aus ihrer Furcht vor Gott und ihrem blindem Gehorsam gegenüber den zahlreichen jüdischen Gesetzen aufzurütteln. Auch Siddha Tirumular weist auf den Ort dieses „verborgenen Schatzes" hin, auf Gott Selbst im Inneren:

> *„Der Herrgott kennt jene, die durch Nacht und Tag*
> *Ihn im Herzen tragen und verehren voller Liebe*
> *Zu diesen Weisen mit dem inneren Licht, untätig in Trance*
> *Kommt Er und steht ganz nah vor ihnen."*
> *(Thirumandiram, Vers 288)*

Der gute Samariter

In Lukas 10.30-35 erzählt Jesus folgende Geschichte:

„Ein Mann ging von Jerusalem nach Jericho hinunter. Unterwegs wurde er von Räubern überfallen. Sie nahmen ihm alles weg, schlugen ihn zusammen und ließen ihn halbtot liegen. Zufällig ging ein Priester den gleichen Weg hinunter. Er sah den Mann liegen und machte einen Bogen um ihn. Genauso verhielt sich ein Levit. Auch er machte einen großen Bogen um den Überfallenen. Schließlich näherte sich ein Samariter. Als er denn Mann sah, empfand er tiefes Mitleid. Er ging zu ihm hin, behandelte seine Wunden mit Öl und Wein und verband sie. Dann setzte er ihn auf sein eigenes Reittier, brachte ihn in ein Gasthaus und versorgte ihn dort. Am nächsten Morgen zog er zwei Silbermünzen aus seinem Geldbeutel, gab sie dem Wirt und sagte: ‚Kümmere dich um ihn. Wenn du noch mehr brauchst, will ich es dir bezahlen, wenn ich zurückkomme.'"

Bei Lukas ist die Erzählung eng in einen bestimmten Zusammenhang eingebettet. Jesus und ein Gesetzeskundiger führen einen Dialog, worin die Frage auftaucht: „Wer ist mein Nächster?" (Lukas 10.25-29) Die Parabel stattete Lukas mit einer Antwort aus und lieferte seinen Lesern ein Beispiel.

Zwischen Juden und Samaritern bestand eine alte Feindseligkeit, die sich mit der Beziehung zwischen Palästinensern und Israelis in heutiger Zeit vergleichen lässt. Das Gleichnis unterläuft auf provokante Weise die negativen Klischees, die Juden gegenüber den Samaritern pflegten, und lässt die konventionelle Unterscheidung zwischen „uns" und „ihnen" fragwürdig erscheinen. Ein Samariter kommt einem Mann, vermutlich einem Juden, der überfallen und für tot gehalten wurde, zu Hilfe, nachdem zwei Repräsentanten der etablierten Religion denselben Mann ignoriert hatten – dieser Samariter übertritt eine gesellschaftliche und religiöse Grenzlinie. Die jüdische Zuhörerschaft wird dazu gezwungen, durch die Augen des Opfers im Straßengraben auf ihr altes Feindbild zu blicken und die sozialen Schranken zu überwinden, denn ihre „Nächsten" schließen auch Angehörige anderer ethnischer Gruppen ein. Eine neue gesellschaftliche Ordnung wird in Aussicht gestellt: Gottes Reich, das jeden einschließt.

Zum Vergleich der bekannte Satz von Siddha Tirumular:

„Die ganze Menschheit ist eine Familie,
und der Gott, den wir verehren, ist nur Einer."

Welch eine Ironie, dass die durch Jesus übermittelte Botschaft: ‚Liebe deinen Nächsten, egal wer oder was er ist, und liebe Gott als dein Selbst', durch die Botschaft der christlichen Kirche ersetzt wurde: ‚Fürchte Gott und verdamme diejenigen, die deiner Interpretation der christlichen Lehre nicht zustimmen.' Zu wie vielen Kriegen, zu wie viel menschlichem Leid kam es im Namen der Religion! Die Aussprüche Jesu befriedigen weder das Bedürfnis der Religion nach definierter Wahrheit oder festgelegten Methoden der Heilsgewinnung, noch treffen sie eine Unterscheidung zwischen Gläubigen und Ungläubigen. Die spirituellen Lehren, die in den Sprüchen enthalten sind, transzendieren alle Religionen. Sie erweitern das Bewusstsein in eine neue, egofreie Perspektive.

Heute, da die vernetzte Welt dank Internet, Medien, globalisierter Wirtschaft und Flugreisen in Überschallgeschwindigkeit de facto ein globales Dorf darstellt, bilden wir in der Tat viele Interessengemeinschaften. Wir können unsere Nachbarn nicht länger ignorieren.

Wenn wir wie gute Samariter uns um unsere Nächsten kümmern, mögen wir zu unserer Überraschung entdecken, dass wir dabei auch Gott finden. In der heutigen Welt gibt es so viel Leid. Existiert es nicht auch dafür, dass wir lernen, Mitgefühl zu entwickeln, über „mein", „mir" und „mich" hinauszugehen und unser wahres universelles Selbst zu verwirklichen? Doch um zu helfen, das Leid anderer Menschen zu lindern, muss man ihnen da entgegenkommen, wo sie sich gerade befinden, und nicht dort, wo man sie gerne hätte. Zu oft versuchen christliche Missionare unter dem Vorwand wohltätiger Nächstenliebe andere zu ihrer Denkart zu bekehren. Dieser kulturelle Imperialismus missachtet die Werte, die anderen Kulturen teuer sind, und nimmt den Standpunkt ein, dass „wir alleine die Wahrheit besitzen". Der barmherzige Samariter versuchte nicht, den verletzten Mann zu bekehren. Er hatte keine Hintergedanken und verfolgte keinen Plan. Gott hat alles und jeden erschaffen. Wenn wir die „Einheit in der Vielfalt" seiner Schöpfung achten und wertschätzen, so ehren wir damit in Wirklichkeit Gott.

Kapitel 6
Was sagte Jesus nicht?

Im ersten Kapitel wurde dargestellt, durch welches Verfahren und nach welchen Evidenzkriterien die moderne kritische Bibelforschung zum Schluss kam, dass die meisten der Jesus zugeschriebenen Lehren und Aussprüche in den vier Evangelien nicht von ihm selbst stammen, sondern vielmehr als unautorisierte Einfügungen anonymer Autoren betrachtet werden müssen. Im vierten Kapitel zeichneten wir die Entwicklung des frühen Christentums nach, in deren Gefolge die ursprünglichen Lehren Jesu weiter verschleiert wurden. Dabei zeigte sich, wie und warum die proto-orthodoxen Christen, beginnend mit Paulus, die Lehren Jesu durch eine hochorganisierte Kirchenstruktur und ein religiöses Dogma ersetzten, das Jesus als den persönlichen Erlöser der Menschheit verkündet. Jesus überbrachte die frohe Botschaft, dass das Königreich Gottes im Hier und Jetzt existiert, und er lehrte, wie man es durch Liebe und Vergebung betreten kann. Diese Botschaft wurde ersetzt durch die Androhung ewiger Verdammnis, wenn man Jesus Christus nicht als seinen persönlichen Erlöser akzeptiert.

In diesem Kapitel wollen wir nun einige der Aphorismen und Sprüche betrachten, die der zweiten oder dritten Authentizitätsebene zugeordnet wurden. Es handelt sich dabei entweder um Interpolationen (Worte, die Jesus zugeschrieben wurden, wahrscheinlich aber eigene Einfügungen der unbekannten Evangelisten waren) oder um Aussprüche, die definitiv von anderen Personen stammen. Diese Auflistung ist zwar nicht endgültig abgesichert, doch kann sie den Unterschied zwischen den Lehren des Christentums und den Lehren Jesu verdeutlichen. Wir werden im Anschluss diese Lehren des Christentums mit den Lehren der Yoga Siddhas vergleichen, und dabei die Punkte herausarbeiten, an denen beide nicht übereinstimmen. Um den Status der Jesus-Sprüche zu bestimmen, fügen wir noch einen Kommentar zu den Evidenz-Kriterien hinzu.

JOHANNES-EVANGELIUM

Die Bibelexperten des Jesus-Seminars stimmten mit überwältigender Mehrheit darin überein, dass das Evangelium nach Johannes, die Briefe des Paulus, die Apostelgeschichte und die Offenbarung des Johannes nur wenige Worte enthalten, die Jesus zugeordnet werden können. Bei diesen Schriften handelt es sich mit hoher Wahrscheinlichkeit um die Worte von Evangelisten der frühen Kirche. Ihre Lehre besagte, dass die Person Jesus selbst „die Botschaft" sei, und dass man ihn als seinen Erlöser annehmen müsse, um am Tag des Jüngsten Gerichts ins himmlische Königreich eintreten zu können.

Doch Jesus behauptete nie, ein Erlöser oder ein Messias zu sein; er bezeichnete sich selbst lediglich als den „Menschensohn". Er predigte nie, dass andere Menschen in ihm ihren Erlöser sehen müssten. Die Christus-Figur, die Paulus in seiner neuen Religion konstruierte, beruht auf der Gestalt des literarischen Jesus, wie sie die Evangelisten in den Erzählungen über das Leben Jesu geschaffen hatten. Vor allem im Johannes-Evangelium sind die Jesus zugeschriebenen Worte hoch spirituell und portraitieren ihn als Mystiker. Diese Worte werden jedoch in einen Kontext gestellt, der den Leser davon überzeugen will, sich den Dogmen der frühen Kirchen anzuschließen – jener Kirchen, die im Begriff waren, ihren Glauben und ihre Mitgliederschaft zu organisieren und gleichzeitig den Glauben der Gnostiker und anderer Häretiker zu widerlegen.

Wie wir bereits im ersten Kapitel gesehen haben, können die „zwei Porträts von Jesus", das der synoptischen Evangelien und das des Johannes-Evangeliums, nicht beide historisch zutreffend sein. Die drei synoptischen Evangelien und das Thomas-Evangelium enthalten eine „gemeinsame Sichtweise" von Jesus, die sich von der des Johannesevangeliums erheblich unterscheidet. Man halte sich dabei vor Augen, dass keiner der Evangelienautoren ein Apostel von Jesus war. Es handelte sich vielmehr um gebildete, anonyme frühe Christen, die fünfunddreißig bis siebzig Jahre nach der Kreuzigung in griechischer Sprache schrieben. Der Verfasser des Johannes-Evangeliums war vermutlich ein gebildeter Jude, der in Smyrna, in der heutigen Türkei, lebte.

Die Siddha Yogis würden auf die essenzielle Einheit hinter den Widersprüchen der „zwei Porträts von Jesus" verweisen. Für die Siddhas ist ein Mystiker aber niemand, der sich selbst als „Erlöser" oder „Messias" bezeichnet, denn ein Mystiker identifiziert sich nicht mit seiner Persönlichkeit, seinem Körper oder seiner Lebensmission. Nur ein Schüler könnte versuchen, seinen Lehrer in dieser Weise zu definieren.

Ein wahrer Mystiker, der Jesus zweifellos war, erfährt Gott nicht in einer personalen Form, nicht als ein Objekt, sondern als Wahrheitsbewusstsein, als *Sat Chit Ananda* (Absolutes Sein, Absolutes Bewusstsein, Absolute Seligkeit). Diese Erfahrung von *Satchidananda* ist eine Erfahrung des Herrn als unendliche, bedingungslose Liebe, als *summum bonum*, als „Höchstes Gut", das die Siddhas *Civam* (wörtlich: „Güte") nannten – die Höchste Abstraktion hinter allem, was existiert, doch jenseits aller Beziehungen. Dieses Konzept eines Höchsten Seins transzendiert daher die Welt der Beziehungen, einschließlich irgendeiner möglichen Beziehung zu dem Menschen Jesus. Es drückt sich jedoch in einem Ideal aus, worin *Satchitananda* harmonisch integriert ist. Jesus war ein solches Ideal. Jesus Christus ist ein archetypisches Ideal dieser Höchsten Abstraktion. Die Wahrheit von *Satchitananda* liegt jenseits der unvollkommenen Realität menschlicher Existenz. Jesus transzendierte seinen unzulänglichen menschlichen Zustand und harmonisierte sein Wesen, als der vollkommene Höchste Geist sich selbst in ihm offenbarte.

Der gewöhnliche menschliche Verstand ist unfähig, sich zu derartigen Höhen einer Verwirklichung des Absoluten aufzuschwingen, weil er sich immer nur auf jeweils ein sinnlich erfahrbares oder abstraktes Objekt konzentrieren kann. Die Siddhas aber würden sagen, dass ein Mystiker wie Jesus seinen gewöhnlichen Verstand transzendiert hat und in einen erweiterten Zustand der Bewusstheit eingetreten ist, frei von allen Spaltungen, widerstreitenden Ideen und ich-zentrierten Vorstellungen („ich bin der Körper", „ich bin zornig", „ich bin hungrig" usw.).

6. Was sagte Jesus nicht?

Der „unendliche Verstand" ist reines, allgegenwärtiges, allmächtiges Wissen.

Die Yoga Siddhas würden auch bestätigen, dass es dieser durch Jesus realisierte Bewusstseinszustand ist, der den gewöhnlichen Zustand transzendiert und tatsächlich den Weg zur Erlösung, zum Reich Gottes, zur Gottverwirklichung darstellt. Es ist nicht der Mensch, den die Welt als Jesus kennt, wodurch wir erlöst werden können, sondern das Bewusstsein, das in ihm verkörpert ist.

Die „Ich bin"-Aussprüche

Im Johannes-Evangelium, dass etwa um 90 n. Chr., also nach den anderen Evangelien verfasst worden war, spricht Jesus häufig über sich selbst in der ersten Person mit der empatischen Formel: „Ich bin" (griech. *ego eimi*). Diese Formulierung war in der griechisch-römischen Welt weit verbreitet, und die Leser des Johannes-Evangelium konnten darin eine etablierte Redewendung erkennen, die der Sprechweise der Götter zugeordnet war. Möglicherweise handelt es sich sogar um eine Anspielung des Autors auf die bekannte Offenbarung Gottes in Exodus 3.14: „Ich Bin, Der Ich Bin".

In den anderen Evangelien gibt es keine „Ich bin"-Aussprüche, und auch die Aphorismen, weisen Repliken oder Gleichnisse des historischen Jesus bieten dafür keine Basis. Es sind die Worte, die ein Evangelist an eine frühchristliche Gemeinde richtet – eine Gemeinde, die seine Ansichten teilt und versucht, sich selbst in aus der Heiligen Schrift abgeleiteten Begriffen zu definieren, um damit all jene auszuschließen, die eine andere Sichtweise vertreten.

Die Sprachfigur „Ich-bin" ist auch im *Samkhya* und in anderen Yoga-Philosophien von Bedeutung, da das „Ich-bin" die Verwirklichung des Höchsten Seins im Grenzbereich zwischen Objektivität und Subjektivität ausdrückt. Die weiter unten zitierten Aussprüche (aus dem Johannes-Evangelium) spiegeln in der Tat die Lehren der Siddhas wider: Zum einen die Lehre über die fundamentale Wahrheit oder Realität des Absoluten, das der gesamten manifestierten Welt als Sein-Bewusstsein-Seligkeit zugrunde liegt; zum anderen die Lehre über die dynamische Macht hinter der Schöpfung, über das „Werden", die Höchste Energie. Durch solche Aussprüche werden wir zu einer inneren Bewegung geführt, zu dem geheimen Teil unseres Selbst, einem inneren Wesen, einer Seele, einem inneren Mental – zu einem inneren Leben, das blüht und wächst und das Potenzial besitzt, in einem neuen, Universellen Leben wiederzuerstehen.

Die bekanntesten „Ich bin"-Aussprüche bei Johannes sind:

„Ich bin das Brot des Lebens" (6.35)
„Ich bin das Licht der Welt" (8.12)
„Ich war schon, bevor Abraham geboren wurde" (8.58)
„Ich bin der gute Hirte" (10.11)
„Ich bin die Auferstehung und das Leben" (11.25)
„Ich bin der Weg, die Wahrheit und das Leben" (14.6)
„Ich bin der wahre Rebstock" (15.1)

Vom Beginn des Evangeliums an wird dem Leser gesagt, wer Jesus ist und was er ist. Dies ist nicht die typische Sprache von Jesus, wie wir sie aus den synoptischen Evangelientexten kennen; sie ist vielmehr typisch für den Evangelisten, für jemanden, der versucht, seine Zuhörer zu der neuen christlichen Religion zu bekehren. Der Evangelist hat die Lehren *von* Jesus durch Lehren *über* Ihn als den Herrn und Erretter ersetzt. In den anderen Evangelien spricht Jesus nur selten über sich selbst, und auch dann nur mit großer Bescheidenheit. In diesem vierten Evangelium aber spricht Jesus fortlaufend über sich selbst in erhabenen Begriffen, und er erzählt keine Gleichnisse. Seine Redeweise ist weit entfernt von der Sprache jenes Mannes, der in Form von Parabeln und Aphorismen lehrte.

Die Bibelgelehrten des Jesus-Seminars stellten fest, dass sich ein dominierendes Thema durch die Aussprüche bei Johannes zieht: Der Vater kann allein über Jesus erreicht werden.

„Wenn ihr mich liebt, werdet ihr meine Gebote befolgen. Und ich werde den Vater bitten, dass er euch an meiner Stelle einen anderen Beistand gibt, der für immer bei euch bleibt. Das ist der Geist der Wahrheit."
(Johannes 14.15-17)

Liebe erfordert demnach, dass man die Gebote Jesu „annimmt" und ihnen „gehorcht" – wo aber ist seine Botschaft der bedingungslosen, alle sozialen Schranken überwindenden Liebe geblieben? Nach dem Verfasser des Johannesevangeliums hat niemand Zugang zu Gott außer durch Ihn (Jesus); damit widerspricht er den anderen Evangelien, einschließlich Lukas (11.52) und Thomas, worin Jesus seine Zuhörer darüber belehrt, wie sie in das Königreich des Himmels eintreten können.

Kann diese Aussage bei Johannes im Licht der Siddha-Lehren besser verstanden werden? Der „Geist der Wahrheit", der „andere Beistand", wird in der Siddha-Terminologie als „die göttliche Seele" oder „das besondere Selbst" bezeichnet. Erinnern wir uns an die detaillierte Besprechung der Rolle des „Guru" gegen Ende des ersten Kapitels: für die Yoga Siddhas sind „Guru, Gott und Selbst Eins".

Doch wie soll man den „inneren Guru", den inneren Führer oder „Geist der Wahrheit" erkennen? Man braucht am Anfang einen äußeren Führer. Darauf bezog sich Jesus, als er sagte: „Wenn ihr mich liebt, werdet ihr meine Gebote befolgen." Mit anderen Worten, seine Gebote und Lehren fungieren als äußerer Guru oder Führer. Wenn man ihnen folgt, so erfährt man eine Wendung nach Innen; man vernimmt den „inneren Guru", den „Geist der Wahrheit", und man wird rein genug, um dessen Stimme von jener des Egos zu unterscheiden.

6. WAS SAGTE JESUS NICHT?

DAS ABSCHIEDSGEBET JESU

Gegen Ende des Johannes-Evangeliums lässt der Verfasser Jesus folgende Worte sagen:

„Vater, die Stunde ist gekommen. Offenbare die Herrlichkeit deines Sohnes, damit auch der Sohn Deine Herrlichkeit offenbar machen kann. Du hast ihm die Macht über alle Menschen anvertraut, damit er denen, die du ihm gegeben hast, ewiges Leben schenkt. Das ewige Leben bedeutet ja, dich als den einen wahren Gott zu erkennen, und Jesus Christus, den du in die Welt gesandt hast... Ich habe ihnen dein Wort weitergegeben und nun hasst sie die Welt. Denn sie gehören nicht zu ihr, so wenig wie ich zur Welt gehöre... Ich habe deinen Namen bekannt gemacht und werde das auch weiterhin tun. Ich tue das, damit die Liebe, die du zu mir hast, auch sie erfüllt und ich selbst in ihnen bin."
(Johannes 17.1-25)

Diese Abschiedsrede hatte im vierten und fünften Jahrhundert einen enormen Einfluss darauf, wie die Kirche die Beziehung zwischen Jesus und Gott definierte. In mehrfacher Hinsicht fasst diese Rede die Botschaft und Mission von Jesus aus der Perspektive des vierten Evangeliums zusammen. Sie ist ein Rückblick auf den Erfolg der Kirche, auf ihr Bedürfnis nach Einheit und auch auf ihre Entfremdung von der Welt. Nichts darin verweist auf die Sprüche, Parabeln oder weisen Repliken, die Jesus geäußert hat, und deren Erinnerung sich in den anderen Evangelien wiederfindet. Mit seinen formelhaften Ausdrücken, Redewendungen und seiner Theologie ist das „Abschiedsgebet" nur für das Johannes-Evangelium charakteristisch.

Aus der Perspektive der Siddha-Lehren lassen sich jedoch die einzelnen Themen, die das „Abschiedsgebet" aufgreift, auf einer tieferen Ebene verstehen.

Der Name „Jesus Christus", der in dieser Passage verkündet wird, bezieht sich in einem tieferen Sinn auf den Macht- und Gnadenstrom Gottes. Die „Macht über alle Menschen" ergibt sich aus den Eigenschaften und dem Charakter des Menschen Jesus, der sie verkörperte, und aus dessen Bewusstsein sie entsprangen. Dieses Bewusstsein ermöglichte es Jesus, Gott zu erkennen („dich als den einen wahren Gott zu erkennen"), was ihn von gewöhnlichen Sterblichen unterscheidet. Er versprach, es in allen, die an ihn glauben, zu erwecken – „damit die Liebe, die du zu mir hast, auch sie erfüllt und ich selbst in ihnen bin."

Wie kann man Gott erkennen? Gott ist unendliches Bewusstsein, doch das Unendliche enthält auch das Endliche in vorgeplanter und vorgeformter Gestalt. Das „Abschiedsgebet" macht klar, dass Unendliches und Endliches koexistieren; es ist dies die wahre Natur des universellen Seins. Eine Analogie stellt die Beziehung zwischen Licht und Sonne dar. Das Endliche ist der manifeste und selbstbestimmte Aspekt des Unendlichen, doch das Endliche kann nicht in oder durch sich selbst existieren; es existiert durch das Unendliche und ist Eins mit ihm in seiner Essenz. Gott ist nicht an Zeit und Raum gebunden; er existiert aus sich selbst heraus, er ist unergründlich und unerklärbar. Er kann sich Selbst in allem ausdrücken, was jemals an irgendeinem Punkt innerhalb von Raum und Zeit existiert. Gott kann nicht im gewöhnlichen Sinn erkannt werden, so wie man ein begrenztes Objekt erkennt. Für die Yoga Siddhas ist Gott das ultimative Subjekt, der Ewige Zeuge aller Schöpfung. Man kann sich der Präsenz Gottes aber bewusst werden, indem man sich dessen bewusst wird, was in jedem von uns bewusst ist. Durch seine Parabeln zeigt uns Jesus, wie wir dies erreichen können.

Das Ende der Welt

Jesus war ein Anhänger von Johannes dem Täufer und wurde von ihm im Jordan getauft. Letztendlich lehnte er aber dessen Verkündigung des nahen Weltendes ab, und ebenso sein Asketentum. Jesus kehrte zurück in die Ortschaften und Städte und verkehrte dort mit gewöhnlichen Sündern, wie Steuereinnehmern, gesellschaftlich Geächteten und Kranken. Viele der frühen Jünger Jesu waren vorher Anhänger von Johannes dem Täufer gewesen. Nach Jesu Tod kehrten sie zurück zu ihrem früheren Glaubenssystem, das sich um die apokalyptischen Szenarien rankte. Diese Prophezeiungen des Weltuntergangs wurden im frühen Christentum in Form eschatologischer Lehren sorgfältig ausgearbeitet. Am bekanntesten ist die Offenbarung des Johannes mit der Ankündigung eines Jüngsten Gerichts, das alle Sünder für ewig in die Hölle verbannen wird. Sicherlich entsprach dieses Szenario nicht dem, was Jesus in den Parabeln und Sprüchen lehrte, die auf die mündliche Tradition zurückgehen und in den Synoptischen Evangelien oder im Thomas-Evangelium aufgezeichnet sind. Es war nicht jene „Frohe Botschaft", dass das „Königreich des Himmels" um uns herum gegenwärtig ist, und wir es durch Reinigung unseres Bewusstseins bereits während des Lebens betreten können.

Auch hier wieder kann das Thema des „Weltenendes" im Licht der Siddha-Lehren besser verstanden werden. Die Siddhas betrachteten die Evolution des Menschen in Richtung der Verwirklichung Gottes als das eigentliche Ziel all seiner Leben. Jene, die sich nicht weiter entwickeln, entwickeln sich zurück. Die Siddhas lehrten, dass der Mensch sich und die Welt erkennen muss, indem er über seine oberflächliche physische und mentale Natur, über Egoismus, Selbsttäuschung und über die Folgen seiner vergangenen Handlungen, Worte und Gedanken, die sein Karma darstellen, hinausgeht. Er muss zur Erkenntnis seines wahren Selbst, seiner Seele gelangen, zum Wissen über die Macht und Bewegung des Universums und die Kräfte, von denen die Welt beherrscht wird. Er muss sich mit dem Göttlichen Geist verbinden und sich auf Seinen Höchsten Willen einstimmen, um schließlich rein und vollkommen in das himmlische Königreich einzutreten, das ohne Unterlass hier auf Erden existiert.

In ähnlicher Weise würden die Siddhas das Buch der Offenbarung im Neuen Testament mit seiner ultimativen Vision des Weltenendes nicht wörtlich nehmen, sondern vielmehr als eine metaphorische Darstellung der zeitlosen fünf Funktionen des Herrn: Erschaffung, Erhaltung, Auflösung, Verschleierung und Gnade. Diese fünf Funktionen werden ebenfalls durch die ikonische Darstellung des Nataraja, des tanzenden Shiva, sinnbildlich repräsentiert. Das Univer-

6. Was sagte Jesus nicht?

sum existiert durch Seine dynamischen Bewegung, durch Energie, die von Ihm ausströmt und in Seine Betätigungen fließt; es ist Energie in Aktion – ob konzeptuell, mechanisch, spirituell, mental, vital oder materiell. Nur Shivas erhobenes linkes Bein hält die Welt in Bewegung. Wenn sich sein Bein senkt, so löst sich das Universums auf und kehrt zurück in die statische, unbewegliche, stille Ewige Realität.

Die letzten Worte Jesu

Die synoptischen Evangelien und Johannes schrieben Jesus kurz vor seinem Tod eine Vielzahl unterschiedlicher Worte aus dem Alten Testament zu (Psalmen 69.21, Buch Hiob 19.25-27). Wie im vierten Kapitel bereits erwähnt, stellten diese Worte eine Verbindung zwischen Jesus und der alten jüdischen Religion her und legitimierten ihn damit in den Augen der römischen Nichtjuden, die das Alte schätzten und dem Neuen misstrauten. Die Vielfalt dieser Zuschreibungen demonstriert erneut, wie freizügig die einzelnen Evangelisten Worte aus den alten Schriften Jesus in den Mund legten.[1] Diese unautorisierten Einfügungen oder Interpolationen dienten dem Ziel der Evangelisten, Jesus zu „christianisieren", indem sie ihn mit den alttestamentarischen Prophezeiungen in Verbindung brachten, und die Behauptung aufstellten, dass Jesus deren Erfüllung sei.

Am Grab

Die Worte, die Jesus bei seiner Begegnung mit Maria Magdalena am leeren Grab zugeschrieben werden (Johannes 20.15-17), sind mit Sicherheit dem Verfasser zuzurechnen. Die unterschiedlichen Berichte der Evangelisten über dieses Gespräch vermitteln lediglich einen Eindruck ihrer Kunst als Geschichtenerzähler. Keiner der Aussprüche ist einprägsam oder entspricht der typischen Redeweise, in der Jesus sich auszudrücken pflegte.

Der zweifelnde Thomas

Wie im vierten Kapitel, im Abschnitt „Das Johannes-Evangelium und die Evangelien nach Thomas, Matthäus, Markus und Lukas" bereits ausgeführt wurde, berichtet nur Johannes über das Ereignis, als Jesus den Jüngern nach seiner Kreuzigung erschien und Thomas für seinen „Zweifel" an der Auferstehung tadelte, bis dieser die Wunden mit seinen Händen berührt hatte. Es ist charakteristisch für das Johannes-Evangelium, diejenigen zurechtzuweisen oder gar zu verspotten, die buchstäblich sehen müssen, um zu glauben. Nur wer glaubt ohne zu „sehen", ist nach Johannes gesegnet.

Das Johannes-Evangelium verkündet, dass man nur durch den Glauben an Jesus Christus als seinen persönlichen Erlöser errettet werden kann. Eine derartige Aussage findet sich in keinem anderen Evangelium. Wie wir bereits erörtert haben, versuchte der Autor des Johannes-Evangeliums Thomas zu diskreditieren, da die gnostischen Lehren des Thomas-Evangeliums genau das behaupteten, was Johannes vehement bestritt: dass man dank eines inneren Wissens in eine direkte und innige Beziehung mit Gott treten kann.[2]

Die bekannten Glaubenssätze des Christentums lassen sich nicht auf Jesus selbst zurückführen

Zu den wichtigsten Lehren und Glaubensgrundsätzen des Christentums, die de facto niemals von Jesus formuliert wurden, zählen folgende:

Jesus beanspruchte nicht, der gesalbte Messias, der persönliche Erlöser, oder eine fleischgewordene Verkörperung Gottes zu sein. Mit größter Bescheidenheit sprach er von sich selbst immer nur als „Menschensohn". Unter den Gelehrten besteht ein nahezu einhelliger Konsens darüber, dass dieser Ausdruck zur Zeit Jesu im galiläischen Aramäisch sowohl als Substantiv, das „ein menschliches Wesen" bezeichnete, wie auch als Ersatz für das unbestimmte Pronomen und als Umschreibung von „ich" verwendet wurde.[3]

Jesus prophezeite kein apokalyptische Ende der Welt oder ein zu erwartendes Jüngstes Gericht. Er machte auch keine Voraussagen über ein „Zweites Kommen".

Jesus beanspruchte weder für die Sünden der Menschen zu sterben noch behauptete er, dass Sünden durch den Glauben an ihn vergeben würden. Er vergab nicht die Sünden anderer und autorisierte auch niemanden dazu, dies zu tun. Er versicherte auch nicht, dass die Erlösung jenen zukäme, die an ihre Errettung durch seinen Kreuzestod glaubten. Derartige Aussagen stammen von Paulus und wurden später von dem anonymen Verfasser des Johannes-Evangeliums übernommen.

Jesus verkündete keine Erfüllung alttestamentarischer Prophezeiungen.

Jesus nahm nicht für sich in Anspruch, der einzige oder eingeborene „Sohn Gottes" zu sein. Der Begriff „Sohn Gottes" war reserviert für Könige, die ihre Autorität von Gott ableiteten. Indem die Evangelisten Jesus mit dieser Bezeichnung bedachten, versuchten sie, eine Verbindung zu König David herzustellen, um ihn als Christus-Figur mit einer einzigartigen Beziehung zu Gott zu verherrlichen.

Jesus gründete keine Kirche, und er bestimmte weder Petrus noch irgendeinen anderen Jünger dazu. Er erhob keinen Anspruch auf Unfehlbarkeit

6. Was sagte Jesus nicht?

– weder für sich noch für andere. Er drängte niemanden dazu, ihm zu folgen, noch drohte er jenen mit Verdammung, die ihm nicht folgten.

Jesus versprach niemals die Herabkunft und dauerhafte Anwesenheit des „Heiligen Geistes". Er behauptete nie, der „Heilige Geist" würde die Autoren der Bibel zu dem inspirieren, was sie zu schreiben hätten.

Jesus selbst schrieb nie ein Evangelium und verlangte dies auch nicht von anderen.

Jesus behauptete niemals, dass er von einer Jungfrau geboren worden sei.

Jesus forderte niemanden dazu auf, die jüdischen Gesetzesvorschriften zu missachten. Oft interpretierte er das Gesetz und ermahnte seine Zuhörer, dessen tieferen Sinn zu erkennen und ihm zu folgen.

Nicht ein einziges Wort in den Paulusbriefen (die einen großen Teil des Neuen Testaments ausmachen und von Christen verehrt werden) gibt die tatsächlichen Lehren Jesu wieder oder erwähnt auch nur eines seiner Gleichnisse. Zwischen den Lehren Jesu und den Lehren Pauli bestehen gravierende Unterschiede. Paulus gibt in seinen Briefen nur seine eigenen Vorstellungen wieder.

Jesus predigte nicht die Furcht vor dem Tod oder die Angst vor Verdammung aufgrund begangener Sünden; er überbrachte erfreuliche Nachrichten. Paulus aber verwandelte die „frohe Botschaft" in eine bedrohliche Botschaft. Wiederholt betonte er, dass alle dem Zorn Gottes ausgeliefert (Epheser 2.3) und ganz verloren sind, (Römer 5.18, 1. Korinther 15.18), ohne Hoffnung und ohne Gott (Epheser 2.12), denn die Sünde hat Macht über jeden (Römer 3.9, Galater 3.22, Kolosser 2.14). Paulus zufolge hängt das Urteil der Verdammung (Römer 5.16) wie ein Damoklesschwert über alle Menschen. Auf diese Weise begründete er eine Religion der Furcht und Drohungen.

Jesus lehrte weder, dass der Einzelne von sich aus nichts dazu beitragen kann, um Erlösung zu erlangen, wie Paulus es tat, noch dass nur Gnade ihn erretten könne (Römer 3.24, 3.28, 9.11, 9.16, 1. Korinther 1.29, Galater 2.16). Anders als Paulus sagte Jesus auch nicht, dass die Erlösung sich automatisch einstellt, wenn man sich nur zum Christentum bekehrt und der Gemeinschaft der Gläubigen anschließt.

Jesus behauptete nicht, das man bis in alle Ewigkeit verdammt sei, wie gut und beispielhaft man sein Leben auch immer gelebt habe, soweit man nicht dankbar anerkennt, dass auf seinem Opfer am Kreuz die vollständige persönliche Erlösung gründet. Diese zentrale Lehre des Christentums findet sich nirgendwo in den Evangelien – weder in der Bergpredigt noch in irgendwelchen Parabeln oder Sprüchen Jesu und auch nicht im Vaterunser. Wäre Jesus der Auffassung gewesen, dass sein Opfertod so überaus wichtig für die Errettung der Menschheit sei, so hätte er sicher darüber gesprochen; doch er erwähnte dies nie.

Weder Jesus noch seine unmittelbaren Jünger äußerten irgendeine der oben aufgelisteten Aussagen. Wie wir festgestellt haben, wurde keines der siebenundzwanzig Bücher des neutestamentarischen Kanons von einem seiner direkten Jünger geschrieben. Überdies wurden viele seiner Aussprüche, die sich im Thomas-Evangelium finden, und von den Gelehrten als authentisch angesehen werden, nicht in das Neue Testament aufgenommen. Warum? Waren sie unvereinbar mit der orthodoxen Anschauung, dass nur der Glaube an Jesus Christus als dem Herrn und Erretter die Erlösung bringt? Die Entdeckung des Thomas-Evangeliums vor rund sechzig Jahren hat jedenfalls der moralischen Forderung, das christliche Dogma zu reformieren, einen neuen Impuls gegeben.

DAS CHRISTENTUM WURDE VON PAULUS GEGRÜNDET

Der Kirchenhistoriker Wilhelm Nestle ging so weit, zu sagen: „Das Christentum ist die von Paulus gegründete Religion, die das Evangelium Christi durch ein Evangelium über Christus ersetzt hat."[5] Holger Kersten kam zu folgendem Urteil: „Paulinismus ist die von Paulus arrangierte Missinterpretation und Verfälschung der wirklichen Lehren Jesu ... Mit dieser Erlösungslehre durch das Sühneopfer des Erstgeborenen Gottes vollzog Paulus den Rückfall in die Vorstellungswelt der semitischen Primitivreligion der Vorzeit, die von jedem Vater das blutige Opfer des Erstgeborenen verlangte. Paulus bereitete auch den Weg für die späteren Kirchenlehren der Erbsünde und der Göttlichen Dreifaltigkeit ... Ihm liegt wenig an den Worten und Lehren Jesu, aber alles an seinen eigenen Lehren; Paulus hat Jesus auf den Thron gesetzt und den Christus aus ihm gemacht, der Jesus nie sein wollte. Wenn heute aber eine abgrundtiefe Läuterung des Christentums möglich ist, ... (muss) es endlich zur Abkehr von klar erkennbaren Verfälschungen und zur Rückbesinnung und Hinwendung auf die wahren, die reinen Lehren Jesu und den eigentlichen Kern der Religion kommen ... "[6]

Paulus ist weitgehend dafür verantwortlich, dass die frühe christliche Theologie auf dem Glauben an Jesus Christus als den alleinigen Weg zu persönlicher Erlösung errichtet wurde. Es ist tatsächlich ironisch und widersinnig, dass Paulus, der selbst ein großer Mystiker war, eine Theologie entwickelte, die die spirituellen und sogar die mystischen Lehren in den Gleichnissen und Parabeln Jesu gänzlich ignorierte; eine Theologie, die andere Glaubenswege, den Weg des „inneren Wissens" eingeschlossen, verdammte und alle Emphase auf den allein rettenden Glauben an Jesus Christus legte. Dies erscheint umso widersinniger, als er, wie wir gesehen haben, seine würdigsten Schüler in die höheren mystischen Lehren initiierte. Da Paulus versuchte, die Lehren Jesu denjenigen zu überbringen, die keine Juden waren, entband er die Christen von jeglicher Verpflichtung gegenüber den jüdischen Gesetzesvorschriften, indem er die einmalige Besonderheit von Jesus hervorhob und die Lehren Jesu durch eine Religion über Jesus ersetzte. Er zeigt dabei eine verständnisvolle Seite, denn es ist weitaus einfacher, Jesus als „vollkommenen" Gott-Menschen zu verehren, als seiner Aufforderung „Seid vollkommen" zu folgen.

Welche Folgen hatte die Abloesung der ursprünglichen Lehren Jesu durch das Christentum?

Die oben zusammengefassten Glaubensgrundsätze des Christentums ersetzten die ursprünglichen Lehren Jesu, wie sie in den vorangegangenen Kapiteln dargestellt wurden. Die Folgen für die westliche Zivilisation und die sog. „Dritte Welt" waren immens. Aufgrund der künstlich geschaffenen Trennungslinie zwischen sich und anderen haben die Christen zahlreiche Religionskriege, einschließlich der Kreuzzüge ab dem elften Jahrhundert und der Konflikte zwischen Protestanten und Katholiken ab dem sechzehnten Jahrhundert, sowie den im Holocaust kulminierenden Antisemitismus angefacht. Sie haben im Namen der Religion sogar die Vernichtung ganzer Kulturen während ihrer kolonialen Feldzüge und Okkupationen in Afrika, in Nord-, Süd- und Zentralamerika sowie in Asien gerechtfertigt. Das Christentum wurde zu einer missionierenden Religion, deren Mitglieder es als ihre Pflicht, sogar als ihr Recht betrachteten, andere Menschen zu ihrer Denkart zu bekehren, und sie wendeten dazu, wenn nötig, auch Gewalt und Mord an. Selbst heute führen christliche Missionare in Indien, Afrika, Lateinamerika und Asien große Bekehrungskampagnen durch, obgleich sie damit das universell anerkannte Menschenrecht auf Religionsfreiheit bei jenen verletzten, die sie als ihre Zielgruppen betrachten. Sowohl die Unterdrückung und Entwürdigung der Frau in der westlichen Gesellschaft, als auch die Sklaverei, wurden im Namen der christlichen Religion gerechtfertigt.

Über die Jahrhunderte sind viele Millionen von Christen mit dem Glauben indoktriniert worden: „Ich bin ein Sünder, und es gibt nichts, was ich tun kann, um dem ewigen Höllenfeuer zu entkommen, außer Jesus als meinen persönlichen Erlöser zu akzeptieren." Die Psyche verinnerlichte so die Furcht vor Gott, anstatt der Liebe zu Gott. Schuldgefühle, Unterdrückung von Wünschen, innere Gespaltenheit, Skeptizismus und Glorifizierung des dargestellten Leidens von Jesus am Kreuz traten an die Stelle von Verzeihung, Mitgefühl, Einfachheit, Wahrheit, Liebe, Selbstdisziplin, innerer Reinigung und Losgelöstheit von materiellen Wünschen sowie der Gegenwart des Reichs Gottes, der mystischen Verbindung mit Ihm und der Vollkommenheit. Auf diese Weise wurden all jene Qualitäten ersetzt, die uns Jesus in seiner „Frohen Botschaft" nahegebracht hatte.

Wäre das Christentum gescheitert, so hätte die menschliche Natur möglicherweise ein anderes Glaubenssystem gefunden, um ihre egoistischen und ängstlichen Neigungen zu rechtfertigen. Wir können daher nur mutmaßen, wie sich die westliche Zivilisation entwickelt hätte, wären die ursprünglichen Lehren Jesu durch christlichen Gemeinschaften verbreitet worden.

SCHLUSSFOLGERUNGEN

Die Entdeckung alter Manuskripte und ihre Auswertung mit wissenschaftlichen Methoden durch unabhängige kritische Gelehrte liefert uns tiefe Einblicke in die ursprünglichen Weisheitslehren Jesu.

Das Studium der oft rätselhaften Gleichnisse und Sprüche Jesu im Licht der Yoga Siddhas und ihrer Lehren, erleuchtet und offenbart ihren tieferen Sinn.

Die Sprüche und Parabeln Jesu weisen eine bemerkenswerte Ähnlichkeit mit jenen der Yoga Siddhas auf. Ihre Weisheitslehren sagen essentiell dasselbe aus. Sowohl Jesus als auch die Siddhas weisen auf einen Zustand der Verwirklichung hin, den jeder anstreben kann und sollte. Jesus nannte diesen Verwirklichungszustand das „Königreich Gottes". Die Siddhas bezeichneten ihn mit dem Begriff *Samadhi* (kognitive Absorption) und empfahlen die dazugehörigen Methoden des Kundalini Yoga. Die Weisheitslehren beider bezogen sich auch auf die Hindernisse, die der Verwirklichung entgegenstehen, wie Unwissenheit, Selbsttäuschung und Egoismus. Sie wiesen darauf hin, dass man den Verwirklichungszustand durch die Überwindung der Ego-Perspektive erreichen kann, indem man Methoden der spirituellen Disziplin und der inneren Reinigung (Befreiung von Anhaftungen) anwendet.

Die Apostel Matthäus, Markus, Lukas und Johannes waren nicht die Autoren der vier kanonischen Evangelien; die Erzählungen in den Evangelien sind also keine Augenzeugenberichte, die das, was Jesus getan hat, mit einem gewissen Grad an Verlässlichkeit verbürgen könnten. Sie wurden vielmehr von anonymen Evangelisten verschiedener urchristlicher Gemeinden erst drei bis fünf Dekaden nach der Kreuzigung Jesu niedergeschrieben.

Die Sprüche und Parabeln Jesu, die während der ersten Jahrzehnte nach der Kreuzigung mündlich kursierten, bevor sie aufgezeichnet wurden, stellen wahrscheinlich die authentischste Quelle seiner Lehren dar, über die wir heute verfügen. Was Jesus wirklich sagte (in den kanonisierten Evangelien und den „Sprüchen" des Thomas-Evangeliums), beschränkt sich vermutlich auf ein paar Dutzend Parabeln, Aphorismen und scharfer Repliken. Neben diesen authentischen Aussprüchen wurden Jesus viele andere Dinge von den Verfassern zugeschrieben, die damit versuchten, sein Wesen zu definieren und seine Lehren zu interpretieren.

Anhand der Evangelien nach Matthäus, Markus und Lukas lassen sich diese Aspekte verdeutlichen:
– Jesus betonte, dass das Königreich Gottes hier und jetzt für uns zugänglich sei. Er lehrte, dass wir durch die Überwindung unserer Unwissenheit über dieses Reich, anhand Selbstdisziplin und der Befreiung von Wün-

schen und Anhaftungen das Reich Gottes bereits während diesen Lebens in der Welt erfahren könnten.
- Jesus lehrte, dass Gott die ganze Menschheit bedingungslos liebt, und nicht nur jene, die glauben, Jesus sei „Gottes eingeborener Sohn" und ihr persönlicher Erlöser.
- Jesus lehrte niemals, dass „keiner zum Vater kommt, es sei denn durch mich". Vielmehr forderte er seine Zuhörer dazu auf, ihre jeweiligen Lebensbedingungen in ein Mittel der Läuterung umzuwandeln. Er lehrte, dass man Gottes Reich betreten könne, wenn man tief über seine Gleichnisse reflektiert und Einsichten in ihre innere Bedeutung erlangt; dafür müsse man das Gegenteil dessen tun, was die menschliche Natur gewöhnlich fordert.

Die Weisheitslehren Jesu wurden von den frühchristlichen Evangelisten durch eine Religion über Jesus ersetzt. Dieser Prozess begann mit Paulus und dem Verfasser des Johannes-Evangeliums; über die folgenden drei Jahrhunderte wurde er durch jene Autoritäten fortgesetzt, die das Kirchendogma sowie die kirchliche Amtsgewalt festlegten und abweichende Formen des Christentums als häretisch deklarierten.

Das Christentum wurde nicht von Jesus geschaffen; er war weder für die Spaltung zwischen Judentum und Christentum noch für irgendein Sektierertum verantwortlich.

Die moderne Bibelwissenschaft erkennt in den vier kanonisierten Evangelien „zwei Porträts" Jesu: Zum einen Jesus als weisen Lehrer, der in Gleichnissen spricht, sich aber selten über sich selbst äußert, und wenn, dann nie in erhabenen Begriffen; der niemals behauptet, ein Erlöser zu sein oder die Sünden anderer zu vergeben. Dieses Portrait Jesu findet sich in den synoptischen Evangelien nach Matthäus, Markus und Lukas. Zum anderen Jesus als Christus, wie er im Johannes-Evangelium dargestellt wird, der denjenigen Erlösung verspricht, die glauben, dass „Er" der Erlöser der ganzen Menschheit sei, und der alle anderen zu ewiger Verdammung verurteilt.

Wir können diese beiden unterschiedlichen Darstellungen miteinander in Einklang bringen, wenn wir sie im Licht dessen interpretieren, was in der Literatur der Yoga Siddhas als „innerer Guru" bezeichnet wird. Die Yoga Siddhas sagen, dass es in uns allen eine geheime Seele, einen inneren Guru gibt. Eine verborgene Präsenz leuchtet im Tempel des Herzens unserer Herzen, jenseits der Konditionierungen unseres unwissenden Verstandes, unseres Körpers und unseres Lebens.
Diese Flamme der Gottheit (Jesus) brennt ständig, auch wenn wir sie nicht bewusst mit Wissen, Liebe oder Verehrung ernähren. Sie wird mit uns und aus Gott heraus geboren. Sie ist unser verborgener Führer und unsere Inspiration. Diese Flamme ist beides: unser weiser Lehrer und unser „Erlöser".

EMPFEHLUNGEN

Das vorliegende Buch berichtet über meine persönliche Suche nach dem historischen Jesus und seinen authentischen Lehren; es ist weit davon entfernt, ein Manifest darzustellen. Es gab kein vorgefasstes Ziel oder Hypothesen, die bestätigt werden sollten; vielmehr ging es darum, die ursprünglichen authentischen Lehren von Jesus zu identifizieren, und sie mit den Lehren der Yoga Siddhas zu vergleichen. Die Schlussfolgerungen, zu denen ich gelangt bin, drängen mich jedoch zu folgenden Empfehlungen:

Dass Menschen des Glaubens nicht die Vernunft ignorieren, sondern die Forschungsaktivitäten von Gelehrten und die Verbreitung ihrer Entdeckungen unterstützen. Durch diese Arbeiten werden Stück für Stück die Wege zur Wahrheit enthüllt, die von Heiligen, Weisen und Siddhas zu allen Zeiten geschaffen wurden.

Dass vergleichende Religionswissenschaftler, Experten des Frühchristentums und Yoga-Spezialisten weitere Forschungen über die mystischen Praktiken sowohl des frühen Christentums als auch des klassischen Yoga und Tantra durchführen.

Dass praktische spirituelle Disziplinen, neue ethische Grundsätze und eine neue Sprache, die von den ursprünglichen Weisheitslehren Jesu inspiriert ist, in Betracht gezogen werden, und den Platz dessen einnehmen, was nicht auf den authentischen Lehren Jesu beruht.

Dass jeder nach Inspiration in den Weisheitslehren von Heiligen, Weisen und Siddhas sucht. Denn das Überleben der Menschheit und der menschlichen Zivilisation ist bedroht durch viele Krisen, die zumindest teilweise durch die Spaltung aufgrund von Religion, Sprache, Besitz, Wettbewerb und Globalisierung hervorgerufen werden.

Mögen Christen aller Glaubensrichtungen ihre Festlegung auf doktrinäre oder konfessionelle Trennungsbarrieren durch eine Verpflichtung gegenüber der spirituellen Disziplin Jesu ersetzen.

Mögen Christen zu Jüngern Jesu und zu Schülern Seiner Weisheitslehren werden.

Möge sich auf der ganzen Welt eine Religion der Nächstenliebe ausbreiten.

Möge jeder nach Verwirklichung des „himmlischen Königreichs" streben, im eigenen Inneren wie auch in der äußeren Welt, durch die Überwindung des Ego-Bewusstseins und einer Transformation der menschlichen Natur.

Möge jeder göttliche Vollkommenheit durch einen fortschreitenden Prozess der Reinigung verwirklichen, inspiriert durch die Weisheit und die Disziplinen, wie sie von Jesus und den Yoga Siddhas gelehrt wurden.

Anmerkungen

EINLEITUNG
1. Päpstliche Enzyklika: „Fides et ratio" („Glaube und Vernunft"), Einleitung, Absatz 1-2

KAPITEL 1: DIE MODERNE GESCHICHTSFORSCHUNG ÜBER JESUS UND DIE FRÜHE CHRISTENHEIT
1. Brief an John Adams, 24. Januar 1814, zitiert in Mitchell, S., The Gospel According to Jesus, S. 4f.
2. ebd. S. 4
3. Funk, R. und Hoover, R. W. The Five Gospels, S. 5
4. ebd., S. 5
5. ebd., S. 5f
6. ebd,. S. 6
7. ebd., S. 10
8. ebd., S. 11
9. ebd., S. 10-11
10. ebd., S. 16-25
11. Beyond Belief: ... (Das Geheimnis des Thomas-Evangeliums), S. 45
12. The Five Gospels: What Did Jesus Really Say?, S. 25
13. ebd., S. 26
14. ebd., S. 28
15. ebd., S. 28
16. ebd., S. 29
17. ebd., S. 31f
18. ebd., S. 32

KAPITEL 2: PARADOXE LEHREN DER GOTT-MENSCHEN
1. Feuerstein, G. The Guru Function, S. 5
2. Feuerstein, G. The Yoga of Jesus, S. 5
3. Ganapathy, T.N., The Yoga of Tirumular, S. 232
4. Ganapathy, T.N., The Yoga of the Eighteen Siddhas, S. 11ff
5. Eliade, M. Yoga, Immortality and Freedom, S. 302
6. Ganapathy, T.N., The Yoga of Siddha Boganathar, Bd. 1, S. 2ff
7. ebd., S. 5
8. ebd., S. 10
9. ebd., S. 11
10. Ganapathy, T.N., The Yoga of the Eighteen Siddhas, S. 242f
11. ebd., S. 143
12. Ganapathy, T.N., The Yoga of Siddha Boganathar, Bd. 1, S. 12
13. Metzger, B. und Coogan, M. D., Hrsg., The Oxford Companion to the Bible (Der Oxford Bibelbegleiter), S. 61
14. Govindan, M., Babaji-Kriya Yoga und die 18 Siddhas, S. 104f

15. Ganapathy, T.N., The Yoga of Siddha Boganathar, Bd. 1, S. 19
16. ebd., S. 18f
17. Govindan, M. Die Kriya Yoga Sutras des Patanjali und der Siddhas, I.24, S. 273
18. Crossan, J. D., Der historische Jesus, S. 411f
19. Yogananda, Paramhansa, Autobiographie
20. Ganapathy, T.N., The Yoga of Siddha Boganathar, Bd. 1, S. 13
21. ebd., S. 14
22. ebd., S. 27
23. Govindan, M. Die Kriya Yoga Sutras des Patanjali und der Siddhas, I.24, S. 2II.30, S. 94ff
24. Kasser, R., Meyer, M. und Wurst, G. Das Evangelium des Judas, S. 22f
25. ebd., S. 33-34

Kapitel 3: Das Thomas-Evangelium – eine gnostische Schrift?

1. Barnstone, W. Hrsg., The Other Bible, S. 299
2. ebd., S. 464ff
3. Funk, R. und Hoover, R. W., The Five Gospels, S. 474
4. Meyer, M. und Bloom, H., The Gospel of Thomas, S. 10
5. Pagels, E. Die Gnostischen Evangelien, S. 30
6. Meyer, M. und Bloom, H., The Gospel of Thomas, S. 112
7. Govindan, M. Die Kriya Yoga Sutras des Patanjali und der Siddhas, S. 2
8. ebd., S. 185f
9. Sri Aurobindo, Glossary of Terms, S. 228
10. Govindan, M. Die Kriya Yoga Sutras des Patanjali und der Siddhas, S. 2-4, 13
11. Pagels, E., Die gnostischen Evangelien, S. 208
12. Crossan, J. D., Der historische Jesus, S. 554
13. The Gospel of Thomas, S. 113
14. Govindan, M. Die Kriya Yoga Sutras des Patanjali und der Siddhas, S. 221f
15. ebd., S. 185
16. ebd., S. 108
17. edb. 49
18. Meyer, M. und Bloom, H., The Gospel of Thomas, S. 116
19. Pagels, E., Die gnostischen Evangelien, S. 208
20. ebd., S. 193ff
21. edb. S. 53, 79
22. edb. S. 197f

ANMERKUNGEN

KAPITEL 4: FRÜHES CHRISTENTUM: DIE ENTSTEHUNG DER KIRCHE UND IHRES DOGMAS

1. Baigent, M. Die Gottes-Macher, S. 244ff
2. Metzger, B. und Coogan, M. D. The Oxford Companion to the Bible, S. 6ff
3. Ehrmann, B. D., Lost Christianities, S. 171f
4. ebd., S. 92
5. ebd., S. 92
6. ebd., S. 15
7. ebd., S. 15
8. ebd., S. 99ff
9. ebd., S. 106ff
10. Metzger, B. und Coogan, M. D. The Oxford Companion to the Bible, S. 256
11. Ehrmann, B. D., Lost Christianities, S. 115
12. Pagels, E., Versuchung durch Erkenntnis, S. 79
13. Ehrmann, B. D. Lost Christianities, S. 185
14. ebd., S. 143
15. ebd., S. 193
16. ebd., S. 111f
17. ebd., S. 192
18. ebd., S. 153ff
19. ebd., S. 180
20. Pagels, E., Versuchung durch Erkenntnis, S. 203
21. Nock, A. D., Gnosticism, S. 942; zitiert in Pagels, E., Versuchung durch Erkenntnis, S. 204
22. Ceming, K., Werlitz, J., Die verbotenen Evangelien, Thomas-Evangelium, Spruch 49, S. 137
23. Pagels, E., Versuchung durch Erkenntnis, S. 205
24. ebd., S. 15
25. Govindan, M. Die Kriya Yoga Sutras des Patanjali und der Siddhas, S. 20
26. Nock, A. D., The Study of the History of Religion, Vol. 1, S. 339; zitiert in: Pagels, E., Versuchung durch Erkenntnis, S. 209
27. Pagels, E., Versuchung durch Erkenntnis, S. 207
28. ebd., S. 209f
29. Ehrmann, B. D., Lost Christianities, S. 194
30. Beyond Belief: The Secret Gospel of Thomas, S. 34
31. Pagels, E., Das Geheimnis des fünften Evangeliums, S. 40
32. ebd., S. 43
33. ebd., S. 63
34. ebd., S. 73
35. ebd. S. 74ff
36. Ehrmann, B. D., Lost Christianities, S. 230f
37. ebd., S. 234f

38. ebd., S. 231
39. ebd., S. 245
40. ebd., S. 2482f
41. ebd., S. 248ff

Kapitel 5: Was sagte Jesus wirklich?

1. Funk, R. und Hoover, R.W., The Five Gospels, S. 144
2. Govindan, M., Babaji- Kriya Yoga und die 18 Siddhas, S. 175
3. Funk, R. und Hoover, R.W., The Five Gospels, S. 484f
4. ebd., S. 195
5. ebd., S. 531
6. ebd., S. 223
7. ebd., S. 223
8. ebd., S. 138
9. Govindan, M., Babaji- Kriya Yoga und die 18 Siddhas, S. 109
10. ebd., S. xxvi
11. ebd., S. 70
12. Funk, R. und Hoover, R.W., The Five Gospels, S. 69
13. Govindan, M., Babaji- Kriya Yoga und die 18 Siddhas, S. 99
14. Funk, R. und Hoover, R.W., The Five Gospels, S. 152f
15. Govindan, M., Babaji- Kriya Yoga und die 18 Siddhas, S. 2-4
16. Funk, R. und Hoover, R.W., The Five Gospels, S. 155
17. Mukherjee, J. K., The Practice of Integral Yoga, S. 42
18. Funk, R. und Hoover, R.W., The Five Gospels, S. 56-57
19. Ganapathy, T. N., The Yoga of Siddha Boganathar, Bd. 1, S. 208
20. Funk, R. und Hoover, R.W., The Five Gospels, S. 307
21. Ganapathy, T. N., The Yoga of Siddha Boganathar, Bd. 1, S. 11f
22. Funk, R. und Hoover, R.W., The Five Gospels, S. 325
23. ebd., S. 149
24. ebd., S. 356f
25. Mitchell, S., The Gospel according to Jesus, S. 36ff-357
26. Ganapathy, T. N., The Yoga of Siddha Tirumular, S. 62
27. ebd., S. 62f
28. Funk, R. und Hoover, R.W., The Five Gospels, S. 358f
29. ebd., S. 19

Kapitel 6: Was sagte Jesus nicht?

1. Funk, R. und Hoover, R.W., The Five Gospels, S. 465
2. ebd., S. 467
3. Metzger, B. und Coogan, M. D., The Oxford Companion to the Bible, S. 712
4. ebd., S. 710f
5. Kersten, H., Jesus lebte in Indien, S. 28
6. ebda., S. 29

Literaturverzeichnis

Ahlund, Jan S., *The Grace of Babaji's Kriya Yoga: A Course of Lessons*, Babaji's Kriya Yoga and Publications, 2006

Barnstone, Willis, Hrsg., *The Other Bible: Jewish Pseudepigrapha, Christian Apocrypha, Gnostic Scriptures, Kabbalah, Dead Sea Scrolls*, Harper Collins, 1984.

Baigent, Michael, *The Jesus Papers*, HarperElement, 2006; „Die Gottes-Macher – Die Wahrheit über Jesus von Nazareth", Luebbe, 2006

Briggs, George Weston, *Goraknath and the Kanphata Yogis*, Motilal Barnarsidass, 1938; noch nicht übersetzt.

Crossan, John Dominic, *The Historical Jesus: The Life of a Mediterranean Jewish Peasant*, Harper Collins, 1992; „Jesus: Ein revolutionäres Leben", C. H. Beck, 1996.

Ceming, K., Werlitz, J., *Die verborgenen Evangelien: Apokryphe Schriften*, Matrix Verlag, 2004

Ehrman, Bart D., *Lost Christianities: The Battles for Scripture and the Faiths We Never Knew*, Oxford University Press, 2003; noch nicht übersetzt.

Eliade, Mircea, *Yoga, Immortality and Freedom*, Princeton University Press, 1958; „Yoga: Unsterblichkeit und Freiheit", Insel Vlg., 2004.

Feuerstein, Georg, *The Yoga Tradition: History, Literature, Philosophy and Practice*, Holm Press, 1998; voraussichtliche Übersetzung 2008, Yoga Verlag.

Feuerstein, Georg, *Holy Madness: The Shock Tactics and Radical Teachings of Crazy-Wise Adepts, Holy Fools, and Rascal Gurus*, Paragon House, 1991; „Heilige Narren", Krueger Vlg., 1996.

Feuerstein, Georg, *Is Yoga a Religion*, unveröffentlichter Beitrag, Yoga Research and Education Center, 2002, www.traditionalyogastudies.com

Feuerstein, Georg, *The Guru Function: Broadcasting Reality*, unveröffentlichter Beitrag, Yoga Research and Education Center, 2002.

Feuerstein, Georg, *The Yoga of Jesus: Reflections about its Historical Roots*, unveröffentlichter Beitrag, Yoga Research and Education Center, 2003.

Feuerstein, Georg, *The Deeper Dimensions of Yoga*, Shamballa, 2003.

Funk, Robert und Hoover, Roy W., *The Five Gospels : The Search for the Authentic Words of Jesus*, Harper Collins, 1993; noch nicht übersetzt.

Ganapathy, T.N., *The Yoga of Siddha Boganathar*, Bd. 1, Babaji's Kriya Yoga and Publications, 2003/Deutsche Übersetzung in Arbeit, Babaji's Kriya Yoga and Publications, 2009

Ganapathy, T.N., Hrsg., *The Yoga of the Eighteen Siddhas: An Anthology*, Babaji's Kriya Yoga and Publications, 2005; noch nicht übersetzt.

Ganapathy, T.N., *The Yoga of Siddha Tirumular: Essays on the Tirumandiram*, Babaji's Kriya Yoga and Publications, 2006; noch nicht übersetzt.

Govindan, Marshall, *Babaji and the 18 Siddha Kriya Yoga Tradition*, Babaji's Kriya Yoga and Publications, 1991/Deutsche Ausgabe als E-book erhältlich bei Babaji's Kriya Yoga and Publications, 2009

Govindan, Marshall, *Kriya Yoga Sutras of Patanjali and the Siddhas*, Babaji's Kriya Yoga and Publications, 2000/*Die Kriya Yoga Sutras des Patanjali und der Siddhas*, Hans-Nietsch-Verlag, 1996

Govindan, Marshall, Hrsg., *Thirumandiram: A Classic of Yoga and Tantra*, von Siddha Thirumoolar, Babaji's Kriya Yoga and Publications, 1992

Johannes Paul II., Päpstliche Enzyklika „*Fides et ratio*"(„Glaube und Vernunft"), Website des Vatikan: www.vatican.va

Kandaswamy, S.N., *The Yoga of Siddha Avvai*, Babaji's Kriya Yoga and Publications, 2005

Kasser, Rodolphe, Meyer, Marvin und Wurst, Gregor, *The Gospel of Judas*, National Geographic, 2006; *Das Evangelium des Judas*, Travel House Media, 2006.

Kersten, Holger, *Jesus lived in India: His unknown life before and after the crucifixion*, Element Books, 1983; *Jesus lebte in Indien*, Ullstein, 2002.

Mack, Burton, *The Lost Gospel: The Book of Q and Christian Origins*, San Francisco, 1994.

Metzger, Bruce und Coogan, Michael D., Hrsg., *The Oxford Companion to the Bible*, Oxford University Press, 1993 und 1996

Meyer, Marvin und Bloom, Harold, *The Gospel of Thomas: The Hidden Sayings of Jesus*, Harper Collins, 1992.

Mitchell, Stephen, *The Gospel According to Jesus*, Harper Collins, 1993.

Mukherjee, J.K., *The Practice of the Integral Yoga*, Sri Aurobindo Trust, 2003

Muktibodhananda, Swami, *Hatha Yoga Pradipika*, Yoga Publications Trust, Bihar School of Yoga, 1985.

Murthy, Anantha T.S., Maharaj: *A Biography of Shriman Tapasviji Maharaj, a Mahatma who lived for 185 Years*, The Dawn House Press, 1986/*Das verborgene Feuer: Die erstaunliche Lebensgeschichte von Shriman Tapasviji Maharaj*, Mangalam, 1996

Nock, A.D., *The Study of the History of Religion*, Bd. 1

Nock, A.D., *Gnosticism*, in Steward, Z., Hrsg., *Essays on Religion and the Ancient World*, vol. 2, Harvard University Press, 1972

Pagels, Elaine, *Beyond Belief: The Secret Gospel of Thomas*, Vintage Books, Random House, 2000; *Das Geheimnis des fünften Evangeliums*, dtv, 2007

Pagels, Elaine, *The Gnostic Gospels*, Vintage Books, Random House, 1979; *Versuchung durch Erkenntnis: Die gnostischen Evangelien*, Insel Verlag, 1981.

Spong, John Shelby, *The Sins of Scripture: Exposing the Bible's Texts of Hate to Reveal the God of Love*, Harper Collins, 2005; *Die Sünden der Heiligen Schrift: Wie die Bibel zu lesen ist*, Patmos, 2007

Satprem, *Sri Aurobindo, The Adventure of Consciousness*, Institute for Evolutionary Research, 1993; *Sri Aurobindo: Das Abenteuer des Bewusstseins*, O. W. Barth und Hinder & Deelmann, 2003

Sri Aurobindo, *Glossary of Terms*, Sri Aurobindo Ashram Press, 1975

Vanmikanathan, G., *Pathway to God Trod by Saint Ramalingar*, Bhartiya Vidya Bhavan, 1976

Swami Prabhavananda, *The Sermon on the Mount According to Vedanta*, Vedanta Society, 1966

White, David Gordon, *The Alchemical Body: Siddha Traditions in Medieval India*, University of Chicago Press, 1996

Yogananda, Paramhansa, *Paramhansa Yogananda: Autobiographie*, Hans-Nietsch-Verlag, 2006

Yogananda, Paramhansa, *The Second Coming of Christ* , Amrita Foundation, 1993

Glossar

Griechische, christliche und biblische Begriffe

Abba – Vater
Äon – unendlich langer Zeitraum, Weltalter;
allogenes – eine andere Rasse oder ein Fremder;
Avesta – die Heilige Schrift der frühen Perser;
Christ – vom griechischen Wort *christos*, d. h. der „Gesalbte". Von nicht-jüdischen Christengegnern vermutlich zuerst in Antiochia als abfällige Bezeichnung und auch zur Unterscheidung der Christen von den Juden verwendet.
chreia – vom griechischen Wort *chreiodes*, „nützlich";
Codex Sinaiticus – eine Handschrift der christlichen Bibel, die Mitte des 4. Jahrhunderts auf griechisch verfasst und im 19. Jahrhundert im Sinai gefunden wurde; sie stellt die erste überlieferte vollständige Fassung des Neuen Testaments dar.
Doketismus – vom griechischen Wort *doceo*, d. h. „erscheinen". Die Doketen wurden in der frühchristlichen Kirche als häretische Sekte betrachtet; sie vertraten die Anschauung, dass Christus nicht wirklich Mensch gewesen sei und auch nur scheinbar am Kreuz starb.
Ebioniten – frühe jüdische Christen, die vegetarisch lebten und glaubten, dass Jesus ein vollkommenes Opfer gewesen sei, um die Sünden der Menschheit zu sühnen. Die Ebioniten hielten am jüdischen Gesetz (Thora), dem Sabbat und an bestimmten rituellen Reinheitsvorschriften fest und beriefen sich auf die Aposteln Petrus und Jakobus der Kirche von Jerusalem.
ekklesia – Versammlung, Gemeinde, das „herausgerufene" Volk Gottes
ennoia – innere Reflexion
epinoia – spirituelle Intuition, *Eucharistie*, Feier des heiligen Abendmahls;
Eschatologie – Lehre von den letzten Dingen wie die Auferstehung von den Toten, das Jüngste Gericht, das Ende der Welt und der Erschaffung einer neuen Welt. Endzeitliche Vorstellung im Zusammenhang mit Messias-Erwartungen kommen in den prophetischen Büchern zwischen den 10. und 16. Jahrhundert v. Chr. zum Ausdruck und wurden später von den frühen Christen aufgegriffen, die das Zweite kommen christi erwarteten.
Eschaton – Endschicksal, Weltuntergang, Apokalypse
Essener – asketische jüdische Sekte im alten Palästina, zwischen dem 2. Jahrhundert vor und dem 3. Jahrhundert n. Chr. In Qumram am Toten Meer wurden 1948 alte Manuskripte entdeckt, die mit dieser Gemeinschaft in Verbindung stehen.
Gnostiker – jene, die im Besitz eines aus innerer Erfahrung gewonnenen spirituellen oder interlektuellen Wissen sind; Gnostiker schätzen die Suche nach der Wahrheit höher als den Glauben.
Judäer – Juda ist der geographische Name für das mittelpalästinische Bergland zwischen Jerusalem und Hebron im südlichen Teil des heutigen

Israel. Judäer sind die Bewohner dieses Gebietes bzw. des dort lokalisierten Südreichs der Hebräer, des Reiches Juda. in der römischen Zeit heißt das Gebiet Judäa.

Kanon – „Leitfaden", Richtschnur; in den Religionen die endgültige festgelegte Sammlung der für den Glauben maßgebenden und verbindlichen heiligen Schriften;

kanonisch – offiziell anerkannt; orthodox, den kirchlichen Bestimmungen gemäß;

Konfuzius – chinesischer Philosoph und Verfasser weiser Lehrstücke; 551–481 v. Chr.

Konzil von Nicäa, 325 n. Chr. – Festlegung des christlichen Glaubensbekenntnisses auf dem Ersten Konzil von Nicäa, das 325 n. Chr. vom römischen Kaiser Konstantin I. einberufen wurde.

Koptisch – liturgische Sprache der ägyptischen christlichen Kirche

Marcion – Evangelist und Theologe im 2. Jahrhundert, der den Gott der jüdischen Schriften (Altes Testament) zurückwies; Gründer einer Glaubensgemeinschaft (*Marcioniten*).

Messias – vom hebräischen Begriff *masiah* („gesalbt") abgeleitet; im Griechischen mit *christos* übersetzt; in der hebräischen Bibel taucht der Begriff im Zusammenhang der Salbung von Königen auf; besonders in der jüdischen Tradition bezieht sich *Messias* auf einen erwarteten oder ersehnten Erretter.

Nag Hammadi-Schriften – auch als *Nag Hammadi-Bibliothek* bekannt; eine Sammlung von über 40 vormals unbekannten frühchristlichen texten, die gemeinsam mit bereits bekannten Texten im Dezember 1945 in der Nähe des kleinen ägyptischen Ortes *Nag Hammadi* von ansässigen Bauern in einem Tonkrug in einer Höhle entdeckt wurden. Viele dieser Texte sind gnostisch.

Pleroma – das Reich göttlich-geistiger Fülle, Lebendigkeit; in den gnostischen Mythen bezeichnet Pleroma den Ursprung der manifestierten Welt.

pronoia – bezeichnet im Gnostizismus das antizipierende Bewusstsein;

Proto-Orthodoxe – christliche Strömung im 2. Jahrhundert; die meisten Grundelemente der heutigen christlichen Lehre verdanken wir proto-orthodoxen Theologen, Kirchenführern und ihren Anhängern: den Kanon der Heiligen Schrift mit der alten jüdischen Bibel im AT sowie vier Evangelien und 27 Büchern im NT, die Kirchenhierarchie, eine Sammlung von Glaubensdogmen (Christus als wahrer Gott und wahrer Mensch; die Trinitätslehre vom dreieinigen Gott als Vater, Sohn und Heiliger Geist) sowie die Sakramente der Taufe und der Eucharistie, der Ehe und des Sterbens. Zu den wichtigsten proto-orthodoxen Theologen zählen Ignatius, Bischof von Antiochia zu Beginn des 2. Jh; Polykarp; Irenäus, Bischof von Lyon; Tertullian und Origenes.

Samariter – seit der Zeit der Makkabäer war Samaria der Name von Mittelpalästina (in der nördlichen Region des heutigen Israel). Die Bewohner dieses ergiebigsten, bevölkertsten und landschaftlich schönen Teils des westlichen Palästina wurden Samaritaner oder Samariter genannt.

Septuaginta – die älteste und wichtigste griechische Übersetzung des Alten Testaments; frühe christliche Theologen und Kirchenführer verwendeten bevorzugt die Septuaginta.

Stromata – frühchristliche Schrift des Clemens von Alexandria (2. Jh.) zu Fragen der Religionsphilosophie und Dogmatik. In der Auseinandersetzung mit dem Gnostizismus seiner Zeit bemühte sich Clemens darum, die sog. häretische Gnostik durch das Ideal einer christlichen Gnostik zu überwinden, in der Jesus Christus als Logos erst die Fülle der Erkenntnis und damit das Heil bringt.

synoptisch – zusammengesehen, zusammengestellt, nebeneinander gereiht; die drei Evangelisten Markus, Matthäus und Lukas werden als Synoptiker bezeichnet und ihre Evangelien im N.T. synoptische Evangelien genannt.

Toleranz-Edikt – auch „Mailänder Vereinbarung" genannt, das die Christenverfolgung offiziell beendete. Es handelte sich dabei um eine im Jahr 313 zwischen den römischen Kaisern Konstantin I., dem Kaiser des Westens, und Licinius, dem Kaiser des Ostens, in Mailand getroffene Vereinbarung über die Freiheit der Glaubensentscheidung.

Zostrianos – der längste der bei Nag Hammadi entdeckten gnostischen Texte; er beschreibt, wie ein spiritueller Meister Erleuchtung erlangte, und gibt damit dem Aspiranten implizit ein Programm spiritueller Disziplinen an die Hand, wie z. B. Meditation und Entäußerung der Wünsche.

Anhang

A

abhiseka – Sprenkeln von Wasser über die Statue einer Gottheit, ähnlich wie bei einer Taufe oder einem rituellen Bad.
acharya – ein Lehrer oder Präzeptor.
advaita – Nondualität, das essentielle Einssein von allem.
agneyi yoga dharma – Erweckung der *kundalini shakti*.
ahimsa – Nicht-Verletzen in Gedanken, Worten oder Handlungen.
anbu – reine Liebe.
aparigrahah - Freisein von Begierden .
arrupadai – anderen den Pfad weisen.
ashram – ein Platz des Friedens; Einsiedelei eines Yogis.
ashtanga yoga – der achtgliedrige Pfad zur Verwirklichung.
asmita – der Zustand des Ich-Bin; Bewusstheit des Selbst.
asteya – Nicht-Stehlen;
Atman – das transzendente Selbst.
aumkara – Inkantieren des göttlichen Tons, des uranfänglichen Klangs des Universums.
avidya – Unwissenheit; Nichtwissen der Wahrheit.

B

Brahman – das höchste Prinzip hinter allen Dingen und Wesen; universelle göttliche Macht;
brahmacharya – ein Lebensabschnitt; Keuschheit als ein Ideal des brahmanischen Lebenswandels.
brahmin – Brahmane (*brahmana*: „Hüter des heiligen Wissens"); Angehöriger der obersten Kaste des hinduistischen Gesellschaftssystems, in deren Verantwortung die Bewahrung des heiligen Wissens lag.

C

chakras – feinstoffliche Energiezentren entlang der Wirbelsäule, die physiologische und psychische Funktionen beeinflussen; über diese Zentren sind die sog. *nadis* (feinstofflichen Energiekanäle) miteinander verbunden.
cinmaya – Lichtkörper;
cit – reines Bewusstsein.

D

darshan – Sehen, Vision, Gottesschau, Bezeugung.
devabhaju – Anhänger des *vedischen* Glaubens;Verehrer der Devas oder Gottheiten.
diksa – Initiation; Moment der Erweckung eines Mantra oder des eigenen spirituellen Wesens.

divya deha – göttlicher Körper, leuchtender Körper;
diyate – Wissen verleihen;
dvija – wiedergeboren; in einem spirituellen Körper neu geboren.

G

guru – eine Autorität größten Wissens.
guru parampara – sukzessive Weitergabe spirituellen Wissens von einem Guru zum anderen innerhalb einer spirituellen Linie.

I

Ishvara – höchster Herr; höchster Gott; personaler Gott.

J

jiva – von *jiv*: „leben"; die individuelle Seele.
jivan mukti – eine Seele, die noch während des Lebens in einem menschlichen Körper vollkommene Befreiung erfahren hat.
jiyanta mora – „tot" in der Welt sein; befreit als ein jivan mukta.
jnana yoga – „Weg der Erkenntnis"; ein Pfad, der zur spirituellen Entfaltung von Weisheit in einem menschlichen Wesen führt; die Vereinigung mit Wissen.

K

kaivalam – absolute Freiheit und Einssein; Alleinsein.
kailaya deha – Lichtkörper; „kailaya" bezieht sich auf den metaphorischen Wohnsitz Shivas auf dem Berg Kailash.
karma – das unpersönliche Prinzip von Ursache und Wirkung, wodurch das persönliche Leben geformt wird; Konsequenz oder Folgewirkung.
kaya siddhi – ein Prozess, durch den die physische Substanz des Körpers in spirituelle Substanz transformiert wird, um Unsterblichkeit zu erlangen.
koan – innerhalb des Zen-Buddhismus ein Rätsel oder Paradoxon, das Gegenstand der Meditation ist.
kriya yoga – Yoga des bewussten Handelns; beeinhaltet intensive Praxis, Selbststudium und Hingabe an Gott.
ksiyate – Beseitigung niederer Impulse;
kundalini – „Schlangen-Kraft"; potenzielle Kraft und Bewusstsein.
kundalini yoga – Yoga der Erweckung dieser potenziellen Kraft und ihres Aufstiegs entlang *sushumna nadi* (zentraler feinstofflicher Energiekanal.

M

manipura – „Juwelenstadt"; Solar-Plexus-Zentrum der Willenskraft;
Maya – Das, was vom Reinen Bewusstsein ausgeht und die Erscheinung eines manifesten Universums kreiert.
moksha – die Befreiung aus dem Kreislauf von Geburt, Tod und Wiedergeburt.

mukti – befreit, erlöst aus dem Kreislauf von Geburt, Tod und Wiedergeburt.

N

nadi – innerer, feinstofflicher Energiekanal;
Nandi – „Der Glückliche"; das Reittier Shivas, die menschliche Seele.
niyama – Verhaltensregeln.

O

oli udambu – Lichtkörper.

P

Pati – Gott, der Herr.
pasa – Fesseln, Hindernisse;
pasu – die Seele;
prajna – Einsicht;
Prakriti – die Natur;
Purusha – Höchstes Bewusstsein.

R

rishi – ein yogischer Seher.

S

saiva siddhanta – „Abschließendes Lehrsystem des Saivismus"; das philosophische und theologische System der tamilischen Saiviten; die göttlichen Offenbarungen der 28 „Saiva Agamas" (Schriften).
samadhi – ein Zustand der Verwirklichung, worin man eins mit mit sich selbst ist; Meditierender, Objekt der Meditation und Meditation sind eins.
samskaras – Eindrücke oder Prägungen im Unterbewusstsein.
Samkhya – spirituell-philosophischer Weg zum erforschenden Verstehen der Existenz der Welt; die Samkhya Philosophie ist eines der sechs klassischen Philosophiesysteme Indiens.
samprajnata samadhi – Zustand der Fusion von Subjekt und Objekt mit inspirativen Begleiterscheinungen.
sanatana dharma – das ewige Gesetz oder Dharma; die ewige Ordnung, die ewige Lehre oder Religion, der ewige Pfad zur Wahrheit.
satchitananda – absolutes Sein, absolutes Bewusstsein, absolute Seligkeit; vollkommene Liebe, Allwissenheit, Allmächtigkeit, das reine Bewusstsein alles Existierenden.
satori – ein Bewusstseinszustand ähnlich dem des *samadhi*; eine mit Bewusstsein erfüllte Leere.
satya – Wahrhaftigkeit;
siddha – ein „Vollkommener"; ein Mensch, der einen hohen Grad spiritueller Verwirklichung erreicht hat.

siddhis – übernatürliche Fähigkeiten und Kräfte.

Siva – höchster Gott, der in allem und jedem wohnt und doch als der Eine über allem steht.

Siva Shakti – der Besitzende von Macht, Kraft, Energie; so wie der Mond nicht scheint ohne das Mondlicht, erstrahlt Shiva nicht ohne das Shakti-Prinzip.

sutra – „Faden"; häufig rezitierte Verse, die von tiefgründigem Wissen über Yoga, Gesetz, spirituelle Weisheit, Grammatik oder Medizin erfüllt sind.

T

tantra – Schriften, die detaillierte Instruktionen zu allen Aspekten von Religion, Wissenschaft und Mystik enthalten. Sammlung von Schriften, die detaillierte Instruktionen zu allen möglichen Aspekten von Religion, Wissenschaft und Mystik geben.

tapas – Askese, strenge Übungen oder Exerzitien transformierender Art, intensive Yogapraxis.

tattvas – die Prinzipien, Elemente oder Kategorien der Existenz; das *Samkhya* System enthält die Darstellung von 25 *tattvas*.

tyaga – Losgelöstheit von den Früchten bzw. Ergebnissen eigener Handlungen.

U

Upanishads – „sich zu Füßen seines Lehrers setzen"; altes Wissen, das vom Guru an den Schüler weitergegeben wurde; 200 philosophische Kommentare zu den *Vedas*.

V

vairagya – Leidenschaftslosigkeit, Losgelöstheit.

vasal – „Schwelle"; der menschliche Körper als Behältnis Gottes;

Vedas, Veden – „Weisheit"; alte Schriften die große Autorität besitzen.

vetaveli – unendlicher Raum;

videha-mukti – „entkörperlichte Befreiung"; Befreiung zum Zeitpunkt des Todes, wenn man das Selbst erkennt.

Verzeichnis der Jesus-Aussprüche

Beurteilung des Authentizitätsgrades anhand wissenschaftlicher Evidenzkriterien durch das „Jesus-Seminar": Die Zuordnung zu den Farben rot, rosa, grau und schwarz erfolgte durch ein Abstimmungsverfahren. Der Konsens unter den Teilnehmern ist durch die durchschnittliche Stimmenmehrheit angegeben, der Rang durch das gewichtete Votum (rot:3; rosa:2; grau:1; schwarz:0).

Rot: Jesus hat dies oder etwas sehr Ähnliches ohne jeden Zweifel gesagt.
Rosa: Jesus hat wahrscheinlich etwas Ähnliches gesagt.
Grau: Jesus hat das nicht gesagt, aber die darin enthaltenen Vorstellungen stehen den seinen nahe.
Schwarz: Jesus hat das nicht gesagt; es stellt die Sichtweise oder den Inhalt einer späteren oder anderen Überlieferung dar.

Referenz: *The Five Gospels: Search for the Authentic Words of Jesus*, S. 549-553
Abkürzungen: Q = Q-Spruchquelle; Matt = Matthäus; Mark = Markus; Luk = Lukas;Thom = Thomas; (L = L-Quelle; M = M-Quelle)

Jesus Thema	Durchschnitt in %	Rang	Farbe
1. Die andere Wange (Q)			
Matt 5:39	92	1	rot
Luk 6:29a	92	1	rot
2. Mantel und Hemd (Q)			
Matt 5:40	92	1	rot
Luk 6:29	90	3	rot
3. Selig sind die Armen!(Q, Thomas)			
Luk 6:20	91	2	rot
Thom 54	90	3	rot
Matt 5:3	63	22	rosa
4. Zweite Meile (Q)			
Matt 5:41	90	3	rot
5. Liebt eure Feinde (Q)			
Luk 6:27b	84	4	rot
Matt 5:44b	77	9	rot
Luk 6:32, 35a	56	29	rosa
6. Sauerteig (Q, Thomas)			
Luk 13:20-21	83	5	rot
Matt 13:33	83	5	rot
Thom 96:1-2	65	20	rosa

Jesus Thema	Durchschnitt in %	Rang	Farbe
7. Kaiser und Gott (Thomas, Markus)			
Thom 100:2b	82	6	rot
Mark 12:17b	82	6	rot
Luk 20:25b	82	6	rot
Matt 22:21c	82	6	rot
8. Gib dem, der dich bittet (Q)			
Matt 5:42a	81	7	rot
Luk 6:30a	81	7	rot
9. Der gute Samariter (L)			
Luk 10:30-35	81	7	rot
10. Gesegnet sind die Hungernden (Q, Thomas)			
Luk 6:21a	79	7	rot
Matt 5:6	59	26	rot
Thom 69:2	53	32	rosa
11. Gesegent sind die Traurigen (Q)			
Luk 6:21b	79	8	rot
Matt 5:6	73	13	rosa
12. Der kluge Verwalter (L)			
Luk 16:1-8a	77	9	rot
13. Arbeiter im Weinberg (M)			
Matt 20:1-15	77	9	rot
14. Abba, Vater (Q)			
Luk 11:2b	77	9	rot
Matt 6:9	77	9	rot
Matt 6:9c	17	68	schwarz
15. Senfkorn (Thomas, Markus, Q)			
Thom 20:2-4	76	10	rot
Mark 4:30-32	74	12	rosa
Luk 13:18-19	69	17	rosa
Matt 13:31-32	67	19	rosa
16. Sorgt euch nicht (Thomas, Q)			
Thom 36:1	75	11	rosa
Luk 12:22-23	75	11	rosa
Matt 6:25	75	11	rosa

Jesus Thema	Durchschnitt in %	Rang	Farbe
17. Die verlorene Münze (L)			
Luk 15:8-9	75	11	rosa
18. Füchse haben ihren Bau (Thomas, Q)			
Luk 9:58	74	12	rosa
Matt 8:20	74	12	rosa
Thom 86:1-2	67	19	rosa
19. Keine Achtung des Propheten im Heimatort (Thomas, Johannes, Markus)			
Thom 31.1	74	12	rosa
Luk 4:24	71	15	rosa
Johannes 4:44	67	19	rosa
Matt 13:57	58	27	rosa
Mark 6:24b	59	26	rosa
20. Der Freund zum Mitternacht (L)			
Luk 11.5-8	72	14	rosa
21. Zwei Herren dienen (Q, Thomas)			
Luk 16:13a	72	14	rosa
Matt 6:24a	72	14	rosa
Thom 47:2	65	20	rosa
Luk 16:13b	59	26	rosa
Matt 6:24b	59	26	rosa
22. Der vergrabene Schatz (M, Thomas)			
Matt 13:44	71	15	rosa
Thom 109:1-3	54	31	rosa
23. Das verlorene Schaf (Q, Thomas)			
Luk 15:4-6	70	16	rosa
Matt 18:12-13	67	19	rosa
Matt 15:10-11	48	37	grau
24. Was in den Menschen hineinkommt (Markus, Thomas)			
Mark 7:14-15	70	16	rosa
Thom 14:5	67	19	rosa
25. Der korrupte Richter (M)			
Luk 18:2-5	70	16	rosa
26. Der Verlorener Sohn (L)			
Luk 15:10-11	70	16	rosa

Jesus Thema	Durchschnitt in %	Rang	Farbe
27. Lasst die Toten ihre Toten begraben (Q)			
Matt 8:22	70	16	rosa
Luk 9:59-60	69	17	rosa
28. Kastration für den Himmel (M)			
Matt 19:12a	70	16	rosa
29. An ihren Früchten sollt ihr sie erkennen (Q, Thomas)			
Matt 7:16b	69	17	rosa
Thom 45.1a	69	17	rosa
Luk 44b	56	29	rosa
Matt 12:33a	44	41	grau
Matt 7:17-18	44	41	grau
Luk 6:43	44	41	grau
Matt 7:20	33	52	grau
Matt 12:33b	33	52	grau
Matt 7:16a	33	52	grau
Luk 6:46a	33	52	grau
Luk 6:45a	31	54	grau
Matt 12:35	31	54	grau
Thom 45:2-3	31	54	grau
Thom 45:1b	26	59	grau
Thom 45:4	24	57	grau
Matt 12:34	24	57	schwarz
Luk 6:45b	24	57	schwarz
Matt 7:19	0	85	schwarz
30. Das Festmahl, das Hochzeitsfest (Thomas, Q)			
Thom 64.1-11	69	17	rosa
Luk 14:16-23	56	29	rosa
Matt 22:2-13	26	59	grau
Luk 14:24	0	85	schwarz
Thom 64:12	0	85	schwarz
31. Über das Sorgen, Lilien (Q, Thomas)			
Luk 12:27-28	68	18	rosa
Matt 6:28b-30	68	18	rosa
Thom 36:2	68	18	rosa
32. Die Perle (Thomas, M)			
Thom 76:1-2	68	18	rosa
Matt 13:45-46	67	18	rosa
33. Über das Sorgen: Vögel (Q)			
Luk 12:24	67	19	rosa
Matt 6:26	67	19	rosa

Verzeichnis der Jesus-Aussprüche

Jesus Thema	Durchschnitt in %	Rang	Farbe
34. Das Nadelöhr			
Matt 19:24	67	19	rosa
Luk 18:25	65	20	rosa
Mark 10:25	64	21	rosa
35. Vaterunser: Geheiligt werde dein Name (Q)			
Luk 11:2d	67	19	rosa
Matt 6:9d	67	19	rosa
36. Vaterunser: Dein Reich komme (Q)			
Luk 11:2e	67	19	rosa
Matt 6:10a	58	27	rosa
37. Eine Stadt auf dem Berg (M, Thomas)			
Matt 5:14b	67	69	rosa
Thom 32	54	31	rosa
38. Der Fall Satans (L)			
Luk 10:18	67	19	rosa
39. Klug wie die Schlange			
Matt 10:16b	67	19	rosa
Thom 39:3	65	19	rosa
40. Der Mörder (Thomas)			
Thom 98:1-3	65	20	rosa
41. Leihen ohne Rückgabe (Thomas, Q)			
Thom 95:1-2	65	20	rosa
Matt 5:42b	51	34	rosa
Luk 6:34	44	41	grau
Luk 6:35c	27	58	grau
42. Dämonen mit dem Finger Gottes austreiben (Q)			
Luk 11:19-20	64	21	rosa
Matt 12:27-28	56	29	rosa
43. Das Lampe aufstellen, Lampe und Scheffel (Q, Markus, Thomas)			
Luk 8:16	63	22	rosa
Luk 11:33	63	22	rosa
Mark 4:21	63	22	rosa
Matt 5:15	63	22	rosa
Thom 33:2-3	63	22	rosa

Jesus Thema	Durchschnitt in %	Rang	Farbe
44. Säen und Ernten (Markus, Thomas)			
Mark 4:26-29	63	22	rosa
Thom 21:9	46	39	grau
45. Der erbamungslose Sklave (M)			
Matt 18:23-34	63	22	rosa
46. Über das Sorgen: Kleidung (Q)			
Matt 6:28a	62	22	rosa
47. Privilegien der Gelehrten (Q, Markus)			
Luk 20:46	61	24	rosa
Mark 12:38-39	61	24	rosa
Matt 23:5-7	53	32	rosa
Luk 11:43	53	32	rosa
48. Der verpachtete Weinberg (Q, Markus)			
Thom 65:1-7	61	24	rosa
Thom 66	0	85	schwarz
Mark 12:1-8	27	58	grau
Mark 12:9-11	0	85	schwarz
Matt 21:33-39	27	58	grau
Matt 21:40-43	0	85	schwarz
Luk 20:9-15a	27	58	grau
Luk 20:15b-18	0	85	schwarz
49. Linke und rechte Hand (M, Thomas)			
Matt 6:3	60	25	rosa
Thom 62:2	60	25	rosa
50. Splitter und Balken (Thomas, Q)			
Thom 26:1-2	60	25	rosa
Matt 7:3-5	56	29	rosa
Luk 6:41-42	54	31	rosa
51. Wahre Verwandte (Markus, Thomas)			
Matt 12:48-50	60	25	rosa
Thom 99:2	52	33	rosa
Luk 8:21	50	35	grau
Mark 3:33-35	43	42	grau
Thom 99:3	27	58	grau

VERZEICHNIS DER JESUS-AUSSPRÜCHE

Jesus Thema	Durchschnitt in %	Rang	Farbe
52. VATERUNSER: BROT (Q)			
Matt 6:11	60	25	rosa
Luk 11:3	35	50	grau
53. GOTT UND SPATZEN (Q)			
Luk 12:6-7	60	25	rosa
Matt 10::29-31	56	9	rosa
Luk 21:18	27	58	grau
54. DER REICHER BAUER (Thomas, L)			
Thom 63:1-6	60	25	rosa
Luk 21:18	59	26	rosa
55. ANVERTRAUTES GELD (Q)			
Luk 19:13, 15-24	59	26	rosa
Matt 25:14-28	59	26	rosa
56. DAS KOMMEN DES REICH GOTTES (Thomas, Q)			
Thom 113:2-4	59	26	rosa
Luk 17:20-21	57	28	rosa
Thom 51:2	0	85	schwarz
57. GUTE GABEN (Q)			
Matt 7:9-11	59	26	rosa
Luk 11:11-13	43	42	grau
58. EIN STARKER MANN (Markus, Q, Thomas)			
Mark 3:27	59	26	rosa
Matt 12:29	59	26	rosa
Thom 35:1-2	59	26	rosa
Luk 11:21-22	0	85	grau
59. DIE ERSTEN UND DIE LETZTEN (Q, Thomas, Markus)			
Matt 20:16	58	26	rosa
Mark 10:31	50	35	grau
Matt 19:30	50	35	grau
Luk 13:30	47	38	grau
Thom 4:2	45	40	grau
Thom 4:3	0	85	schwarz

Jesus Thema	Durchschnitt in %	Rang	Farbe
60. Das Salz wieder salzig machen (Markus, Q)			
Mark 9:50a	58	27	rosa
Luk 14:34-35a	58	27	rosa
Matt 5:13b	53	32	rosa
61. Pharisäer und Zöllner (L)			
Luk 18:10-14a	58	27	rosa
62. Vaterunser: Schuld (Q)			
Matt 6:12a	58	27	rosa
Luk 11:4a-b	58	27	grau
63. Vergebung für Vergebung (Markus)			
Luk 6:37c	57	28	rosa
Mark 11:25	50	35	grau
Matt 6:14-15	45	40	grau
64. Der gespaltene Satan (Q, Markus)			
Luk 11:17-18	57	28	rosa
Matt 12:25-26	50	35	grau
Mark 3:23-26	44	41	grau
65. Verborgen & offenbart, verdeckt & enthüllt (Thomas, Q, Markus)			
Thom 5:2	57	28	rosa
Thom 6:5	55	30	rosa
Luk 12:2	55	30	rosa
Matt 10:26b	54	31	rosa
Luk 8:17	54	31	rosa
Thom 6:6	50	35	grau
Mark 4:22	38	47	grau
Thom 5:3 (griech.)	0	85	schwarz
Thom 6:4	0	85	schwarz
Matt 10:26a	0	85	schwarz
66. Innen und außen (Thomas, Q)			
Thom 89:1-2	57	28	rosa
Matt 23:25-26	35	50	grau
Luk 11:39-41	32	53	grau
67. Fasten und Hochzeit (Markus, Thomas)			
Mark 2:19	56	29	rosa
Matt 9:15a	56	29	rosa
Luk 5:34	56	29	rosa

Jesus Thema	Durchschnitt in %	Rang	Farbe
Thom 104:2	16	69	schwarz
Thom 104:3	13	72	schwarz
Luk 5:35	4	81	schwarz
Mark 2:20	4	81	schwarz
Matt 9:15b	4	81	schwarz

68. Besser als der Sünder: Liebe (Q)

Luk 6:32	56	29	rosa
Matt 5:46	53	32	rosa

69. Die eigene Familie hassen (Q, Thomas)

Luk 14:26	56	29	rosa
Thom 55:1-2a	49	36	grau
Matt 10:37	39	46	grau
Thom 101:1-3	20	65	schwarz

70. Das enge Tor (Q)

Luk 13:24	56	29	rosa
Matt 7:13-14	37	48	grau

71. Herr über den Sabbath (Markus)

Mark 2:27-28	56	29	rosa
Matt 12:8	37	48	grau
Luk 6:5	37	48	grau

72. Für einen Reichen ist es schwer (Markus)

Mark 10:23	55	30	rosa
Luk 18:24	52	33	rosa
Matt 19:23	51	34	rosa

73. Der unfruchtbare Baum (L)

Luk 13:6-9	54	31	rosa

74. Der säende Bauer (Markus, Thomas)

Mark 4:3-8	54	31	rosa
Matt 13:3-8	53	32	rosa
Thom 9:1-5	52	33	rosa
Luk 8:5-8a	50	35	rosa

75. Über das Sorgen: Ein Tag (Q)

Luk 12:25	54	31	rosa
Matt 6.27	54	31	rosa

Jesus Thema	Durchschnitt in %	Rang	Farbe
76. Auf dem Weg zum Richter (Q)			
Luk 12:58-59	53	32	rosa
Matt 5:25-28	42	33	rosa
77. Leerer Krug (Thomas)			
Thom 97:1-4	53	32	rosa
78. Besser als Sünder: Sonnenaufgang (Q)			
Matt 5:45b	42	33	rosa
79. In die Wüste (Q, Thomas)			
Matt 11:7-8	52	33	rosa
Thom 78:1-2	51	34	rosa
Luk 7:24-25	50	35	rosa
Thom 78:3	32	53	grau
80. Weinschläuche (Thomas, Markus)			
Thom 47:4	52	33	rosa
Luk 5:37-38	52	33	rosa
Mark 2:22	52	33	rosa
Matt 9:17	49	36	grau
81. Anweisungen für die Aufnahme in einem Haus (Q)			
Luk 10:7a	52	33	rosa
82. Kinder in Gottes Reich (Markus, Thomas)			
Mark 10:14b	52	33	rosa
Matt 19:14	52	33	rosa
Luk 18:16	52	33	rosa
83. Rückkehr der bösen Geister (Q)			
Luk 11:24-26	52	33	rosa
Matt 12:43-45	43	42	grau
84. Feuer auf Erden (Thomas, Q)			
Thom 10	52	33	rosa
Luk 12:49	36	49	grau
85. Sein eigenes Leben retten (Q, Markus, Johannes)			
Luk 17:33	52	33	rosa
Matt 16:25	39	46	grau
Matt 10:39	39	46	grau
Luk 9:24	39	46	grau

Jesus Thema	Durchschnitt in %	Rang	Farbe
Johannes 12:25	30	55	grau
Mark 8:35	24	61	schwarz
86. Fragen, Suchen, Anklopfen (Q, Thomas)			
Matt 7:7-8	51	34	rosa
Luk 11:9-11	51	34	rosa
Thom 94:1-2	51	34	rosa
Thom 2:1	51	34	rosa
Thom 2:2-4	0	85	schwarz
87. Alter Wein (L, Thomas)			
Luk 5:39	51	34	rosa
Thom 47:3	51	34	rosa
Luk 5:39b	23	62	schwarz
88. Gesunde und Kranke (Markus)			
Evang.fragm 1224 5:2	51	34	rosa
Matt 9:12	51	34	rosa
Mark 2:17a	51	34	rosa
Luk 5:31	51	34	rosa
89. Haben und Nichthaben (Thomas, Markus, Q)			
Thom 41:1-2	51	34	rosa
Mark 4:25	51	34	rosa
Luk 8:18b	51	34	rosa
Matt 25:29	49	36	grau
Matt 13:12	49	36	grau
Luk 19:26	49	36	grau
90. Anweisung für unterwegs: Essen (Thomas, Q)			
Thom 14:4a	51	34	rosa
Luk 10:8	51	34	rosa
91. Werdet Vorübergehende (Thomas)			
Thom 42	50	35	grau

Weiterführende Informationen

Babaji´s Kriya Yoga (BKY) ist eine wissenschaftliche Kunst, die zur vollkommenen Vereinigung mit der Gott-Wahrheit führt. BKY wurde der heutigen, schnelllebigen Zeit von dem großen indischen Meister Babaji Nagaraj als eine Synthese der Lehren der 18 Siddhas zum Geschenk gemacht. BKY ist ein fünfgliedriger Pfad, der aus einer Serie folgender Techniken besteht:

Kriya Hatha Yoga beinhaltet Asana (Körperhaltungen, die zur Entspannung führen), Bandha (energetische Muskelkontraktionen) und Mudra (Gesten) und führt zu einer besseren Gesundheit, zu innerem Frieden und zur Erweckung der energetischen Zentren (Chakra).

Kriya Kundalini Pranayama beinhaltet Atemtechniken, die dazu dienen, subtile spirituelle Energien zu erwecken und zirkulieren zu lassen.

Kriya Dhyana Yoga beinhaltet Meditationstechniken, um das Unterbewusstsein zu reinigen und unser geistiges Potential zu erkennen und zu meistern.

Kriya Mantra Yoga beinhaltet subtile Klangschwingungen, die den Intellekt und die Chakras erwecken.

Kriya Bhakti Yoga beinhaltet hingebungsvolles Handeln und Dienen, um die Liebe zur Gott-Wahrheit in allen Dingen zu erkennen und zu erwecken, und um spirituelle Glückseligkeit zu kultivieren.

Kriya Yoga führt zu einer integrierenden Entwicklung des Individuums auf allen fünf Ebenen der Existenz: der physischen, der vitalen, der mentalen, der intellektuellen und der spirituellen. Jedem steht es offen, Kriya Yoga zu praktizieren und auf diesem Weg Glück, Zufriedenheit und inneren Frieden zu finden.

Einweihungen in Babaji´s Kriya Yoga:

1. Einweihung:
Erlerne Kriya Hatha Yoga (18 Körperhaltungen), Kriya Kundalini Pranayama (6 Phasen) und Kriya Dhyana Yoga (7 Meditationstechniken) während eines intensiven Wochenendseminars oder an mehreren aufeinander folgenden Abenden.

2. Einweihung - Spirituelles Retreat:
Einweihung in kraftvolle Mantras und Techniken, um die Chakras zu erwecken, Yoga Nidra (das Bewusstsein bleibt wach, während der Körper schläft), Schweigen, weitere Atemtechniken und Meditation während täglicher Aktivitäten. Erlerne, wie man Kriya Yoga in den Alltag integriert. Dieses Retreat findet ausschließlich in einer Umgebung inmitten freier Natur statt (z.B. in „Babaji´s Kriya Yoga Ashram" in Quebec, Kanada, aber auch jährlich in Deutschland sowie in anderen europäischen Ländern).

3. Einweihung - Fortgeschrittenen Training:
Eine dritte Einweihung, die darauf abzielt, die 144 Kriyas (Techniken) auszubalancieren. Dieses Training, das viele neue Techniken beinhaltet und über einen Zeitraum von 8 Tagen stattfindet, transformiert alle Ebenen unseres Seins und gipfelt in einer Serie

von Techniken, die uns in verschiedene Ebenen von „Samadhi", den atemlosen Zustand der Vereinigung mit Gott oder der Selbst-Verwirklichung, führen. Außerdem finden Einführungsvorträge mit Meditation und Intensivseminare in Babaji´s Kriya Yoga in ungefähr 50 Städten in aller Welt mit Unterstützung der jeweiligen lokalen Kriya Yoga Satsang Gruppen statt. Einweihungen und Retreats werden regelmäßig in Babaji´s Kriya Yoga Ashram in Quebec, Kanada, gegeben.

Weitere Informationen zu Terminen im deutschsprachigen Raum sowie zu Veröffentlichungen von Büchern, Cd´s, DVD´s etc. finden Sie im Internet auf der offiziellen deutschen Webseite von Babaji´s Kriya Yoga unter:

www.babajiskriyayoga.net oder wenden Sie sich direkt an:
Babaji´s Kriya Yoga and Publications, Inc., 196 Mountain Road, P.O. Box 90, Eastman, Quebec, Kanada J0E 1P0. E-Mail: *info@babajiskriyayoga.net*

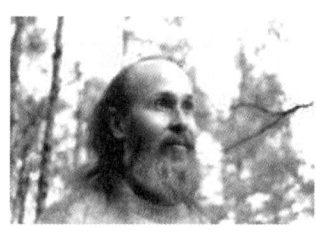

MARSHALL GOVINDAN SATCHIDANANDA praktiziert seit 1969 intensiv Babaji´s Kriya Yoga. Er studierte und praktizierte unter der Führung von Yogi S.A.A. Ramaiah Kriya Yoga fünf Jahre lang in Indien und unterstützte diesen während eines Zeitraumes von 18 Jahren bei der Errichtung von 23 Yoga-Zentren weltweit. In dieser Zeit praktizierte er durchschnittlich 8 Stunden täglich Kriya Yoga. Resultierend daraus erlangte er Selbst-Verwirklichung.Während seines Aufenthalts in Indien erlernte er die Tamilische Sprache und studierte die Schriften der Tamilischen Yoga Siddhas. Im Jahre 1980 assistierte er bei der Zusammenstellung und der Veröffentlichung der gesamten Schriften von Siddhar Boganathar. Im Jahre 1986 beaufsichtigte er den Bau einer Rehabilitationsklinik für Yoga- und Physiotherapie in Tamil Nadu in Indien. Im Jahre 1988 erhielt er von Babaji Nagaraj, dem Begründer des Kriya Yoga, den Auftrag, Kriya Yoga zu unterrichten. 1991 schrieb er den in mittlerweile mehr als 10 Sprachen erschienenen Bestseller „Babaji, Kriya Yoga und die 18 Siddhas". 1992 errichtete er Babaji´s Kriya Yoga Ashram auf einem wunderschönen Gelände auf einem Berggipfel in St. Etienne de Bolton in Quebec, Kanada. Hier werden das ganze Jahr über Kurse, Seminare und Retreats angeboten. 1995 gab er nach einer 25-jährigen Karriere als Ökonom seine Stelle als leitender Systemauditor auf, um sich ganz seiner Lehr- und Publikationstätigkeit auf dem Gebiet des Yoga widmen zu können. Seitdem bereist er die ganze Welt, um ca. 50 Kriya Yoga-Gruppen in über 20 Ländern zu beraten und anzuleiten. Ferner betreut er Ashrams in Kanada und in Bangalore, Indien, sowie den Bau eines weiteren Ashrams in Badrinath, Indien. Er ist der Gründer eines Laienorden von Kriya Yoga-Lehrern (Babaji's Kriya Yoga Order of Acharyas, ein gemeinnütziger Verein mit Niederlassungen in den USA, Kanada und Indien). Seit 1989 hat er über 10.000 Menschen in einer Serie intensiver Seminare und Retreats in Babajis Kriya Yoga eingeweiht.Im Oktober 1999 wurde er durch den Darshan von Babaji Nagaraj gesegnet, nicht weit von dessen Ashram in Badrinath, im Himalaya.Derzeit ist er an der Leitung eines umfassenden Forschungsprojektes beteiligt, das die gesamte Literatur zum Yoga der tamilischen Siddhas zum Gegenstand hat. Er ist Absolvent der Diplomatenschule der Georgetown University und der George Washington University in Washington, D.C. Er ist mit Durga Ahlund verheiratet.

WEITERE TITEL ZUM THEMA KRIYA YOGA:

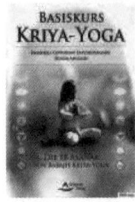
Diese einzigartige Lehr-DVD mit Booklet vermittelt nicht nur sorgfältige und detaillierte Anweisungen zur technischen Ausführung der Haltungen, sondern auch zu den höheren Bewusstseinszuständen, welche durch die Übungen erweckt werden. Erlerne die 18 Kriya-Hatha-Yoga-Haltungen, die eigens vom grossen Yogi Babaji Nagaraj entwickelt wurden und erlange Bewusstheit darüber, was Bewusstsein ist. DVD, 120 min, im Schirner Verlag, Darmstadt, erschienen.

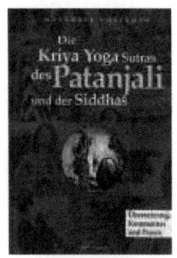
Der Yoga-Klassiker von Patanjali zum ersten Mal mit Übungen für jedes Sutra zum tieferen Verständnis.
ISBN 978-3-935001-00-7 im Yoga Verlag erschienen.

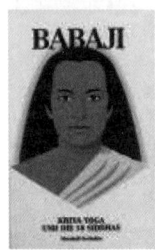
Kriya Yoga und die 18 Siddhas - ein Buch, welches nicht nur Babajis weltweite Fangemeinde zutiefst berührt!
ISBN 978-3-929475-32-6 im Hans-Nietsch-Verlag erschienen.

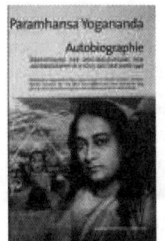
Das vorliegende Buch ist eine Übersetzung der Orginalausgabe von "Autobiography of a Yogi", - die von Yogananda autorisiert - bereits zu seinen Lebzeiten erschien. Es beinhaltet zudem das abschließende Kapitel, das er 1951, ein Jahr vor seinem Tod, hinzufügte. Der deutsche Leser erhält damit zum ersten Mal das vollständige Lebenszeugnis des großen Weisheitslehrers, wie er es geschrieben hat - frei von allen Veränderungen, die in die anderen Ausgaben eingeflossen sind.
ISBN 3-934647-94-4 im Hans-Nietsch-Verlag erschienen.

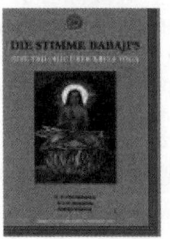
Die Trilogie über Kriya Yoga mit den drei Werken "Die Stimme Babaji's und entschlüsselte Mystik", "Babaji's Meisterschlüssel zu allen Leiden" sowie "Babaji's Tod des Todes (Kriya)". Satguru Babaji, unter dessen Anleitung diese Bücher entstanden sind, weissagte, das sie eines Tages zu einer mächtigen Quelle der Inspiration und Unterstützung für die Botschaft des Kriya Yoga werden würden.
ISBN 978-1-895383-37-4 erschienen bei Babajis Kriya Yoga Publications.